重点专病专科系列丛书

脱肛病的中西医结合治疗

叶 玲 主编

科学出版社
北 京

内 容 简 介

本书以脱肛病的中西医诊断和治疗为重点,立足中医临床,侧重治疗方法和临床经验的系统总结,编写注重先进性、实用性,结合笔者的临床心得体会,体现脱肛病治疗的经验与特色。本书内容包括脱肛病的中西医基础理论、脱肛病的中医诊断及辨证论治、脱肛病的西医诊断及治疗、脱肛病的中西医结合治疗、小儿脱肛、脱肛病常用中药与方剂、名医名家治疗脱肛病经验、脱肛病的护理与防治等。

本书可作为肛肠专科医师、全科医师、住院医师规范化培训生及有关教学、科研人员和医学生的参考用书。

图书在版编目(CIP)数据

脱肛病的中西医结合治疗 / 叶玲主编. —北京:
科学出版社,2020.1
(重点专病专科系列丛书)
ISBN 978 - 7 - 03 - 063031 - 5

Ⅰ.①脱… Ⅱ.①叶… Ⅲ.①直肠脱垂-中西医结合疗法 Ⅳ.①R657.105

中国版本图书馆 CIP 数据核字(2019)第 244427 号

责任编辑:陆纯燕 / 责任校对:谭宏宇
责任印制:黄晓鸣 / 封面设计:殷 靓

科 学 出 版 社 出版
北京东黄城根北街 16 号
邮政编码:100717
http://www.sciencep.com

南京展望文化发展有限公司排版
广东虎彩云印刷有限公司印刷
科学出版社发行 各地新华书店经销
*

2020 年 1 月第 一 版 开本:787×1092 1/16
2022 年 5 月第三次印刷 印张:13
字数:298 000
定价:80.00 元
(如有印装质量问题,我社负责调换)

主 编 简 介

叶玲(1957—)，女，主任医师，硕士生导师，福建中
医药大学附属第二人民医院特聘专家、福建中医药大学
附属第二人民医院肛肠科原主任，福建省中医脾胃医学
中心原副主任。第六批全国老中医药专家学术经验继承
工作指导老师，福建省名中医，国家中医药管理局重点专
病(脱肛病)与国家中医药管理局中医医疗技术注射固
脱技术组副组长，国家中医药管理局重点专科与福建省
中医重点专科(肛肠科)学术带头人，第四批全国中医肛
肠学科名专家，中华医学科技奖评审委员会委员，第二批
全国老中医药专家学术经验继承工作指导老师谢宝慈学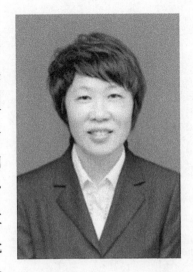
术经验继承人，福建邓氏痔科流派第五代主要传承人，福建省基层老中医药专家师承带
徒工作指导老师，福建省中医优秀临床人才，《福建中医药》杂志审稿专家，中国女医师
协会肛肠专业委员会副主任委员，美国中医药学会高级顾问，世界中医药学会联合会肛
肠专业委员会常务理事，世界中医药学会联合会固脱疗法研究专业委员会常务理事，第
六届中华中医药学会肛肠分会常务理事，中国中医药研究促进会肛肠分会常务理事，中
医药高等教育学会临床教育研究会肛肠分会常务理事，世界中医药学会联合会盆底医
学专业委员会理事，福建省中医药学会肛肠分会副主任委员，福建省中西医结合学会肛
肠分会副主任委员，福建省中医药学会外治法分会副主任委员;其设有叶玲福建省名老
中医药专家传承工作室、全国中医肛肠学科叶玲名医工作室。

序

据《闽台历代中医医家志》记载,福建邓氏痔科流派始于清末民初,传承至今已历六代。叶玲主任与我师出同门,是福建邓氏痔科流派第五代主要传承人,系第二批全国老中医药专家学术经验继承工作指导老师谢宝慈教授的学术经验继承人。叶玲主任是国内知名肛肠病专家,福建省名中医、福建省中医优秀临床人才。她天资聪慧,思维敏捷,勤学好问,善于总结,从医 36 年以来,立足于中医,在肛肠病学术领域中不断实践、总结、提升,从而形成了自己独特的学术见解和临床诊疗思维,在省内外肛肠学术界享有一定声誉。

近年来,她潜心于中医"脱肛病"的诊疗研究,收集了大量的国内外研究成果,结合自己的临床经验与心得,编撰成《脱肛病的中西医结合治疗》一书。该书深入浅出,贴近临床,既突出中医治疗脱肛病的特色,又介绍了中医、西医、中西医结合等各家之长。内容翔实,条理清晰,是一本值得推荐的好书。

十分感谢叶玲主任对我的信任,故乐为之序。

第三届中华中医药学会肛肠分会副会长兼秘书长

福建邓氏痔科流派第四代代表性传承人

邓正明谨识

己亥年初春于闽都

前　言

　　《脱肛病的中西医结合治疗》是重点专病专科系列丛书之一，是一部脱肛病专著。福建中医药大学附属第二人民医院肛肠科是国家中医药管理局中医肛肠重点专科，尤其在脱肛病的科研、教学、临床医疗等方面享有盛誉。本书参照国内外的权威资料、论著及诊疗指南、诊疗方案，收集了大量的临床资料，对脱肛病进行了全面、丰富、真实可靠的阐释，是目前国内外肛肠专业比较全面系统介绍脱肛病的专著。

　　随着我国肛肠专科的发展，肛肠疾病治疗手段不断更新，肛肠病治疗学已成为肛肠专科的一个极为重要的组成部分。近年来，各版本的《中医肛肠科学》《中西医结合肛肠病治疗学》等相关肛肠病治疗学著作为广大患者带来了福音，但目前国内尚缺乏脱肛病的专病相关著作。祖国医学研究脱肛病历史悠久、内容丰富。近年来，中医、中西医结合肛肠病工作者根据中医理论，运用现代科学的先进技术和方法，深入开展了中医药治疗脱肛病的临床和实验研究，取得了良好的成效，积累了丰富的经验，体现了中医药治疗脱肛病的临床优势。为了进一步提高脱肛病的科学研究和临床诊治水平，总结中西医结合治疗脱肛病的研究成果，推广中医药治疗脱肛病的临床经验，我们编写了首部脱肛病的专病著作《脱肛病的中西医结合治疗》。本书编写以实用为主，注重先进性、实用性，贴近临床，深入浅出，文字力求简明扼要，突出了中医的特色、优势及最新研究进展，汇集中医、西医、中西医结合等各家之所长。内容既有传统疗法，又有现代新疗法；既有手术疗法，也有非手术疗法，尤其突出中医特色外治疗法。祖国医学在治疗肛肠疾病，尤其是脱肛病方面积累了丰富的经验，现代医学拥有许多先进的治疗技术和手段，两者相辅相成，将极大地丰富脱肛病治疗的方法，极大地提高脱肛病患者的治愈率。本书共分八章，以中西医诊断和治疗为重点，立足中医临床，侧重治疗方法和临床经验的系统总结，遵循临床诊疗思维，结合笔者的临床心得体会，体现脱肛病治疗的经验与特色。本书内容包括脱肛病的中西医基础理论、脱肛病的中医诊断及辨证论治、脱肛病的西医诊断及治疗、脱肛病的中西医结合治疗、小儿脱肛、脱肛病常用中药与方剂、名医名家治疗脱肛病经验、脱肛病的护理与防治等。本书可作为从事中医、中西医结合肛肠专科医师、全科医师、住院医师规范化培训生及有关教学、科研人员和医学生的参考用书,亦适用于广大脱肛病患者阅读学习。

　　本书编委在编写过程中经过反复编校,力求做到精益求精,但由于笔者水平有限,如有疏漏之处,敬请读者批评指正。

　　本书在编写过程中得到第六届中华中医药学会肛肠分会副会长兼秘书长、国家中医药管理局重点专病(脱肛病)与国家中医药管理局中医医疗技术注射固脱技术组组长韩宝教授;中国民族医药学会肛肠分会会长、第六届中华中医药学会肛肠分会副会长李国栋教授;第三届中华中医药学会肛肠分会副会长兼副秘书长、福建邓氏痔科流派第四代代表性传承人邓正明教授;第六届中华中医药学会肛肠分会副会长、福建省中医药学会肛肠分会主任委员石荣教授的大力支持,在此谨致以衷心的感谢!

叶　玲

2019 年 4 月于福建福州

目　　录

第二章 脱肛病的中医诊断及辨证论治

第三章 脱肛病的西医诊断及治疗

第四章　脱肛病的中西医结合治疗

—— 69 ——

第五章　小儿脱肛

—— 79 ——

第六章　脱肛病常用中药与方剂

第七章　名医名家治疗脱肛病经验

第八章　脱肛病的护理与防治

157

附　录

167

第一章 脱肛病的中西医基础理论

第一节 中医关于肛门直肠解剖与生理病理的论述

一、中医古籍关于肛门直肠解剖与生理病理的文献记载

1.《灵枢·肠胃》

黄帝问于伯高曰：余愿闻六腑传谷者，肠胃之大小长短，受谷之多少奈何？伯高曰：请尽言之，谷所从出入、浅深、远近、长短之度……广肠传脊，传受回肠，左环叶积上下，辟大八寸，径二寸寸之大半，长二尺八寸。肠胃所入至所出，长六丈四寸四分，回曲环反，三十二曲也。

2.《灵枢·平人绝谷》

回肠大四寸，径一寸寸之少半，长二丈一尺，受谷一斗，水七升半。广肠大八寸，径二寸寸之大半，长二尺八寸，受谷九升三合八分合之一。肠胃之长，凡五丈八尺四寸，受水谷九斗二升一合合之大半，此肠胃所受水谷之数也。

平人则不然，胃满则肠虚，肠满则胃虚，更虚更满，故气得上下，五脏安定，血脉和利，精神乃居，故神者，水谷之精气也。

3.《灵枢·本脏》

肺合大肠。

4.《难经》

广肠即回肠之更大者，直肠又广肠之末节也。下连肛门，是为谷道后阴，一曰魄门。总皆大肠也。

5.《素问·灵兰秘典论篇》

大肠者，传导之官，变化出焉。

6.《素问·五脏别论篇》

夫胃、大肠、小肠、三焦、膀胱，此五者，天气之所生也，其气象天，故泻而不藏。此受五脏浊气，名曰传化之府，此不能久留，输泻者也。

魄门亦为五脏使，水谷不得久藏。

7.《中西汇通医经精义·脏腑之官》

大肠之所以能传导者，以其为肺之腑，肺气下达，故能传导。

8.《中西汇通医经精义·脏腑通治》

肝内膈膜，下走血室，前走膀胱后连大肠……大肠传导，全赖木气疏泄。

9.《脾胃论·大肠小肠五脏皆属于胃胃虚则俱病论》

大肠主津，小肠主液，大肠小肠受胃之营气，乃能行津液于上焦。

10.《医学读书记》

人之水谷入胃,以次传入小肠,斯时虽已熟腐,而清浊犹未分也;至于阑门,而得命门之火,熏蒸分布……糟粕下入大肠。入大肠者,以渐而下。

11.《薛氏医案·脱肛》

肾主大便,故肾虚者多患此证。

12.《医宗金鉴·外科心法要诀》

肛门围绕,折纹破裂,便结者,火燥也。

13.《证治要诀·诸血门》

血清而色鲜者,为肠风。

二、中医关于肛门直肠功能的论述

肛门、直肠是大肠的一部分。中医将大肠列为六腑之一,其功能如容盛食物的器皿,能传糟粕,传味而司出入,其气象天,泻而不藏,故又名曰传化之腑。大肠属手阳明经,其经脉络肺,与肺相表里。居小肠之下,上起阑门,下至魄门,包括回肠(结肠)和广肠(直肠)、魄门等,为传导之官,变化出焉,主司津液,是人体消化道的最下段。以消化运转食物、形成并排出粪便、吸收水分等为主要职能。

《灵枢》记载的“回肠”又称大肠,相当于现代之回肠、盲肠和结肠,“广肠”即今之乙状结肠、直肠和肛门。《黄帝内经》记载了消化道各部分的容积、长短、重量等古代解剖学知识。据近人考证,《黄帝内经》中所载肠的长度与现代解剖学虽有差异,但大体比例是接近的,足见古人很重视人体解剖,并做了详细观察和研究。

(一)大肠、肛门的功能

大肠具有排泄水谷糟粕等作用,肛门具有调节和控制排便的功能。

1. 大肠属传化之府,以通为用

大肠属六腑之一,六腑以通为用,大肠传导排泄糟粕的功能活动,主要体现在以通为用、以降为顺这一生理特点上,肺气充足,大肠传导功能顺利进行,若肺气虚弱或宣降失常,可导致大肠传导功能失常。

2. 大肠“变化出焉”是小肠“泌别清浊”功能的延续

大肠参与津液之代谢,并分泌产生某些物质,这些物质有的可濡润大肠,有的参与机体其他部位的生理活动。大肠的变化功能与小肠变化密切相关,是小肠“泌别清浊”功能的延续。大肠变化靠小肠余气,太过则实,不及则虚。因此,小肠之余气,直接影响大肠的“变化”功能。大肠主津,靠肺、肾气化,小肠与大肠相连,生理上相互联系,病理上相互影响。

(二)大肠、肛门的生理特点

正常生理状态下,成人排便主要取决于大肠的传导变化和肛门的正常启闭。肛门因生理的需要而有节奏地舒缩启闭。根据子午流注的原理及时辰与脏腑的配属关系,大肠一昼夜中有两个生理功能旺盛时期,一是卯时,因十二经脉气血充盈,有利于排便;二是申酉,与肺与大肠金气相配。在这两个旺盛的时期,大肠的传导功能最强,魄门随之开启而排便。

（三）大肠、肛门与脏腑经络的关系

肛门又称魄门,饮食糟粕由此排出体外,魄门的开合由心神支配,又与前阴同为肾之开窍,与肺之肃降、脾之运化、肝之疏泄关系密切。

1. 肺主气,主宣发肃降,有助于大肠的传导

肺主气,为"相傅之官";大肠为"传道之官",变化水谷,传化糟粕。在五行里,肺与大肠同属于金,肺属阴在内,肠属阳在外。肺的生理功能正常,肺气充足,则大肠传导能顺利进行,若肺气虚弱或宣降失常,可导致大肠传导失常,如肺气虚弱之气虚便秘,肺热下迫大肠之脱肛等;而大肠传导失司,腑气不通,魄门不能疏泄浊气,则影响肺的肃降。

2. 脾主运化升清,关联大肠之传导

脾主运化升清,脾为后天之本,气血生化之源,脾气主升,胃气主降,为气机升降的枢纽。气机升降有序,则肛门启闭正常,脾气升清之一就是升举内脏,维持内脏位置稳定,防止下垂的作用。肛门位置低,之所以能正常舒缩活动而不致脱垂,全赖脾之升清。若脾气虚弱,清气不升,浊气不降,可出现水谷精微不化等大肠传导功能的障碍,产生腹泻;因无力升举而下垂,发生脱肛;中气下陷,脾虚运化失职,大肠传导无力,肛门开启迟缓,出现气虚便秘。反之,若久泄、久痢则可伤脾,出现脾气虚弱之象,浊气不降亦会影响脾胃气机。

3. 肾开窍于二阴,主司魄门之启闭

肾司二便,开窍于前后二阴,排泄与肾的气化功能有关。肾精气充足,气化功能正常,则肛门启闭有度,排泄功能正常。若肾阳虚损,不能温煦下元,常可致五更泄;肾阴亏虚可致肠液干枯,魄门不利,出现便秘;肾的封藏失司,关门不利,可出现久泄滑脱。

4. 肝主疏泄,调畅气机

肝主疏泄,大肠传导全赖木气疏泄。肝的功能在大便的形成和排泄过程中占有重要的地位,一旦肝的疏泄功能失调,就容易出现大便排泄异常,如五更泄、便秘等。肝脏功能正常,则人体气机升降出入疏通畅达,魄门功能正常。

5. 心藏神,魄门亦为心使

魄门启闭依赖于心神的主宰,心为"五脏六腑之大主""心者,君主之官,神明出焉""主明则下安……主不明则十二官危"。心主血脉,主神明,心气旺盛,心血充足,心神有主,则魄门启闭有常,大便干硬适度,便次正常;心神不明,则魄门启闭无序,大便失禁。

三、中医关于肛门直肠疾病病因病机的论述

肛门直肠疾病的致病因素很多,但无外乎六淫邪气,而肛门直肠居人体下部,有其自身的特点,常见的病因主要有湿、热、燥、风。上述致病因素可以单独致病,也可以多种因素同时存在,如风多夹热、湿热相兼等。在肛门直肠疾病的发展过程中,我们要立足于中医整体辨证论治的精髓,不能仅仅着眼于局部。上述因素带来的功能变化是我们不能忽视的,常见如气虚、血虚等。

（一）湿

湿性重浊,常先伤于下,故肛肠病中因湿邪致病者较多。湿有内湿与外湿之分,外湿多因久居雾露潮湿之处所致;内湿多由饮食不节,损伤脾胃所致,脾失运化,湿自内生。湿与热结,筋脉横结,肠澼为痔;湿热蕴阻肛门,经络阻隔,气血凝滞,热盛肉腐而成脓,易形成肛周脓肿;湿热下注大肠,经络阻滞,瘀血凝滞,发为直肠息肉。

（二）热

肛肠疾病中因热邪而致病者较多见。热为阳邪,易伤津动血,热积肠道,耗液伤津而致热结肠燥,大便秘结不通。便秘日久,可导致局部气血不畅,瘀滞不散,结而为痔;热盛迫血妄行,血不循经,则发生便血。热与湿结,蕴阻肛门,腐蚀血肉而发生肛周脓肿。

（三）燥

燥有内外之分,引起肛门直肠疾病者多为内燥,常因饮食不节,恣饮醇酒,过食辛辣厚味,以致燥热内结,耗伤津液,无以下润大肠,则大便燥结;或素有血虚,血虚津乏,肠道失于濡润,可致大便干燥,临厕努挣,常使肛门裂伤或擦伤痔核而便血。

（四）风

风邪可以引起下血。风有善行而数变的特征,且多夹热,热伤肠络,血不循经,下溢而便血。因风而引起的便血,其色鲜红,出血急暴,呈喷射状,多见于内痔实证。

（五）气虚

气虚也是肛门直肠疾病的发病原因之一,以脾胃失运,中气不足为主。妇人生育过多,小儿久泻久痢,老年气血不足、机能衰退,以及某些慢性疾病等,都能导致中气不足、气虚下陷,无以摄纳而引起直肠脱垂不收、内痔脱出不纳。气虚正不胜邪,不能托毒外出,故肛门、直肠周围发生脓肿时,初起症状不明显,难消难溃,溃后脓水稀薄。

（六）血虚

血虚常因失血过多或脾虚生血乏源所致。在肛门直肠疾病中,常因长期便血而致血虚,血虚则气虚,气虚则无以摄血而致下血,更致血虚,如此往复,形成恶性循环。血虚生燥,无以润滑肠道,则大便燥结,损伤肛门而致肛裂,或擦伤内痔而便血;创口的愈合需赖血的濡养,故血虚可致陈旧性肛裂难以愈合。

病情是发展变化的,便血为实,便血日久则可致虚;肛门直肠之为病,虽早期多实,但也不排除虚证可能,如经产妇、久泻久痢的婴孩、功能衰退的耄耋老者。病情总在虚虚实实之间,立足整体、着眼局部,方为良策。

第二节 肛管、直肠的局部解剖

一、肛管

肛管上起齿状线,下止肛门缘,长 2~3 cm,由肛门内外括约肌和肛提肌围绕。肛管上续直肠,向后下绕尾骨尖,与直肠呈 80°~90°,前壁比后壁长。肛管为皮肤所覆盖,齿状线下方 1.5 cm 为一环形隆起,称肛梳或痔环。其下缘有一条呈灰白色的环状线,叫白线,位置相当于肛门内括约肌的下端,触诊有一浅沟。肛管中段有 6~10 个纵型皱襞,叫肛柱,也叫直肠柱,长 1~2 cm。相邻两个肛柱基底之间有半月形皱襞,叫肛瓣。肛瓣与肛柱之间的黏膜形成口向上,底在下的袋状小窝,叫肛隐窝,深 3~5 mm,底部有肛腺开口。肛管与肛柱连接的部位,常有三角形乳头状隆起,称肛乳头。肛柱下端及肛瓣的边缘连成锯齿状的环状线称齿状线,成为直肠与肛管的分界线（图 1-1,图 1-2）。

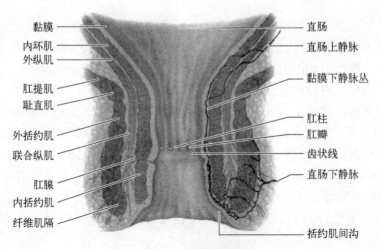

黏膜
内环肌
外纵肌
肛提肌
耻直肌
外括约肌
联合纵肌
肛腺
内括约肌
纤维肌隔

直肠
直肠上静脉
黏膜下静脉丛
肛柱
肛瓣
齿状线
直肠下静脉
括约肌间沟

图 1-1　肛管解剖

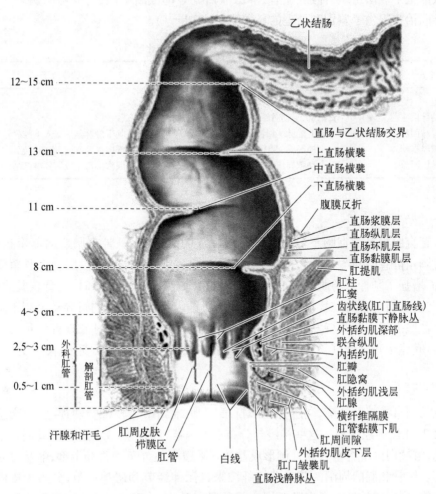

乙状结肠

12~15 cm
直肠与乙状结肠交界

13 cm
上直肠横襞
中直肠横襞
下直肠横襞
腹膜反折
直肠浆膜层
直肠纵肌层
直肠环肌层
直肠黏膜肌层
肛提肌
肛柱
肛窦
齿状线(肛门直肠线)
直肠黏膜下静脉丛
外括约肌深部
联合纵肌
内括约肌
肛瓣
肛隐窝
外括约肌浅层
肛腺
横纤维隔膜
肛管黏膜下肌
肛周间隙
外括约肌皮下层
肛门皱襞肌
直肠浅静脉丛

11 cm

8 cm

4~5 cm

2.5~3 cm
外科肛管
解剖肛管

0.5~1 cm

汗腺和汗毛
肛周皮肤
栉膜区
肛管
白线

图 1-2　肛管、直肠解剖
图中长度均为距肛缘长度

二、直肠

直肠位于盆腔后部,长 12~15 cm,上于第 3 骶椎平面接乙状结肠,向下穿盆膈延续为肛管。直肠在矢状面上有两个弯曲,上部的弯曲与骶骨的曲度一致,称为骶曲;下部绕尾骨尖形成凸向前的会阴曲。在冠状面上,从上到下依次凸向右—左—右,但直肠的上下两端处于正中平面上。直肠腔上段较窄,下面扩大成直肠壶腹。直肠腔内还有上、中、下 3 个由黏膜和环形平滑肌形成横的半月形皱襞,称为直肠横襞或肛瓣,直肠横襞的位置分别与冠状面上的 3 个侧曲相对。上直肠横襞位于乙状结肠与直肠交界附近的左侧壁,距肛门约 13 cm;中直肠横襞最大且恒定,居直肠右前壁,相当于腹膜返折线的高度,距肛门约 11 cm,此横襞具有定位意义;下直肠横襞多位于左侧壁,距肛门 8 cm。在进行肠腔内器械检查时,也要注意这些横襞,以免伤及直肠下部(图 1-2)。

齿状线是直肠和肛管的分界线,齿状线上为黏膜所覆盖,齿状线下为皮肤所覆盖,齿状线的上下表层组织、神经、血管、淋巴液回流等都截然不同,为局部的病理变化、症状、诊断、治疗提供了鉴别和处理的科学依据(表 1-1)。

表 1-1　齿状线上、下解剖的比较

部　位	齿状线以上	齿状线以下
组　织	黏　膜	皮　肤
动脉供应	直肠上、下动脉	肛管动脉
静脉回流	直肠上静脉丛回流入门静脉	直肠下静脉丛回流入下腔静脉
神经支配	自主神经支配,无痛觉	阴部内神经支配,疼痛敏感
淋巴回流	腹主动脉周围或髂内淋巴结	腹股沟淋巴结或髂外淋巴结

三、肛管直肠角

肛管直肠角是指直肠下段与肛管轴线形成的夹角,由耻骨直肠肌向前牵拉而成。肛管直肠角静息时 90°~105°,排便时 120°~180°。腹内压增高时,肛管直肠角变得更大,因而增强了耻骨直肠肌收缩时产生的机械性瓣膜作用。排便时,耻骨直肠肌松弛,角度变钝,从而直肠与肛管呈漏斗状,以利粪便排出。若该肌薄弱可导致会阴下降综合征。在盆底下降和某些特发性肛门失禁的患者中,静息和排便时肛管直肠角均明显变钝,在盆底痉挛和耻骨直肠肌肥厚等便秘患者中,排便时其角度无变化,甚至变小。

四、神经

直肠属自主神经系统,交感神经来自第 11 胸椎到第 2 腰椎脊髓神经,副交感神经来自第 2~4 骶神经前根。这些神经与分布于盆内器官的神经在盆腔后侧壁混合组成下腹下丛,继续向内下行至直肠外侧形成盆丛。下腹下丛分布到直肠上部,盆丛分布到直肠下部。肛管和肛门周围的交感神经纤维来自骶神经节和尾神经节,分布于皮内的腺体和血管;副交感神经来自直肠肌层之间的肠肌丛,分布于皮内汗腺、皮脂腺和肛门外括约肌。交感神经抑制直肠蠕动,并使肛门内括约肌收缩;副交感神经增加直肠蠕动,促进分泌和内括约肌松弛。齿状线以上直肠黏膜一般无痛感,肛管和肛周皮肤则感觉敏锐,炎症或手术后刺激可引起剧痛(图1-3)。

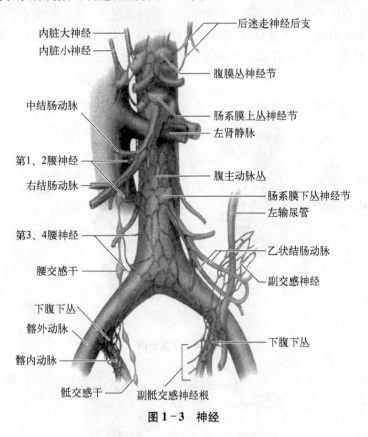

内脏大神经———————————— 　————————后迷走神经后支
内脏小神经———————————— 　
　　　　　　　　　　　　　　———————腹膜丛神经节

中结肠动脉———————　　　　　　———————肠系膜上丛神经节
　　　　　　　　　　　　　　　　　———————左肾静脉

第1、2腰神经———————　　　　　———————腹主动脉丛
右结肠动脉———————　　　　　　
　　　　　　　　　　　　　　　———————肠系膜下丛神经节
　　　　　　　　　　　　　　　———————左输尿管

第3、4腰神经———————　　　　　
腰交感干———————　　　　　　　———————乙状结肠动脉
　　　　　　　　　　　　　　　———————副交感神经

下腹下丛———————　　　　　　
髂外动脉———————　　　　　　　
髂内动脉———————　　　　　　　———————下腹下丛

骶交感干———————　———————
　　　　　　副骶交感神经根

图1-3　神经

五、血管

直肠和肛管的血供来自直肠上动脉、直肠下动脉、骶中动脉和肛管动脉。① 直肠上动脉是直肠供血中最主要的一支,来自肠系膜下动脉,行于乙状结肠系膜根内,经骶骨岬左前方下降至第3骶椎高度,分为左、右两支,由直肠后面绕至两侧下行至直肠壶腹部分成数支,于黏膜下层形成毛细血管丛,供应齿状线以上的肠壁,并有许多小支与直肠下动脉和肛门动脉吻合。② 直肠下动脉来自两侧髂内动脉,沿直肠侧韧带,向内向前至直肠下段前壁,在黏膜下层与直肠上动脉、骶中动脉和肛管动脉吻合。③ 骶中动脉是腹主动脉的直接小分支,沿骶骨而下,供应直肠后壁。④ 肛管动脉来自阴部内动脉,途经坐骨直肠窝分为数支,供应肛提肌、肛管和括约肌,并与直肠上、下动脉相吻合。直肠和肛管的静脉与同名动脉伴行,主要来自两组静脉丛,即黏膜下静脉丛和外膜下静脉丛。黏膜下静脉丛位于整个直肠的黏膜下层,呈横行环状排列,其旁支穿经直肠肌层,在外膜下形成大量的斜行静脉,即外膜下静脉丛。齿状线以上肛管的黏膜下丛又名内痔丛,位于肛柱内呈囊状膨大,各膨大之间以横支相连。齿状线以下的静脉丛又称外痔丛,位于直肠肌层表面和肛门皮下,由肛管壁内静脉、肛周静脉、直肠壁外静脉汇集而成。外膜下静脉丛位于直肠肌层的外面,较黏膜下静脉粗大、稀疏。内痔丛的旁支汇集

成直肠上静脉(痔上静脉),外痔丛分别汇入直肠上静脉、直肠下静脉、肛静脉。肛管黏膜下有大量的动静脉吻合,又称窦状静脉。有小动脉直接注入其中,使肛管黏膜的血供大大超过它本身代谢的需要。窦状静脉管壁胶质纤维较多,肌层发育不良,静脉丛及小静脉周围组织张力低,缺乏支持作用的弹力纤维;直肠上静脉至门静脉及其分支均无静脉瓣,不利于痔静脉丛内血液的回流,容易造成局部静脉血管瘀血扩张(图1-4,图1-5)。

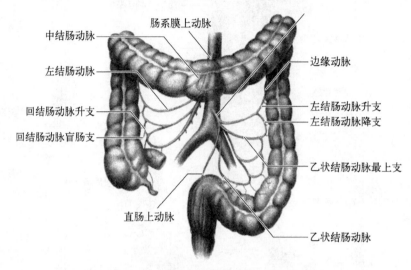

图1-4　结肠动脉

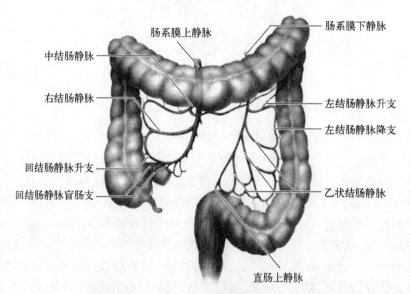

图1-5　结肠静脉

六、淋巴

淋巴引流以齿状线为界,分为上、下两组。上组在齿状线以上,汇集直肠壁的淋巴管,包括直肠黏膜下层、肌层、浆膜,以及肠壁外淋巴网,淋巴液回流有三条途经:① 向上经直肠后骶骨前淋巴结,再经乙状结肠系膜根部淋巴结,沿直肠上动脉回流至肠系膜下淋巴结;② 直肠下端可向两侧经肛提肌上淋巴结,再经闭孔淋巴结流入髂内淋巴结;③ 向下经两侧坐骨直肠窝淋巴结,沿肛门动脉及阴部内动脉穿过肛提肌至髂内淋巴结。下组淋巴在齿状线以下,汇集肛管、肛门括约肌和肛周皮下淋巴网,经会阴部向前流入腹股沟淋巴结,至髂外淋巴结。直肠与肛管的淋巴通过上、下组淋巴管网在齿状线处彼此相通(图1-6,图1-7)。

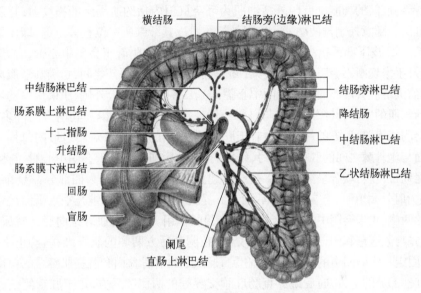

图1-6 结肠淋巴结

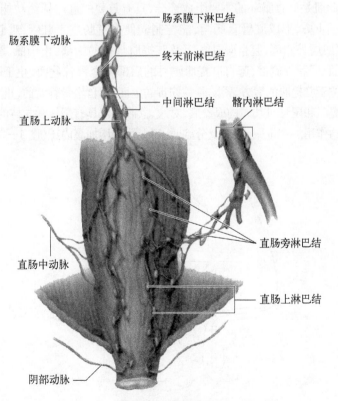

图1-7 淋巴回流

七、肌肉

肛门括约肌分为内括约肌与外括约肌。肛门内括约肌是直肠环形肌在肛管处明显增厚所形成的,环绕直肠下段及肛管上部,止于白线。肛门内括约肌属不随意肌,能帮助排便,但无括约肛门的功能。肛门外括约肌为环绕肛门内括约肌周围的横纹肌,是随意肌,有括约肛门及随意控制排便功能。肛门外括约肌以其纤维所在位置分三部,即皮下部、浅部和深部。① 皮下部系狭小环形肌束,在肛周皮下,前方附着于会阴中心腱,后方附着于肛尾韧带,手术切断不会引起大便失禁;② 浅部在皮下部和深部之间,是椭圆形肌束,起自尾骨,向前围绕肛管两侧而止于会阴中心腱;③ 深部在浅部之上外侧,肌束呈厚的环形带,围绕内括约肌的上部,其深层纤维与耻骨直肠肌混合而不能分隔。其前方的许多纤维交叉进入会阴浅横肌,后方的纤维多附着于肛尾韧带。肛提肌为一对四边形的薄片肌,起于耻骨后面与坐骨棘之间的肛提肌腱弓,纤维向下、向后、向内,止于会阴中心腱、直肠壁、尾骨和肛尾韧带,左右联合呈漏斗状。按纤维起止及排列可将其分为四部分:① 前列腺提肌(女性为耻骨阴道肌)起自耻骨体后面和肛提肌腱弓的前部,纤维几乎水平向后,夹持前列腺尖的两侧,止于会阴中心腱,有固定前列腺的作用。女性此肌纤维向后夹持尿道及阴道两侧,并与尿道壁和阴道壁的肌纤维交织,在阴道后方两侧的肌纤维联合,止于会阴中心腱,有固定和收缩阴道的作用。② 耻骨直肠肌起自耻骨盆面和肛提肌腱弓的前部,肌纤维位于其他部分的上方,向后绕过直肠肛管交界处的两侧和后方,止于肛管侧壁、后壁及会阴中心腱,并与对侧的肌纤维连接,构成"U"形袢,还有部分纤维与肛门外括约肌深部的纤维相融合。此肌是肛直肠环的主要组成部分,具有重要的肛门括约功能,又可将直肠肛管交界处拉向前上方,形成肛管直肠角,能控制粪便由直肠进入肛管,对肛门自制有重要作用。③ 耻尾肌居外侧部,起自耻骨盆面及肛提肌腱弓的中部,止于骶、尾骨侧缘及肛尾韧带。④ 髂尾肌居后外侧部,起自肛提肌腱弓的后部和坐骨棘盆面,止于尾骨侧缘及肛尾韧带。尾骨肌位于肛提肌的后方,紧贴骶棘韧带的上面,起自坐骨棘盆面,止于尾骨及骶骨下部的侧缘。肛提肌和尾骨肌共同构成盆底,对腹、盆腔脏器具有承托和支持的功能,并参与直肠和阴道的括约作用。在排尿、排便及分娩时,还能协助增加腹内压(图1-8,图1-9)。

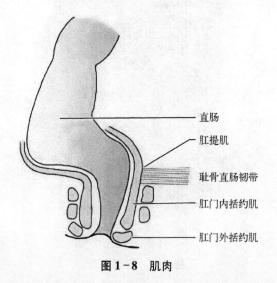

直肠
肛提肌
耻骨直肠韧带
肛门内括约肌
肛门外括约肌

图1-8　肌肉

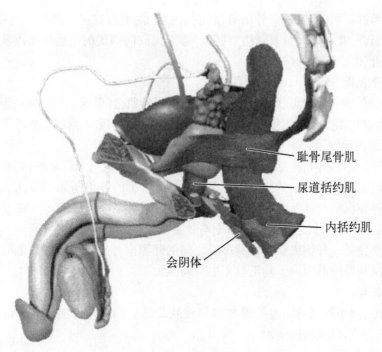

耻骨尾骨肌

尿道括约肌

内括约肌

会阴体

图 1-9　肌肉

八、肛管直肠环

肛管直肠环是由肛门外括约肌深、浅两部,肠壁的纵形肌,肛门内括约肌,以及耻骨直肠肌所组成的肌性环。此环在肠管的两侧和后方发达,而在肠管前方纤维较少。肛门部手术时必须注意环的部位,若不慎切断,可造成肛门失禁。

九、肛管、直肠周围间隙

肛管和直肠周围有许多间隙,由于这些间隙组织疏松,充满脂肪结缔组织,有丰富的淋巴组织及血管,容易发生感染,形成脓肿,若未及时引流可向周围扩散,甚至穿破邻近器官,故具有重要的临床意义。

1. 骨盆直肠间隙

骨盆直肠间隙位于盆底腹膜与盆膈之间,在直肠两侧,左右各一。上方为盆腔腹膜,下界是肛提肌,内侧为直肠壁,外侧是盆壁肌肉,后方为直肠侧韧带,前方男性有膀胱和前列腺,女性有子宫及其阔韧带。此隙宽大并充满结缔组织。直肠指检可扪及直肠壶腹下部的两侧,即相当于此隙。

2. 直肠后间隙

直肠后间隙,又称骶前间隙,位于直肠筋膜与骶前筋膜之间。向上与腹膜后隙相通,两侧借直肠侧韧带与骨盆直肠间隙相隔。此隙内有骶丛、奇神经节、直肠上血管、骶淋巴结及疏松结缔组织等。间隙内若发生感染,向上可蔓延至腹膜后隙。

3. 坐骨肛管间隙

坐骨肛管间隙,又称坐骨直肠窝,位于肛管和坐骨之间,左右各一,尖朝上底向下呈楔形。上部为肛提肌,外侧是坐骨结节及闭孔内肌,内侧有肛提肌和肛门外括约肌,前壁为尿生殖膈,后壁是臀大肌及骶结节韧带,底部为肛门两侧的浅筋膜及皮肤。此间隙有阴部内血管、淋巴管和神经通过。

4. 黏膜下间隙

黏膜下间隙,位于肛管齿状线以上的黏膜与内括约肌之间,向上与直肠的黏膜下层连续。间隙内有来自动静脉吻合网的内痔静脉丛、弹性纤维结缔组织、淋巴管丛、黏膜下肌等。

5. 括约肌间间隙

括约肌间间隙,即内、外括约肌之间的间隙,位于联合纵肌 3 层之间,共有 4 个。最内侧隙位于内侧纵肌与内括约肌之间,借穿行内括约肌的纤维与黏膜下间隙交通。最外侧隙位于外侧纵肌与外括约肌之间,借穿行外括约肌浅部的纤维与坐骨直肠间隙交通,内侧纵肌与中间纵肌之间的间隙向上与骨盆直肠间隙直接交通,是骨盆直肠间隙感染蔓延的主要途径。外侧纵肌与中间纵肌之间的间隙向外上方与坐骨直肠间隙的上部交通。所有括约肌间间隙向下均汇总于中央间隙。

6. 皮下间隙

皮下间隙,位于外括约肌皮下部与肛周皮肤之间。间隙内有皱皮肌、外痔静脉丛、浅淋巴管、神经丛,以及脂肪组织。

7. 肛管后浅间隙

肛管后浅间隙,位于肛尾韧带的浅面,此处感染只限于皮下组织,不会影响到肛管、坐骨直肠间隙及肛管后深间隙。间隙内因含有骶神经后支的扣环状神经末梢。

8. 肛管后深间隙

肛管后深间隙,位于肛尾韧带的深面,与两侧坐骨直肠间隙相交通。

9. 肛管前浅间隙

肛管前浅间隙,位于会阴体的浅面,与肛管后浅间隙相同。一般感染仅局限于邻近的皮下组织。

10. 肛管前深间隙

肛管前深间隙,位于会阴体的深面,较肛管后深间隙小。

11. 中央间隙

中央间隙,位于联合纵肌下端与外括约肌皮下部之间,环绕肛管下部一周。间隙内有联合纵肌的中央腱,中央间隙借中央腱的纤维隔直接或间接地与其他间隙交通。向外通坐骨直肠间隙,向内通黏膜下间隙,向下通皮下间隙,向上通括约肌间间隙并经此间隙与骨盆直肠间隙交通。中央间隙与肛周感染关系极为密切。

十、直肠前面的毗邻

男性与女性在直肠前面的毗邻器官有着很大的不同。男性,直肠上部隔直肠膀胱陷凹与膀胱底上部和精囊相邻,如直肠膀胱陷凹中有炎性液体,常用直肠指检以帮助诊断,有时可穿刺或切开直肠前壁进行引流。直肠下部(即腹膜返折以下)借直肠膀胱隔与膀胱底下部、前列腺、精囊、输精管壶腹及输尿管盆部相邻。女性,直肠上部隔直肠子宫陷凹与子宫及阴道穹后部相邻,故借直肠指检可了解分娩过程中子宫颈扩大的程度。直肠下部借直肠阴道隔与阴道后壁相邻。

第三节 肛管、直肠的生理病理

肛管、直肠在解剖学上重要的分界线为齿状线。在齿状线处,单层柱状上皮骤变为未角化的复层扁平上皮,大肠腺与黏膜肌消失。痔环以下为角化的复层扁平上皮,近肛门处有环肛腺。黏膜下层的结缔组织中有丰富的静脉丛。肌层为内环行、外纵行两层平滑肌,内环行肌在直肠下段的肛管处增厚形成肛门内括约肌。近肛门处,外纵行肌周围有骨骼肌形成的肛门外括约肌。外膜于直肠上 1/3 段的大部、中 1/3 段的前壁为浆膜,其余部分为纤维组织。

齿状线以上的直肠黏膜结构由内到外分为黏膜层、黏膜下层、肌外层和浆膜层。黏膜层表面光滑,没有肠绒毛。齿状线以上上皮是单层柱状上皮,杯状细胞较多,分泌黏液以润滑黏膜。直肠下段上皮为复层扁平上皮。固有层中含有大量直管状肠腺,肠上皮除吸收细胞和杯状细胞外,在腺体底部有少量未分化细胞及内分泌细胞,固有层内尚有散在的孤立淋巴小结,并常常可伸入黏膜下层;直肠下段的固有层内有许多静脉丛。黏膜肌层为内环、外纵两层平滑肌。黏膜下层疏松结缔组织,含较大的血管、神经、淋巴管及脂肪细胞,无肠腺。肌层亦由内环行和外纵行平滑肌构成。外膜大部分是浆膜,常含有大量脂肪组织,形成脂肪垂。

因此,肛门主要生理功能是排便。直肠无消化功能,只有少量吸收、分泌和排泄作用。

一、水和电解质的吸收

正常情况下,大肠每日约从内容物中吸收水分 1 350 mL,钠离子 200 mmol 和氯离子 150 mmol,而实际上大肠的吸收能力比这大得多。据研究,大肠 24 h 内至少可吸收水分 2 500 mL,有的报告认为可以达到 5 000 mL。大肠各部分的吸收能力大小不一,升结肠的吸收能力最大,其余依次为横结肠、降结肠,吸收能力逐渐变弱,直肠的吸收能力已微乎其微。由于存在这种吸收能力的差别,所以临床上可观察到回肠造瘘排出的大便呈稀糊状,横结肠造瘘排出的大便即已成形,而乙状结肠造瘘排出的则为干燥大便。右半结肠切除后的患者由于水分吸收障碍,故术后常出现暂时性的腹泻,直到左半结肠吸收水分的功能代偿后才趋好转。全结肠切除后,吸收水分的功能则转移到回肠。回肠末段 30 cm 在水分的吸收上起重要作用,手术时应视情况予以保留。正常大肠对钠离子及氯离子有吸收功能,而钾离子和重碳酸盐则通过大肠排泄进入大肠腔内的粪流中。正常人每天从大肠吸收钠离子 55~70 mmol、氯离子 28~34 mmol。大肠中细菌分解大便成分而产生的一些毒性产物,如吲哚、胺素、氨酚硫化氢等也可在大肠被吸收,但在肝脏可被解毒。大肠的吸收受一些病理生理因素的影响,另外,激素和体液对结肠的吸收能力也有影响。醛固酮可促进结肠吸收水、钠离子和排泄钾离子,这与醛固酮对肾小管的作用相似。血管紧张素可促进结肠对钠离子的吸收。抗利尿激素则可抑制结肠对水、钠离子的吸收。

二、粪便的形成

食物在胃和小肠内进行消化主要是各种消化酶的作用结果。而结肠不产生酶,只有细菌起消化作用。由于结肠内缺氧,因此细菌以厌氧性菌丛为主,其中大肠杆菌占70%,厌氧杆菌占20%,其余为链球菌、变形杆菌、葡萄球菌、乳杆菌、芽孢和酵母,另有极少原生动物和螺旋体。结肠细菌可以利用食物残渣合成人体所必需的维生素,如食物缺乏维生素时可在肠内合成维生素 K、维生素 B_1、维生素 B_2、维生素 B_6、维生素 B_{12}、维生素 H、叶酸和核黄素等,也能产生吲哚、粪臭素、硫化氢等使粪便有臭味。如果长期用抗生素则肠道菌群不易合成维生素而引起维生素缺乏症。食糜通过回盲瓣到盲肠的速率为 500~1 000 mL/24 h,其被吸收的过程主要发生在右半结肠,主要被吸收水和钠离子,每日能被吸收约 460 mEq/L(milliequivalent,毫当量)的钠离子和 350~2 000 mL水,同时也吸收少量钾离子、氯离子、尿素、葡萄糖、氨基酸、胆酸等。肠功能障碍、肠炎和感染时可影响吸收。腹泻时肠蠕动增强,吸收减少,严重时可丢失大量维生素、水和电解质。如果肠功能正常则在乙状结肠内形成粪便,等待排出。粪便的形成与食物无重要关系,禁食和正常喂养的动物粪便无显著区别,只是粪量减少,粪便组成大致一样。粪便中含有不消化的纤维素、结缔组织、上消化道的分泌物,如黏液、胆色素、黏蛋白、消化液、消化道黏膜脱落的残片、上皮细胞和细菌等。如果不吃蔬菜和粗糙谷类,粪便的组成基本为 65%水分和 35%固体。固体部分细菌最多可达 50%,但大半细菌排出时已死亡。另外,2%~30%是含氮物质、10%~20%是无机盐(钙、铁、镁)、脂肪占 10%~20%。其中脂肪主要有两种:一种是分解脂肪,是食物未被吸收的;另一种是中性脂肪,由细菌和上皮残片而来。正常粪便呈圆柱形,长 10~20 cm,直径 2~4 cm,重 100~200 g。食物以蛋白质为主的粪便呈棕黄色或黄色,有臭味,硬而成块,含有很多革兰氏阳性细菌。食物以碳水化合物为主的粪便呈棕绿色,有恶臭味,软状或半液体状,显酸性,含有很多革兰氏阴性细菌。正常粪便稍显棕色,这是因为有粪胆素和尿胆素,粪便颜色因食物而不同,某些药物可改变粪便颜色。正常粪便为碱性,其 pH 高低与在结肠存留时间长短呈正比。稀便为酸性可刺激肛门周围皮肤而导致疼痛。

三、排气

结肠内气体约 100 mL,其来源 60%~70%是经口吞入的空气残余,其余则为细菌发酵的产物,其中比例大致为 60%氮、25%甲烷、10%二氧化碳、5%硫化氢和少量氧气。大肠细菌发酵产生的气体中含氢气及甲烷,两者均为易爆气体。有研究人员测定 14 例未做肠道准备的被测试者直肠中的气体构成,发现 2 例含甲烷,而且均已达到易爆浓度;6 例含氢气,其中 4 例达易爆浓度。另外还发现,经肠道准备后(24 h 食用不产气的清流质、泻药导泻或灌肠),其结肠中均未发现有爆炸性气体。肠内气体可使结肠轻度膨胀,帮助蠕动,正常腹内可闻及肠鸣音。气体过多使肠壁扩张,牵拉神经丛而致疼痛;若肠壁继续扩张可使肠壁血管受压妨碍吸收,导致进一步胀气,形成恶性循环。肠内气体向上打嗝由食管排出,向下由肛门排出,在肠内吸收到血液循环内,分泌碱性黏液保护黏膜,润滑粪便,帮助排便。越是远端分泌黏液量越多,直肠分泌量最多。化学和机械性刺激可增加黏液分泌,如直肠绒毛乳头状瘤,常排出大量黏液。肛腺也分泌腺液潴留于肛窦内,当排便时被挤出润滑粪便以利其排出。有的细胞分泌激素(如血管活性肠肽)能刺激肠液分泌,松弛肠肌。

四、排便

粪便形成后,由于结肠蠕动使各部结肠收缩,将粪便推向远端结肠,这种蠕动常由肝曲开始,每日 2~3 次,以每分钟 1~2 cm 的速度向前推进到左半结肠,直到乙状结肠潴留。但在进食后或早晨起床后由于胃-结肠反射或体位反射而引起结肠总蠕动,以 10 cm/h 的速度推进,此时如果乙状结肠内存有粪便并达到足够数量时,粪便被推入直肠对肠壁产生一定压力而引起排便反射。排便反射是一个复杂的综合动作,它包括不随意运动的低级反射和随意运动的高级反射。正常状态,直肠是空虚的,固态粪便储存于乙状结肠甚至降结肠中,肛瓣及耻骨直肠肌收缩形成的肛管直肠角可阻止粪便进入肛门直肠。当乙状结肠或更近端的结肠收缩时,可将粪便驱入直肠,当粪便充满直肠,刺激肠壁感受器,发出冲动传入腰骶部脊髓内的低级排便中枢,同时上传至大脑皮层而产生便意。如环境许可,大脑皮层即发出冲动使排便中枢兴奋增强,产生排便反射,使乙状结肠和直肠收缩,肛门括约肌舒张,同时还须有意识地先行深吸气,声门关闭,增加胸腔压力,膈肌下降、腹肌收缩,增加腹内压力,耻骨直肠肌放松,肛管直肠角增大,肛门直肠开放呈漏斗状,促进粪便排出体外。如环境不允许,则由腹下神经和阴部神经传出冲动,随意收缩肛管外括约肌,制止粪便排出。由于外括约肌的紧缩力比内括约肌大 30%~60%,因而能制止粪便由肛门排出,这称为拮抗排便反射。经过一段时间,直肠内粪便又返回乙状结肠或降结肠,这种结肠逆蠕动是一种保护性抑制。但若经常抑制便意,则可使直肠对粪便的压力刺激逐渐失去其敏感性,排粪感失灵,加之粪便在结肠内停留过久,水分被过多的吸收而变干硬,造成排便困难,这是引起便秘的原因之一。排便是可以随意志而延滞的,因此,应当而且必须养成定时排便的习惯。当人们早晨起床产生的起立反射和早饭后产生的胃-结肠反射,都可促进结肠集体蠕动,产生排便反射。因此,早上或早饭后定时排便更符合生理要求,这对预防肛门直肠疾病具有很大意义,除非环境不允许,否则就不应当有意识地抑制排便。当排便反射弧的某个环节被破坏,如切除齿状线上 4~5 cm 肠段、腰骶段脊髓或阴部神经受损伤、肛管直肠环断裂等,就会导致排便反射障碍,产生大便失禁。

五、免疫功能

直肠黏膜表面广泛地被覆着免疫球蛋白,直肠黏膜内有免疫活性物质,两者组成了体液免疫和细胞免疫体系。肠道分泌液中的免疫球蛋白,是直肠黏膜局部抗感染的重要物质,特别是肛管周围组织具有对抗肠内细菌的特殊免疫机构,即肛管自移行上皮至复层扁平上皮内,有散在的梭形分泌细胞(IgA)。当肛管局部有炎症反应时,IgA 分泌呈亢进状态,故肛门手术一般不会发生感染。

（任伟涛　黄晓捷　叶玲　高献明　陈啸）

参 考 文 献

丁义江,2006.丁氏肛肠病学[M].北京:人民卫生出版社:1-31.

韩宝,张燕生,2011.中国肛肠病诊疗学[M].北京:人民军医出版社:1-46.

何永恒,凌光烈,2011.中医肛肠科学[M].北京:清华大学出版社:8-10.

杨向东,2012.黄济川肛肠病学[M].成都：四川科学技术出版社：39－46.

张东铭,1989.肛肠外科解剖生理学[M].西安：陕西科学技术出版社.

张东铭,2009.大肠肛门局部解剖与手术学[M].合肥：安徽科学技术出版社：1－63.

赵刚,鞠应东,孙凤华,2010.中西医结合肛肠病诊治[M].北京：科学技术文献出版社：1－22.

第二章　脱肛病的中医诊断及辨证论治

第一节　中医古籍关于脱肛的文献记载

一、脱肛病名的历史源流

祖国医学对脱肛的认识历史悠久,脱肛之病名,首见《神农本草经》。古人见肛门有脱出之物谓"脱肛",即现代医学所指直肠脱垂。祖国医学对脱肛病的病名记载还有"脱肛痔""重叠痔""截肠""盘肠痔"等。

在长沙马王堆汉墓出土的《五十二病方》中就有"人州出不可入者……"的记载,"人州出"就是脱肛,这是世界上最早对脱肛的记载。

晋代皇甫谧的《针灸甲乙经》与《诸病源候论·脱肛候》均载有"脱肛者,肛门脱出也。"《针灸甲乙经》并云:"脱肛,下利,气街主之",《诸病源候论·脱肛候》则进一步解释了脱肛"多因久痢后……大肠虚而伤于寒,痢而用气攑,其气下冲,则肛门脱出。"

宋代《太平惠民和剂局方·治杂病》指出"大肠不收名脱肛"。

《疮疡经验全书》记载有"脱肛痔,肛门下脱也"。祁坤的《外科大成》则提出:"截肠者,脱肛症也。"《证治要诀》云:"大肠头出寸余,痛苦,直候干,自退落。去又出,名截肠病。"

二、中医古籍关于脱肛的文献记载

1.《五十二病方》

人州出不可入者……倒县(悬)其人,以寒水㳂(溅)其心腹,入矣。

2.《神农本草经》

蚯蝓味咸寒。主治贼风喝僻,轶筋及脱肛,惊痫挛缩。一名陵蠡。生池泽。

3.《针灸甲乙经》

脱肛者,肛门脱出也。

脱肛,下刺,气街主之。

4.《外科大成》

截肠者,脱肛症也。

5.《丹溪心法》

脱肛属气热、气虚、血虚、血热。

热虚者,补气,参、芪、芎、归、升麻;血虚,四物汤;血热者,凉血,四物汤加炒柏;气热者,条芩六两,升麻一两,曲糊丸,外用五倍子为末,托而上之。一次未收,至五七次,待收乃止。

又东北方壁土泡汤,先熏后洗。

肺与大肠为表里,故肺脏蕴热,则肛门闭结;肺脏虚寒,则肛门脱出。又有妇人产育用力,小儿久痢,皆致此。治之必须温肺脏,补肠胃,久则自然收矣。

香荆散治肛门脱出,大人小儿皆主之。

附子、荆芥等分,砂仁,上为末,每服三钱,水一碗,煎熟,淋洗;每服三钱,煎服亦可。

又方 五倍子为末,每用三钱,煎洗。

又方 木贼不以多少,烧灰为末。掺肛门上按入,即愈。

6.《疡科心得集》

老人气血已衰,小儿气血未旺,皆易脱肛。

7.《景岳全书》

大肠与肺为表里,肺热则大肠燥结,肺虚则大肠滑脱,此其要也。故有因久泻、久痢、脾肾气陷而脱者;有因中气虚寒,不能收摄而脱者……有因肾气本虚,关门不固而脱者。有因湿热下坠而脱者。然热者必有热证,如无热证,便是虚证。

8.《医学入门》

脱肛全是气下陷。

9.《诸病源候论》

脱肛者,肛门脱出也,多因久痢后,大肠虚冷所为。肛门为大肠之候,大肠虚而伤于寒,痢而用气躯,其气下冲,则肛门脱出,因谓脱肛也。

小儿患肛门脱出,多因痢久肠虚冷,兼用躯气,故肛门出。

10.《证治准绳》

肛门为大肠之使,大肠者传导之官,肾者作强之官。丈夫酒色过度,肾虚则泄母气,肺虚则大肠无所主,故肛脱。

11.《医方考》

盖泻久则伤气,下多则亡阳,是气血皆亏矣。故令广肠虚脱。

12.《疮疡经验全书》

脱肛痔,肛门下脱也。

脱肛,肺与大肠相为表里,故肺脏蕴热则肛闭结,肺脏虚寒则肛脱出,此至当之论。又有妇人产育过多,力尽血枯,气虚下陷,及小儿久痢,皆能使肛门突出。治之惟温补肺脏,滋荣肠胃,久则能自收矣。

血虚脱肛,以四物汤为主。气虚脱肛,以参、芪、归、术为主。血热以凉血为主,四物汤加黄柏。

虚人脱肛,夫冬至前天道严寒,其气极沉极降之际,况人身小天地,天在上,人居中,地居下,岂不相应乎? 治之不能即奏功也。阳生后日长一线,阳渐长,阴渐消矣。宜用灸法治之,无不效者。患者亦要戒气少劳为上策。择晴明和暖吉日,在不通风净暖室中坐卧,取顶上旋毛中百会穴,以酱一比擦上,艾灸三壮,随服升元大补汤,其肛渐收矣。盖百会为一身之枢纽,大能升提下陷之气,故能奏功。若冬至前不可灸,灸之何益? 次日再灸尾骶骨,又灸脐中,随年壮。

13.《活幼心书·明本论·脱肛十九》

脉诀曰:大肠共肺为传送,盖肺与大肠为表里,肛者大肠之门。肺实热则闭结不通,肺虚寒则肠头出露,有因痢久里急后重,努力肛开为外风所吹,或伏暑作泻肠滑不禁,或禀赋怯弱易于感冷亦致大肠虚脱……大肠乃手阳明燥金,而土虚不能生金,金气既虚,则传送之道亦虚,又为风冷所袭,故肛门脱而不收。

14.《保婴撮要·脱肛》

虚寒则肛门脱出。此多因吐泻,脾气虚,肺无所养,故大肠之气虚脱而下陷也,用补中益气或四君子为主。若脱出绯赤,或作痛者,血虚而有热也,用补中益气汤,佐以四物、牡丹皮。微者或作痛者,气虚而有热也,佐以四君、牡丹皮。

15.《医学纲目》

脱肛,取大肠俞、百会、长强、肩井、合谷、气冲。

16.《备急千金要方》

（1）脱肛方十三首

1）肛门主肺,肺热应肛门,热则闭塞,大行不通肿缩生疮兑通方:白蜜三升煎令燥,冷水中调可得为丸,长六七寸许,纳肛门中,到身向上头向下少时,取烊斯须即通洞泄。

2）肛门主大肠,大肠寒应肛门寒则洞泻,肛门凸出,猪肝散方:猪肝一斤熬令燥,黄连、阿胶、芎䓖①各二两,乌梅肉五两,艾叶一两。上六味,治下筛,温清酒一升,服方寸匕,半日再服,若不能酒,与清白米饮亦得。

3）治肛门滞出,壁土散方:故屋东壁土一升,碎皂荚三梃各长一尺二寸。上二味捣土为散,挹粉肛头出处,取皂荚炙暖,更递熨,取入则止。

又方　炙故麻履底按令入,频按令入永瘥。

又方　故败麻履底,鳖头各一枚,上二味烧鳖头捣为散,敷肛门滞出头,次将履底按入,即不出矣。

4）治肛出方:磁石四两,桂心②一尺,猬皮一枚。上三味,治下筛,饮服方寸匕,日一服即缩,慎举重及急带衣,断房室周年乃佳。《肘后方》云:治女人阴脱出外,用鳖头一枚,为四味。

又方　女萎一升,以器中烧,坐上熏之即入。

5）治脱肛方:蒲黄二两,以猪脂和,敷肛上,纳之二三度愈。

6）治肠随肛出转广不可入方:生栝蒌根③为粉,以猪脂为膏温涂,随手抑按,自得缩入。

7）治积冷利脱肛方:枳实一枚,石上磨令滑泽,钻安柄,蜜涂,炙令暖熨之,冷更易之,取缩入止。

又方　铁精粉纳上,按令入即愈。

8）治脱肛历年不愈方:生铁三斤,以水一斗,煮取五升,出铁,以汁洗,日再。

又方　用死鳖头一枚,烧令烟缩,治作屑,以敷肛门上进,以手按之。

（2）灸法三首

1）灸法

病寒冷脱肛出,灸脐中,随年壮。

---

① 芎䓖,即川芎。下同。

② 桂心,即肉桂。下同。

③ 栝蒌根,即天花粉。下同。

脱肛历年不愈,灸横骨百壮。

又灸龟尾七壮,龟尾即后穷骨是也。

2)灸法:小儿脱肛。

灸顶上旋毛中,三壮即入。

又方　灸尾翠骨三壮。

又方　灸脐中,随年壮。

3)疗少小积痢久下,下后余脱肛不瘥鳖头丸:疗少小积痢久下,下后余脱肛不瘥,腹中冷,肛中疼痛,不得入者方。死鳖头一枚(炙令焦),小猬皮一枚(炙焦),磁石四两,桂心三两。上四味,捣筛,蜜丸如大豆,三岁至五岁,服五丸至十丸,日三,儿渐大以意加之。

17.《外台秘要》

(1)五痔脱肛方二首:《千金》疗五痔脱肛,槐皮膏止痛痒血出方。槐白皮二两,薰草①、辛夷、甘草、白芷各半两,野葛六铢,巴豆七枚(去皮),漆子六枚,桃仁十枚(去皮),猪脂半斤。上十味切,以猪脂煎,三上三下,去滓,以绵沾膏塞孔中,日四五过,虫死瘥。止痒痛大佳。出第二十四卷中。覆坑,坐上,虫尽出。张文仲处出第六卷中。

(2)脱肛方三首:《病源》脱肛者,肛门脱出也,多因久痢后……,大肠虚而伤于寒,痢而用气䐈,其气下冲,则肛门脱出。

1)《小品》疗脱肛熏方:以女萎一升,以器中烧,坐上熏肛门即愈。出第十卷中。《删繁方》论曰:肛者,主大便道,肺,大肠合也号为通事令史,重十二两,长一尺二寸,广二寸二分,应十二时。若藏②伤热,即肛闭塞,大便不通,或肿缩入生疮,若脐伤寒,则肛寒,大便洞泻,肛门凸出良久乃入。热则通之,寒则补之,不虚不实,依经调之。

2)疗肛门,主肺热应肛门闭塞,大便不通肿缩,白蜜兑通之方:以白蜜三升煎,令成干燥,投冷水中可得丸,长六七寸许,兑肛门中,到身中向上入,头向下,停少时,兑烊,斯须即通泄。

3)《千金》疗肛出方:磁石四两研,桂心一尺,猬皮一枚炙黄。上三味筛为散,服方寸匕,一日服十服即缩,勿举重,须断房室,周年乃佳。

(3)肛门凸出方三首

1)《删繁》疗肛门,主大肠寒应肛门寒,则洞泻凸出,猪肝散方:猪肝一斤(炙令黄燥),黄连、阿胶(炙)、芎䓖各二两,乌梅肉五两(熬),艾叶一两(熬)。上六味捣筛,平旦空腹温服方寸匕,日再,若不能酒,白饭服亦得。

2)《千金》肛门凸出壁土散方:故屋东壁土一升碎研,皂荚三梃长者。上捣土为散,裹敷肛门,其头出处,取皂荚炙暖,更递熨之,取入则止。

3)又麻履底按入方:麻履底、鳖头各一枚。上二味,烧鳖头为散,敷肛门凸出头,炙履底以按熨,令入,永不出矣。

(4)卒大便脱肛方五首

1)肘后疗卒大便脱肛方:以豆酱清合酒涂之。

---

① 薰草,即佩兰。下同。

② 藏,即脏。下同。

又方 烧虎骨末,水服方寸匕,日三,即瘥。

2）范汪疗卒大便脱肛方：以绿桑枝螺取烧末,猪脂和敷之,立缩。亦可末以粉之。

3）《千金》疗卒大便脱肛方：以猪膏和蒲黄敷之,指推纳之,但以粉粉之亦佳。

又方 炙鸠尾骨上七壮。

（5）肠肛俱出方二首：《肘后》疗,若肠随肛出,转广不可入一尺来方。捣生栝蒌①,取汁温服之,以猪肉汁洗手,随抑按自得入,效。《备急》若肠随肛出方熬石灰令热,布裹熨之,随按令入,冷即易。

（6）脱肛历年愈方三首

1）《集验》疗脱肛,历年不愈：以生铁三斤,以水一斗煮取五升,以洗之,日再。

2）《千金》疗脱肛,历年不愈方：以死鳖头一枚,烧令烟尽。作屑以敷肛门上,手按之令入,兼炙横骨一百壮。

又方 以铁精粉上按令入即愈。

（7）《古今录验》疗小儿久痢脱肛方

1）鳖头（一枚,炙焦）,东壁土、五色龙骨（各五分）,卷柏（四分）。上四味捣散,以粉敷之,按内之即瘥。

又方 取铁精粉敷内之瘥。

2）姚和众治小儿因痢脱肛方：连翘（不以多少,先用水洗去土）上为细末,先用盐水洗,次用药末时时干敷脱肛上,立瘥。

3）长沙医者丁时发传治小儿脱肛不收方：卷柏（二钱）鳖（一枚,火）,白矾（一钱,火）。上件为末,先用盐水洗,次用药涂脱肛上,立瘥。

18.《永类钤方》

脱肛,肛门为肺下口,主大肠。肺脏实则热,热则肛门闭塞,脏虚则大肠寒,寒则肛门脱出,又妇人产褥用力过多,及小儿叫呼,及久利后,皆使肛门滞出。治之温肺脏补肠胃,久则自收。

《局方》钓肠丸、乳香丸,《三因》猬皮散、香荆散、水圣散子,《百一选方》槐花、槐角等分炒为末,用药炙熟食之,以酒送下,或以猪膘去皮炙服亦可。又以鱼腥草擂如泥,用朴硝②水先洗肛门,却用芭蕉叶托之,却以药于臀下,贴坐,自然入。又用五倍子末三分,水二碗,煎碗半,入白片槐,淋洗立效。

19.《世医得效方》

（1）文蛤散：治大肠寒,肛门脱出不收,用力过多；及小儿叫呼,久痢后,皆使脱肛。五倍子,上为末,水煎汁浸洗,更入白矾,蛇床子尤佳；洗后用赤石脂为末,以少许掺在芭蕉上,频用托入；或长尺余者,以两床相接,中空一尺,以瓷瓶盛药水满,架起与床平,令病者仰卧,以其所脱浸在瓶中,换药,逐日如此浸,缩尽为度。

（2）木贼散：上用木贼一味为末,掺肛上。

（3）槐花散：治脱肛,槐花、槐角。上等分,炒香黄为末。用羊血蘸药,炙熟食之,以酒送下；或以猪膘去皮,蘸药炙服。

---

① 栝蒌,即瓜蒌。下同。
② 朴硝,即芒硝。下同。

（4）钓肠丸：又治肠风下血及肛门脱出，并宜服之。乳发（洗净，烧存性）一捻，猬皮（锉碎，罐内烧存性）两个，鸡冠花（锉，微炒存性）、白矾（微枯）、绿矾（枯）、胡桃（取仁，入罐内，烧存性）各一十五两，枳壳（去穰，麸炒）、附子（去皮脐，生用）、白附子（生用）、诃子（煨，去核）、半夏、天南星各二两。上为细末，以醋煮面糊为丸，如梧桐子大。每服二十丸，空心临卧，温酒下，远年不瘥者，服十日见效，久服永除根本，小可肠风等疾一二年内者，只十服差，永不发动。

（5）猬皮散：治肛门或因洞泄，或因用力太过，脱出不收。猬皮（烧存性）一个、磁石（煅碎）、桂心各半两。上为末，每服二钱，米饮，空心调下。治女人阴脱，加鳖头一枚，烧灰研入。

（6）香荆散：治肛门脱出，大人小儿悉皆治之。香附子①（炒去毛）一两半，荆芥穗二两。上为末，每服三匙，水一大碗，煎热淋洗。

（7）灸法：病寒冷脱肛出，灸脐中随中随年壮。脱肛历年不愈，灸横骨百壮，灸脊穷骨上七壮。

20.《圣济总录》

（1）痢后脱肛：论曰：下痢脱肛者，因大肠虚弱，冷气淹滞，至圊不能便，极力于下，肛门脱出，故谓之脱肛，温其脏则愈，古方有坐汤温熨之疗，皆良法也。

（2）治肛门不收，里急后重，磁石散方：磁石（火煅醋淬）四两，桂②（去粗皮）一两，猬皮（炙令黄熟）一枚。上三味，捣罗为末，每服二钱匕，米饮调下，慎举重及急衣带，断房室，周年乃佳。

（3）治痢后脱肛，蜗牛散方：蜗牛（烧灰细研）三七枚，磁石（火煅醋淬细研）一两。上二味重合研如粉，每服二钱匕，空心米饮调下，日午再服。

（4）治痢后脱肛，莨菪散方：莨菪子③（炒黄）半两，鳖头（烧灰）二枚，铁精（研）半两。上三味捣罗为末，每服二钱匕，空心米饮调下，日晚再服，仍将药末少许涂肛上炙，故麻履底入即不出。

（5）治泻痢日久脱肛，疼痛，黑圣散方：大蜘蛛用瓠子叶两重裹以线系定盒子内烧令黑色勿太过一枚。上一味细研，入黄丹④少许，研匀，每先用白矾、葱椒煎汤洗浴，拭干，后将药渗在软帛子上，将手掌托上，肛头即不下。

（6）治冷热不和下部痛，里急后重，虚滑或结涩肠头脱出，硇砂丸方：硇砂（飞）一两，硫黄（研）、白矾（研）各一分。以上三味同研匀，用莱菔一枚，重五两者，割开留原盖子，剜作坑子，填上件末在内，将原盖用竹签定，以面剂十五两裹了，开地坑子一枚，方一尺，铺马粪厚三寸，安面球在上，更以马粪盖之，上发火烧，候面黑即止。

去面将莱菔药烂捣如膏，更入后药，肉豆蔻去壳、葫芦巴各半两，诃黎勒皮、附子炮裂去皮脐、补骨脂炒各一两，怀香子⑤一分炒。上六味，捣罗为末，同前药膏同捣，滴少好酒捣令匀，丸如梧桐子大，每服十五丸至二十丸，空心食前温米饮下。

---

① 香附子，即香附。下同。
② 桂，即肉桂。下同。
③ 莨菪子，即天仙子。下同。
④ 黄丹，即铅丹。下同。
⑤ 怀香子，即小茴香。下同。

（7）治洞泄肛门脱出，猪肝散方：猪肝（切，慢火熬）一片，干黄连（去须）、阿胶（炒令燥）、芎劳各一两，乌梅（取肉，熬）二两半，艾叶（醋炒）半两。上六味捣罗为散，每服二钱匕，温酒调下，白米饮亦可，食前日再服。

（8）治肛门脱出，壁土散方：故屋东壁上土五合，皂荚（各长一尺者）三梃。上二味捣罗土为细末，敷肛头，取皂荚炙暖，更互熨入，则止，治脱肛。

（9）治积冷下不收，蒲黄传方：上用蒲黄一味以猪脂和敷肛上，手按抑令入日二三愈，治积冷下。

（10）痢脱肛枳实熨方：上用枳实一枚石上磨，令滑泽，钻安柄子，蜜涂炙，令暖熨之，冷更易之，肛缩入即止。

21.《千金翼方》

灸尾翠骨七壮，立愈。主脱肛，神良。又，灸脐中，随年壮。

22.《三因极一病证方论》

肛门为肺下口，主大肠，肺脏实则热，热则肛门闭塞，腑虚则大肠寒，寒则肛门脱出。又妇人产褥用力过多，及小儿叫呼，及久利后，皆使肛门滞出。

（1）猬皮散治肛门或因洞泄，或因用力脱出不收：猬皮（烧存性用）一个，磁石半两（煅碎），桂心半两。上为末。饮方寸匕。忌举重及房室。《肘后》治女人阴脱，加鳖头一枚，烧灰研入。

（2）香荆散治肛门脱出，大人小儿悉主之：香附子、荆芥穗各等分。上为末。每用三匙，水一大碗，煎十数沸，淋。又方用五倍子为末。每三钱，水二碗，煎减半，入白矾一块，安小桶子内洗之立效。

（3）铁粉散，治脱肛历年不愈：铁粉研细，每用少许掺之，按令入即愈。又方用木贼不以多少，烧存性。上为细末掺肛门上按之。

（4）水圣子散治小儿脱肛不收：用浮萍草，不以多少。上杵为细末，有患用药干贴。又方用磨刀水洗亦效。

23.《丹溪手镜》

（1）皂角散，治痔漏脱肛：黄牛角腮（不切）、蛇蜕一条，穿山甲七片，皂角一枚。上并切，瓷瓶泥固候干，先以小火烧烟出，方以大火煅红，出冷，研细。胡桃酒下，临睡分，出虫，五更却，以酒下二钱。洗五倍子、朴硝、桑寄生、莲房，先熏后洗。又天仙子、荆芥、蔓荆子、小椒，煎洗。木鳖子、五倍子末，敷肿处。又麝香、脑子、朱砂研入生田螺内，待成水抹头不拍遍以干收为度。又好腊茶细末，入脑子同研，津调纸花粘贴除根，后方贴之：白矾（枯）二钱、（生）二钱，乳香三钱，真香俱同研为膏纸花贴，如便秘，当归枳壳汤下三黄丸。

（2）脱肛洗方：理省藤、桑白皮、白矾煎汤洗。

24.《古今医统》

脱肛：灸长强穴三壮，愈；脐中，随年壮。百会一穴在顶中，灸三壮，治小儿脱肛。

25.《幼幼新书》

（1）卒脱肛方：上烧蜘蛛为灰，敷肛上。

（2）《玉诀》小儿泻血、脱肛候歌：脱肛泻血本因伤，冷热攻脾损大肠。消渴口疮添上热，气虚浮肿面青黄。此患先调胃气，后下虚积，次和脏腑即安。

（3）《石壁经》三十六种内翻花脱肛候歌：本为医人下药凉,致令冷气入回肠。鼻头（一云鼻根）只见多青脉,唇白相兼更齿旁（一云根黄）。初患百朝常此候,若经年月脸生光。眉红好哭唇干燥,形候分明要审详。只当温大肠、止渴、调气则愈,慎不可食冷药也。

26.《儒门事亲》

（1）脱肛,大肠热甚也：用酸浆水煎三五沸,稍热漤洗三五度,次以苦坚剂坚之则愈。

（2）肠风下血第十一

1）治脱肛痔瘘：胡荽子一升,乳香少许,粟糠半升或一升,上先泥成炉子,止留一小眼,可抵肛门大小,不令透烟火,熏之。

2）治脱肛：曼陀罗花子（连壳）一对,橡碗①十六个。上捣碎,水煎三五沸,入朴硝热洗,其肛自上。

（3）《活法机要》

1）地榆芍药汤治泻痢脓血乃至脱肛：苍术八两,地榆二两,卷柏三两,芍药三两。上叹咀,每服一两,水煎,病退止。

2）名医类案卷八：东垣治一女子脱肛,用糯米一勺,浓煎饮,去米候温,洗肛温柔。却先以砖一片火烧通红,用醋沃之,以青布铺砖上,坐肛于青布上,如热则加布令厚,其肛自吸入而愈。

一人大肠头出寸余,候干自退落,又出,名截肠病。用芝麻油,器盛坐之,饮大麻子汁数升愈。

27.《诸病源候论》

小儿脱肛候：脱肛者,肛门脱出也。肛门,大肠之候,小儿患肛门脱出,多因痢久肠虚冷,兼因气虚,故肛门脱出,谓之脱肛也。

28.《太平圣惠方》

夫小儿痢脱肛者,皆因久痢,大肠虚冷所谓也。肛门为大肠之候,大肠伤于寒,痢而用力,其气下冲,则肛门脱,因谓之脱肛也。

灸法：小儿脱肛泻血,每厕脏腑摄痛不可忍者,灸百食一穴三壮,在头中心陷者是也。炷如小麦大。

岐伯灸法：疗小儿脱肛泻血,秋深不较,灸龟尾一壮,炷如小麦大,脊端穷骨也。

29.《婴童宝鉴》

小儿肠脱为泻痢久不瘥,冷极肚肠滑。

30.《颅囟经》

治孩子脱肛方：上用苦葫芦一个,并子细捣,时时水调服之。切忌动风之物。如泻血用栝蒌一个,慢火烧令熟,细研为末,熟水下一钱。

又方　大黄（二两）,木贼草（一分,炙）,白矾（半两,烧灰）。上为细末,空心,米饮下半钱。

31.《万全方》

灸法：治小儿脱肛泻血,灸第十二椎下节间,名接脊穴,灸一壮,炷如小麦大。

---

① 橡碗,即橡实。下同。

32.《医宗说约小儿科节抄·脱肛》

小儿脱肛有二症,泻痢之气虚应补。补中益气去当归,外用熏洗能接命。若还便秘努力来,清火润燥方相称。

33.《普济方·婴孩篇》

夫肛门者大肠之侯。若小儿大肠虚冷,久痢不已,躯气于下,里急后重,或致用力,则其气下坠,故令肛门脱出。

34.《古今图书集成》

(1) 木香厚朴汤:治痔瘘脱肛,肠胃间冷,腹胁虚胀,不思饮食。木香、桂心、桃仁、陈皮(留白)、肉豆蔻、赤石脂各半两,皂角子(去皮子,酢炙黄)三两,大附子(炮)三分。上为末,每服二钱,温粥饮调下,食前。

(2) 针粉散:治脱肛历年不愈。针粉一味。上研细末,每用少许掺之,按入即愈。

(3) 连归丸:治痔漏及脱肛便血。全当归、酒黄连各四两,防风、枳壳各二两。上为末,用前浸黄连酒打糊丸梧桐子大,每六七十丸,米饮下。忌羊鱼鸡鹅煎炒热物。

(4) 升阳除湿汤:治脱肛自下而上者,引而竭之。柴胡、升麻、防风、猪苓、泽泻、苍术、陈皮、神曲、麦芽(炒)、甘草各等分。上锉,水煎空心温服。胃寒肠鸣加益智、半夏。

(5) 提气散:治气虚下陷脱肛。黄芪、人参、白术、当归、白芍、干姜(炮)、柴胡、升麻、羌活、甘草(炙)各等分。上水煎。

(6) 举肛丸:治无火证泻久,脾虚脱肛。半夏、天南星、枯白矾各五钱,鸡冠花、炒白附子各五两,胡桃仁十五个(烧存性),枳壳、诃子肉、煨黑附子各一两,刺猬皮二枚,炙栝蒌一枚(烧存性)。上共为末,酢糊丸,空心温酒下三十丸。

(7) 敷药:治内痔并因痔肿脱肛。猪胰半斤,将大雄鸡一只,笼饿一日,拣净地以胰子喂之,取粪晒干四两。之上为末,绿胆矾半两,晋矾、朴硝各一两,千叶雌黄、雄黄各六钱。上各为末,以宽砂锅盛之,先下鸡屎一两,次下晋矾一两,次雌黄,次朴硝,次雄黄,再加晋矾、鸡屎,以新瓦盖锅之上,簇火,以青烟去尽为度。冷定取出,加乳香、没药各半两为极细末。或用脱肛散,脱出肛门,或候自脱,将药少许,吐津调和,以新笔蘸敷疮上,患者侧卧缩一脚,恁疮流去黄水,日上五次,夜上二次,逐次水洗拭干,方可上药。至三日后,疮已焦黑,频用防风、荆芥、连翘、苦参、五倍子煎汤洗之。黑肉既落,上前生肌散,疮去,平复,肠收,神效。此方不用砒硇[①],不作便闭,常用以治内痔之圣药也。

(8) 脱肛散:复剂磁石、军姜[②]各一钱,枯矾五分。上为极细末,以葱涎调,以绵絮蘸塞肛内,其疮自翻出。疮既愈后,内须服补中益气之剂,六味丸、八味丸。

(9) 四君子汤:治脾胃气虚脱肛者。人参、白术、茯苓各二钱,炙甘草一钱。上加姜、枣水煎服。或加粳米百粒。

(10) 异功散:治前证人参、白术(炒)、茯苓、炙甘草、陈皮各一钱。上加姜、枣水煎服。

(11) 加味四物汤:治血热阴虚脱肛者。五味子九粒,熟地黄三钱,麦门冬、当归、黄柏、苍术各一钱,白芍药、川芎各七分,人参、黄连各五分,杜仲七分半,知母三分。上水

---

① 砒硇,即砒石和硇砂。下同。
② 军姜,即干姜。下同。

二盅,煎一盅,空心温服,酒糊丸服亦可。足软加牛膝三分。

（12）补中益气汤:治劳倦伤脾,中气不足,清阳不升,而致脱肛者。人参、黄芪(炒)、白术(炒)、甘草(炙)各一钱半,升麻、柴胡各三分,当归一钱,陈皮五分。上加姜、枣,水煎,空心午前服。

（13）大补元煎:治阴中阳虚,以致脱肛者。人参少则用一二钱,多则一二两;山药(炒)二钱;熟地黄少则用二三钱,多则二三两;杜仲二钱,枸杞、当归各二三钱,若泄泻者去之,炙甘草一二钱,山茱萸一钱,吞酸畏酸者去之,水二盅煎七分,食远温服。如元阳不足多寒者,于本方加附子、肉桂、炮姜之类,随宜用之。如气分偏虚者,加黄芪、白术,胃口多滞者不必用。如血滞者,加川芎去山茱萸。如滑泄者,加五味、破故子①之属。

（14）补阴益气煎:此补中益气汤之变方也,治脾虚下陷而脱肛者。人参一二三钱,当归、山药(酒)各二三钱,熟地黄三五钱或一二两,陈皮、炙甘草各一钱,升麻三五分,火浮于上者去之柴胡一二钱,无外邪者去之水二盅,加生姜三五七片,煎八分,食远温服。

（15）举元煎:甘草(炙)一二钱,升麻五七分,白术(炒)一二钱,人参、黄芪(炙)各三五钱。水一盅半,煎七八分,温服。如兼阳气虚寒者,桂、附、干姜随宜佐用。如兼滑脱者,加乌梅二个或文蛤七八分。

（16）抽薪饮:治湿热下坠,疼痛脱肛。黄芩、石斛、木通、栀子(炒)、黄柏各一二钱,枳壳、泽泻各一钱半,细甘草三分。水一盅半,煎七分,食远温服。内热甚者,冷服更佳。热在血分大小肠者,加槐蕊②、黄连以清之。热在下焦,小水痛涩者,加草龙胆、车前以利之。热在阴分,津液不足者,加麦门冬、生地黄、芍药之类以滋之。热在肠胃实结者,加大黄、芒硝以通之。

（17）大分清饮:茯苓、泽泻、木通各二钱,猪苓、枳壳、栀子或倍之、车前子各一钱,水一盅半,煎八分,食远温服。如内热甚者,加黄芩、黄柏、草龙胆之属。如大便坚硬胀满者,加大黄二三钱。

（18）约营煎:生地黄、芍药、甘草、续断、地榆、黄芩、槐花、荆芥穗(炒焦)、乌梅二个,水一盅半,煎七分,食前服。如下焦火盛者,可加栀子、黄连、草龙胆之属。如气虚者,可加人参、白术。如气陷者,加升麻、防风。

（19）温胃饮:治中寒呕吐,吞酸泄泻,不思饮食,脱肛者。人参、白术(炒)各一二钱或一两,扁豆(炒)二钱、陈皮、炙甘草各一钱,干姜(炒焦)一二三钱,当归一二钱,滑泄者去之。水二盅煎七分,食远温服。如脾气陷而身热者,加升麻五七分。

（20）五君子煎:人参二钱,白术、茯苓各二钱,炙甘草一钱,干姜(炒焦)一二钱,水一盅半,煎服。

（21）胃关煎:熟地黄三五钱或一两,山药(炒)、扁豆(炒)各二钱,炙甘草一二钱,吴茱萸(制)五七分,焦干姜、白术(炒)各一二三钱,水二盅,煎七分,食远温服。泻甚者,加肉豆蔻一二钱,面里煨,或补骨脂亦可。气虚势甚者,加人参随宜用。阳虚下脱不固者,加制附子一二三钱。滑脱不禁者,加乌梅二个,或北五味二十粒。

---

① 破故子,即补骨脂。下同。
② 槐蕊,即槐花。下同。

（22）凉血清肠汤（《证治准绳》）：治下血脱肛。生地黄、当归、芍药各一钱二分，防风、升麻、荆芥各一钱，黄芩（炒）、黄连、香附（炒）、川芎、甘草各五分。上水煎服。

（23）参术实脾汤：治气虚脱肛。白术（土炒）、人参各二钱，肉果①（裹煨）一钱半，白茯苓、白芍（炒）、陈皮各一钱，附子（炮）八分，甘草（炙）七分。上用水二盅，生姜三片，枣二枚，煎一盅，服。下陷加升麻。

（24）参术芎归汤：治泻利产育，气虚脱肛，脉濡而弦者。人参、白术、川芎、当归、升麻、茯苓、山药、黄芪（酒炒）、白芍（炒）各一钱，炙甘草五分。上加生姜，水煎服。

（25）柯子人参汤：柯子（煨，去核）、人参、白茯苓、白术、炙甘草、莲肉、升麻、柴胡各等分。上加生姜，水煎服。

（26）缩砂散：治大肠虚而挟热，脱肛红肿。缩砂仁②、黄连、木贼各等分。上为细末，每服二钱，空心米饮调下。

（27）槐花散：治下血脱肛。槐花、槐角炒香黄各等分。上为末，用羊血调药，炙热食之，以酒送下。《百一选方》曰：以猪腰子去皮煎炙亦可。《古今医鉴》以羊血调二末，成块晒干，勿使血熟，每黄酒送二钱。名二槐丹。

（28）薄荷散：治阳证脱肛。薄荷、骨碎补、金樱根、甘草。上水煎，入酒一匙，空心服。

（29）猬皮散：治肛门脱出不收。刺猬皮（烧存性）一张，磁石（火煅醋淬七次）半两，桂三钱，鳖头一枚（火炙焦黄）。上为细末，每服三钱，食前米饮调下。

（30）香荆散：香附、荆芥穗各半两，缩砂二钱半。上各为细末，每服三钱，食前白汤下。

（31）收肠养血和气丸：治脱肛日久，肠虚，大肠不时脱。白术、当归、白芍（炒）、川芎、槐角（炒）、山药、建莲肉③各一两，人参七钱，龙骨（煅）、文蛤④（炒）、赤石脂各三钱。上为末，米糊丸如梧桐子大，每服七十丸，米饮下。

（32）龙骨散：治大肠虚，肛门脱出。龙骨、诃子各二钱半，没石子⑤二枚，罂粟壳、赤石脂各二钱。上为末，每服一钱，米饮调下。

（33）沥肠散：治久利，大肠脱。诃子、赤石脂、龙骨各等分。上为末，腊茶少许，和药掺肠头上，绢帛揉入，又以鳖头骨煅，少入枯矾为末，入药同上。

（34）蟠龙散：治阳证脱肛。地龙一两，风化硝⑥二两。上为末，每用一二钱，肛门湿则干涂，燥则清油调涂，先以见毒消、荆芥、生葱煮水，候温洗，轻轻拭干，然后敷药。

（35）伏龙肝散：治阴证脱肛。伏龙肝一两，鳖头骨五钱，百药煎⑦二钱半。上为末，每用一二钱，浓煎紫苏汤，候温洗，和清油调涂，并如前法。

（36）磁石散：治脱肛。磁石半两，火煅淬七次。上为末，每服一钱，空心米饮调下。

（37）寸金锭子（《东垣十书》）：治前证牡蛎粉、红藤根、干漆各五钱，藤黄、雄黄、雌

---

① 肉果，即肉豆蔻。下同。
② 缩砂仁，即砂仁。下同。
③ 建莲肉，即莲子。下同。
④ 文蛤，即蛤壳。下同。
⑤ 没石子，即没食子。下同。
⑥ 风化硝，即玄明粉。下同。
⑦ 百药煎，即为五倍子同茶叶等发酵制成的块状物。下同。

黄、硫黄、轻粉、粉霜①、麝香、砒霜、枯黄丹各一钱。上为末，陈米饭合捣丸如枣核大，每一丸，纳肛门深二寸，用新砖球子二个，炭火烧赤，淬酢中，绵裹一个于肛门，熨之，冷即换之，下恶物，除根。

（38）参芪汤（《万病回春》）：一名提肛散　治肛门虚寒脱出。人参、黄芪（蜜炒）、当归、白术、生地黄、白芍药（酒炒）、白茯苓各一钱，升麻、桔梗、陈皮、干姜（炒）各五分，甘草（炙）三分。上锉，作一贴，水煎服。

（39）熏鳖法（《古今医鉴》）：治痔漏脱肛。鳖一个放罐内，麝香一二分。上将滚水倾入罐内，泡鳖坐其上熏之，良久，将洗痔后，将肉做羹食之，将鳖头作末搽肛上。

（40）独虎散（《直指方》）：治脱肛。五倍子半两。上水三碗，煎至半碗，入焰硝、荆芥各一钱，趁热熏洗，用五倍子末搽之。

（41）文蛤散（《得效方》）：治脱肛不收。五倍子末、白矾、蛇床子各等分。上煎汤熏洗，后以赤石脂末涂芭蕉叶上托入。或长尺余者，以两床相接，中空，以器盛药水满，架起与床平，令病者仰卧浸器中，逐日如此，缩尽为度。

（42）浮萍散：治脱肛。秋暮，取霜露浸过浮萍，不拘多少，以净瓦摊开阴干。其瓦一日一易，不可见日，务要阴干用纸包起。上研为细末，先以井水洗净肛门，后以药末搽上，其肛徐徐即入。

（43）孩儿散（《医学入门》）：治肛脱热肿。熊胆五分，孩儿茶②二分，片脑③一分。上为末，人乳调，敷肛上，热汁自出而肛收。

（44）茯苓面：治脱肛。白茯苓、麻子（去皮）。上为末和匀，九蒸九晒，入蜜少许，常食之，能断酒肉盐酱，可治久痔。

（45）痔药膏子（《医学纲目》）：治外痔及翻花痔，脱肛肿痛，脓水不止。柴灰淋浓汁两碗，熬至一碗，入草乌片、大黄片各二钱，慢火熬至半碗，入甘草一钱，滚数沸，入净石灰细末半匙，略滚三五次，用绢两重滤过，再熬成膏，候冷入胆矾五分，研极细，瓦器盛贮，临用入龙脑末少许和匀，以银篦蘸药涂敷，日一次，重者涂三五次，先以药水洗干，乃涂之，神效。

（46）秦艽苍术汤（《东垣十书》）：秦艽、桃仁（去皮尖，另研）、防风、苍术（制）、皂角仁（烧存性为末）各一钱半，当归梢（酒洗）、泽泻各一钱，大黄少许，虽大便过涩，亦不宜多用，黄柏（酒洗）各五分，若大肠头沉重者，湿胜也，更加之。如天气大热，或病患燥热喜冷，以意加之。上除桃仁、皂角仁二味外，余药㕮咀如麻豆大，都作一服，水三盏，煎一盏二分，去滓入桃仁等二味，再上火，煎至一盏，空心候宿食消尽，热服之，待少时，以美膳压之，不犯胃也。服药日，忌生冷硬物冷菜之类及酒湿面大料物干姜之类，犯之其药无效，如有白脓加白葵花五朵去蒂，青皮半钱去白，入正药中同煎；又用木香三分为细末，同桃仁等二味，再上火同煎依上法服饵。古人治此疾，多以岁月除之，此药一服立愈。病大者，再服而愈。

（47）红花桃仁汤：黄柏、生地黄各一钱半，猪苓、泽泻、苍术、当归梢、汉防己、防风

---

① 粉霜，即为用升华法炼制成的氯化高汞。下同。
② 孩儿茶，即儿茶。下同。
③ 片脑，即冰片。下同。

各一钱,麻黄、红花、桃仁各半钱。上水三盏,煎一盏,稍热,食前服。

(48)当归郁李仁汤:郁李仁、皂角仁各一钱,枳实七分,秦艽、麻仁各一钱半,当归尾、生地黄、苍术各五分,大黄(煨)、泽泻各三分。上除皂角仁,别为末外,余药用水三盏煎一盏,去渣,入皂角仁末,空心食前服。

(49)秦艽羌活汤:秦艽、黄芪各一钱,防风七分,藁本三分,升麻、炙甘草、麻黄、柴胡各五分,细辛、红花各少许,羌活一钱二分。水二盏,煎至一盏,空心服。

(50)熏熨方:治气痔脱肛。枳壳(麸炒)、防风各一两,白矾二钱五分,另研。上咬咀,拌匀,水三碗,煎至二碗,乘热熏之,仍以软帛蘸汤熨之,通手即淋洗。

(51)钓肠丸(《得效方》):治诸痔及久瘘,脱肛,下脓血。黄连、刺猬皮各一个,胡桃肉七个(俱烧存性),鸡冠花二两半,白附子、南星、半夏各三两,枳壳、诃子皮各一两,绿矾(煅)、白矾(煅)、附子(生)各五钱。上为末,酢糊和丸梧桐子大,空心温酒下三五十丸。

(52)熊冰膏(《医学入门》):治五十年久痔,及痔漏脱肛止痛,决胜他药。熊胆二分半,片脑半分,研匀。上以白雄鸡胆三个取汁调匀,以鸡羽蘸涂痔上,先以药水洗净,乃上药,神效。

第二节 病因病机

一、中医古籍关于脱肛病因病机的文献记载

(一)《丹溪心法·脱肛》

脱肛属气热、气虚、血虚、血热。肺与大肠相表里,故肺脏蕴热,则肛门闭结,肺脏虚冷,则肛门脱出。又有妇人产育用力,小儿久痢,皆致此。

(二)《外科枢要·论脱肛》

脱肛属大肠气血虚而兼湿热。有久痢气血俱虚而脱者,有因肾虚而脱者,有中气虚而脱者。

(三)《疮疡经验全书·痔漏图说》

脱肛痔,肛门下脱也。脱肛,肺与大肠相为表里,故肺脏蕴热则肛闭结,肺脏虚寒则肛脱出,此至当之论。又有妇人产育过多,力尽血枯,气虚下陷,及小儿久痢,皆能使肛门突出。

(四)《疡科心得集·辨脱肛痔漏论》

夫脱肛之证,有因久痢久泻,脾肾气陷而脱者;有因中气虚寒,不能收摄而脱者;有因湿酒伤脾,色欲伤肾而脱者;有因肾气本虚,关门不固而脱者;有因湿热下坠而脱者。

老人气血已衰,小儿气血未旺,皆易脱肛。

(五)《永类钤方·脱肛》

肛门为肺下口,主大肠。肺脏实则热,热则肛门闭塞,腑虚大肠寒,寒则肛门脱出,又妇人产褥用力过多,及小儿呼叫,及久利后,皆使肛门滞出,温肺脏补肠胃,久则自收。脱肛属大肠气血虚而兼湿热。有久痢气血俱虚而脱者,有因肾虚而脱者,有中气虚而脱者……肺与大肠为表里,肛者大肠之门,肺实热则秘结,肺虚寒则脱出,肾主大便,故肾虚者多患此症。

（六）《医学入门》

脱肛全是气下陷。

（七）《医方考》

盖泻久则伤气，下多则亡阳，是气血皆亏矣。故令广肠虚脱。

（八）《备急千金要方》

妇人产育过多，力尽雪枯，气虚下陷，及小儿久痢，皆能使肛门突出。

（九）《外科证治全书》

脱肛属气虚，有虚寒而脱者，有热极而脱者，寒则洞泄不涩，热则涩。

（十）《张氏医通·脱肛》

《难经》云，出者为虚。肛门之脱，非虚而何。况大肠与肺为表里。肺脏蕴热则闭，虚则脱。产育及久痢用力过多，小儿气血未壮。老人气血已衰……是气虚不能约束禁锢也……泻痢后大肠气虚。肛门脱出，不肿不痛，属气血虚……大肠热甚而脱……肠风下血而脱。老人虚人，用力过度而脱者……肠胃燥涩，大便秘结，努挣太过，因而脱肛者。

（十一）《景岳全书》

大肠与肺为表里，肺热则大肠燥结，肺虚则大肠滑脱，此其要也。故有因久泻、久痢，脾肾气陷而脱者。有因中气虚寒，不能收摄而脱者。有因劳役吐泻，伤肝脾而脱者。有因酒湿伤脾，色欲伤肾而脱者。有因肾气本虚，关门不固而脱者。有因过用寒凉，降多亡阳而脱者。有因湿热下坠而脱者。然热者必有热证，如无热证，便是虚证。且气虚即阳虚，非用温补多不能效。凡小儿元气不实者，常有此证。故陈自明曰：大肠虚寒，其气下陷，则肛门翻出；或因产努力，其肛亦然，是诚确见之论。

（十二）《诸病源候论》

脱肛者，肛门脱出也，多因久痢后，大肠虚冷所为。肛门为大肠之候，大肠虚而伤于寒，痢而用气衄，其气下冲，则肛门脱出，因谓脱肛也。

（十三）《证治准绳》

肛门为大肠之使，大肠者传导之官，肾者作强之官。丈夫酒色过度，肾虚则泄母气，肺虚则大肠无所主，故肛脱。

（十四）《活幼心书·明本论·脱肛十九》

脉诀曰：大肠共肺为传送，盖肺与大肠为表里，肛者大肠之门。肺实热则闭结不通，肺虚寒则肠头出露，有因痢久里急后重，努力肛开为外风所吹，或伏暑作泻肠滑不禁，或禀赋怯弱易于感冷亦致大肠虚脱……大肠乃手阳明燥金，而土虚不能生金，金气既虚，则传送之道亦虚，又为风冷所袭，故肛门脱而不收。

（十五）《保婴撮要·脱肛》

虚寒则肛门脱出。此多因吐泻，脾气虚，肺无所养，故大肠之气虚脱而下陷者。

二、脱肛的病因

中医学认为本病的发生与肺、脾、肾功能失调有直接的关系，各种原因导致的肺、脾、肾虚损均可引发本病。胃肠燥热，湿热下迫亦可引发本病。

（一）小儿气血未旺

小儿多由于先天禀赋不足，形体未充，气血未旺，气虚不能固摄而致大肠脱出。《疡科心得集》云:"小儿气血未旺,皆易脱肛。"《备急千金要方》曰:"小儿久痢,皆能使肛门突出。"

(二) 年老体弱气血渐衰

年老体弱患者气血逐渐衰退,肺、脾、肾虚弱。肺虚则肠下,脾虚则气陷,肾气不足,固摄无力,皆可使大肠外脱,出而不入。《景岳全书》论述最详:"大肠与肺为表里,肺热则大肠燥结,肺虚则大肠滑脱,此其要也。故有因久泻、久痢、脾肾气陷而脱者;有因中气虚寒,不能收摄而脱者……有因肾气本虚,关闭不固而脱者。"

(三) 妇女产育过多

妇女妊娠分娩过度用力耗气致气虚不能固摄而致大肠脱出。《疮疡经验全书》说:"……又有妇人产育过多,力尽血枯,气虚下陷……皆能使肛门突出。"《丹溪心法》云"又有妇人产育用力……皆致此。"

(四) 便秘、泄泻、湿热下注

大凡胃肠燥热,津枯便结及湿热之邪下注日久者,皆可耗伤气血,虚不收摄,而致大肠脱出。《景岳全书》谓:"大肠与肺为表里,肺热则大肠燥结……有因湿热下坠而脱者。"《外科证治全书》载:"有热极而脱者。"《永类钤方》曰:"脱肛属大肠气血虚而兼湿热……肺与大肠为表里,肛者大肠之门,肺实热则秘结。"《张氏医通》说:"肠胃燥涩,大便秘结,努挣太过,因而脱肛者。"

三、脱肛的病机

脱肛病位在大肠,属下焦,脱肛主要病机为虚和湿热,脱肛系大肠固摄失司所致,大肠之固摄有赖于脾气升提,肺气宣发肃降,脾胃升清降浊,肾气固摄。《医学入门》说:"脱肛全是气下陷。"《医方考》则说:"盖泻久则伤气,下多则亡阳,是气血皆亏矣。故令广肠虚脱。"明确指出脱出的广肠(直肠)是由全身气血亏损引起。"虚"是致病的主要原因,病变脏腑主要责之于肺、脾、肾三脏。肺与大肠相表里,肺虚则肠下;脾胃虚则气虚下陷;肾气不足,元气不实则固摄无力,皆可使大肠外脱,出而不入。小儿多因先天不足,形体未充,发育不全,随便秘、腹泻而发。也有因脏腑本虚、复感外邪,或饮食不节,内盛湿热,下注大肠而发者。老人脏气不实,妇女产育过多,久痢、久泻、酒食伤脾等,致脾虚气陷,肾气不足,固摄无力,大肠外脱。另外,凡胃肠燥热,湿热下迫皆可伤气耗血,久而迫使大肠脱出。

根据辨证分型脱肛分为下列四种。

1. 气虚下陷

肺脾气虚,肺气虚则大肠失守而脱,脾气虚则升举无力,大肠失托而下陷。

2. 肾气不固

先天禀赋不足,肾气不足;年老体弱,肺脾肾亏虚,以致脾气虚,提升无力,肾气不充而关门不固,导致直肠滑脱不收,肛门下坠。

3. 气血两虚

气血亏虚,大肠久失温煦滋养而脱出。

4. 湿热下注

饮食不节,湿热内蕴,下注大肠,迫使直肠脱出嵌顿不能还纳。

第三节　诊断与鉴别诊断

一、脱肛的诊断

脱肛的诊断要点为有长期便秘或腹泻的病史。主要症状为直肠黏膜脱出、排便异常、出血、潮湿、瘙痒、坠胀、疼痛甚至嵌顿等。

（一）临床表现

1. 病史

有长期便秘或腹泻的病史，特别是老人或中年经产妇。

2. 主要症状

（1）脱出：直肠黏膜脱出肛门外是本病主要症状。《诸病源候论》《备急千金要方》等古典医籍中都对此做了描述，如肛门脱出，肛门凸出，良久乃入等。脱出的早期为便后有黏膜自肛门脱出，便后自行回缩，以后渐渐不能自行回复，需用手上托方能复位。严重者咳嗽或打喷嚏、排矢气、工作劳累、走路、久站久坐时都能脱出肛门外。

（2）排便异常：排便异常为大多数脱肛患者所具备的症状。《中藏经》云："虚寒则滑泄不定，湿热则胀满而大便不通。"因此，便秘、腹泻、大便失禁、里急后重等症状多见，其中便秘最多，占 50%～70%。

（3）出血：一般无出血症状，当大便擦伤黏膜时有滴血或粪便带血，或手纸擦拭时有少量出血，色鲜红。

（4）瘙痒、潮湿：由于气虚，肛门收缩无力致肛内分泌物溢出，或反复脱出，致使直肠黏膜充血、水肿糜烂，渗液刺激肛周皮肤出现瘙痒。

（5）坠胀、疼痛：由于黏膜下垂，反复脱出，出现坠胀、疼痛感，严重者可有腹部或下腹部钝痛，其痛多向下肢放射，引起尿频。

（6）嵌顿：直肠黏膜脱出，未能及时复位，继而发生黏膜充血水肿，导致脱出部分嵌顿。随着嵌顿时间的延长，黏膜颜色渐红，甚至出现黏膜糜烂坏死或脱垂肠管绞窄坏死。《证治要诀》描述了脱出后发生坏死、溃烂的"截肠病"。其中云："大肠头出寸余，痛苦，直候干，自退落。落去又出，名截肠病，若肠尽不治，但出截寸余，可治。"

（二）体征

1. 黏膜或肠管脱出

直肠黏膜脱出，脱出为淡红色，有放射状纵沟，触之柔软，有弹性，易出血；直肠全层脱出，脱出物呈圆锥状、淡红色，可见环状有层次感的黏膜皱襞，触之较厚，无弹性，肛门松弛；部分乙状结肠套入直肠，与肛管、直肠一起脱出的严重直肠脱垂，脱出物呈圆锥状，触之很厚，肛门极度松弛，甚至失禁。

2. 肛管外翻

部分乙状结肠套入直肠与肛管，肛管、直肠一起脱出的严重直肠脱垂或者发病的时间较长的直肠黏膜全层脱出，可有肛管外翻。

二、脱肛的鉴别诊断

（一）内痔脱出

内痔脱出为内痔发展中、晚期的主要症状。中期痔块随排便脱出，便后可自行还纳，晚期在活动、劳累、咳嗽后也可脱出，但需用手还纳。内痔脱出物为充血痔块，痔核分颗脱出，颜色呈暗红或青紫色，容易出血。而脱肛，脱出物是直肠，有明显的放射状纵向沟纹和直肠环圈，色鲜红或淡红，不易出血，直肠指检时可有括约肌松弛。

（二）息肉痔

直肠息肉脱出为杨梅状脱出物，色鲜红或淡红，易出血，脱出物有的带蒂。

（三）锁肛痔

肛管直肠癌的晚期，也可出现肿块隆突脱出肛门外，但有明显的恶臭，形如菜花，坚硬不平，有大量脓血性分泌物、剧痛等癌肿特征。

（四）直肠黏膜外翻

有肛门手术病史，肛门外观有术后瘢痕、缺损，分泌物多，脱出的黏膜为片状或环状，用手推之不能还纳入肛内。

第四节　辨　证　论　治

一、中医古籍关于脱肛病治则的文献记载

（一）《黄帝内经》

虚则补之。

下者举之。

（二）《丹溪心法》

脱肛属气热、气虚、血虚、血热。气虚者，补气，参、芪、芎、归、升麻。血虚，四物汤；血热者，凉血，四物汤加炒柏；气热者，条芩六两，升麻一两，曲糊丸，外用五倍子为末，托而上之。

治之必须温肺脏，补肠胃。

（三）《景岳全书》

有因久泻久痢、脾肾气竭而脱者；有因中气虚寒，不能收摄而脱者；有因劳役吐泻，伤肝脾而脱者；有因酒湿伤脾，色欲伤肾而脱者。中气微虚而脱者，宜四君子汤或五味异功散；中寒吐泻而脱者，五君子煎或温胃饮；泻痢不止而滑脱者，胃关煎或加乌梅、北五味、文蛤、木香之属以佐之；脾虚下陷而脱者，补中益气汤或举元煎。

（四）《外科枢要》

脱肛属大肠气血虚而兼湿热。有久痢气血俱虚而脱者；有因肺虚而脱者；有因中气虚而脱者；有因肾虚而脱者。湿热者升阳除湿汤；血热者四物汤加黄芩、槐花；血虚者，四物汤加白术、茯苓；兼痔而痛者，四物汤加槐花、黄连、升麻；久痢者补中益气汤加酒炒芍药；中气虚陷者，前汤加半夏、炮姜、茯苓、五味子；肾虚者六味丸；虚寒者，八味丸。

（五）《外科大成》

气虚者用参、芪、归、术；血虚者用归、芍。虚热者加以黄柏，下陷者佐以升麻。

（六）《针灸甲乙经》

脱肛、下利,气街主之。

二、脱肛的治疗原则

《黄帝内经》曰:"下者举之。"徐之才曰:"涩可去脱,皆治脱肛之法也。"故古人之治此者,多用人参、黄芪、当归、白术、川芎、甘草、升麻之类以升之补之,或兼用五味子、乌梅之类以固之涩之,仍外用熏洗收涩之药,则无有不愈。凡中气微虚而脱者,宜四君子汤,或五味异功散;中寒吐泻而脱者,五君子煎,或温胃饮;泻痢不止而滑脱者,胃关煎,或加乌梅、五味子、文蛤、木香之属以佐之;脾虚下陷而脱者,补中益气汤,或举元煎;阴虚肝肾不足而下陷者,补阴益气煎;阴中阳虚而脱者,理阴煎,或大补元煎。以上诸证,凡虚中挟火,或热赤,或肿痛,宜用补中益气汤加黄连、黄芩、槐花之类加减治之。然必真有火证火脉,方可酌用寒凉;若非实火,则大忌苦寒,以防其沉降败脾也。若妇人产后用力太过,肛门脱出者,宜六物煎加升麻,须用温热汤洗而收之;若湿热下坠,疼痛脱肛甚者,抽薪饮、大厘清饮,微者,约营煎。

脱肛的治疗目的重在消除、减轻症状,纠正造成脱垂的原发因素。如腹泻、便秘等疾病引起的脱肛,治愈原发病后脱垂或可治愈。小儿脱肛有自愈倾向,应以保守疗法为主,但脱垂明显者可采用注射疗法。成人脱肛应以注射疗法为主,并配合其他疗法,加强肛门括约肌功能。对直肠全层脱垂,可选用注射或手术治疗,或两法皆用。

三、脱肛的辨证论治（内治法）

（一）气虚下陷证

症状:便后肛门有物脱出,直肠脱垂呈半球形或圆锥形,甚则咳嗽、行走、排尿时脱出,劳累后加重,伴有脘腹重坠,纳少,神疲体倦,气短声低,头晕心悸,舌淡胖,边有齿痕,苔薄白,脉弱。

治法:补中益气,升提固脱。

方药:补中益气汤、举元煎、五味异功散、补气乙字汤。

方1:补中益气汤(《脾胃论》)(代表方)。黄芪、白术、陈皮、升麻、党参、当归、柴胡、炙甘草。

方2:举元煎(《景岳全书》)。炙甘草、升麻、炒白术、人参、炙黄芪。

方3:异功散(《小儿药证直诀》)。人参、炒白术、茯苓、炙甘草、陈皮。

方4:补气乙字汤(叶玲经验方)。黄芪、党参、当归、升麻、柴胡、黄芩、大黄、炙甘草。

（二）肾气不固证

症状:直肠滑脱不收,伴有面白神疲,听力减退,腰膝酸软,小便频数或夜尿多,久泻久痢。舌淡苔白,脉细弱。

治法:健脾益气,补肾固脱。

方药:四神丸、金匮肾气丸、大补元煎、六味地黄丸。

方1:四神丸(《证治准绳》)(代表方)。补骨脂、肉豆蔻、五味子、吴茱萸。

方2：金匮肾气丸（《金匮要略》）。山药、山茱萸、泽泻、茯苓、熟地黄、牡丹皮、桂枝、附子。

方3：大补元煎（《景岳全书》）。人参、山药、熟地黄、杜仲、当归、山茱萸、甘草、枸杞子。

方4：六味地黄丸（《小儿药证直诀》）。熟地黄、山药、山茱萸、泽泻、茯苓、牡丹皮。

（三）气血两虚证

症状：直肠脱出，伴有面白或萎黄，少气懒言，头晕眼花，心悸健忘或失眠，舌质淡白，脉细弱。

治法：益气养血。

方药：八珍汤、十全大补汤、胃关煎、提气散。

方1：八珍汤（《正体类要》）（代表方）。党参、白术、茯苓、当归、白芍、熟地黄、川芎、炙甘草。

方2：十全大补汤（《和剂局方》）。党参、白术、茯苓、川芎、地黄、当归、白芍、黄芪、肉桂、炙甘草。

方3：胃关煎（《景岳全书》）。熟地黄、炒山药、炒扁豆、炙甘草、制吴茱萸、焦干姜、炒白术。

方4：提气散（《古今图书集成》）。黄芪、人参、白术、当归、白芍、炮干姜、柴胡、升麻、羌活、炙甘草。

（四）湿热下注证

症状：直肠脱出，嵌顿不能还纳，脱垂的直肠黏膜有糜烂、溃疡，伴有肛门肿痛，面赤身热，口干口臭，腹胀便结，小便短赤，舌红，苔黄腻，脉滑数。

治法：清热利湿，收敛固涩。

方药：葛根芩连汤合白头翁汤、萆薢渗湿汤、化湿乙字汤、升阳除湿汤。

方1：葛根芩连汤合白头翁汤（《伤寒论》）（代表方）。葛根、黄芩、黄连、黄柏、白头翁、秦皮。

方2：萆薢渗湿汤（《疡科心得集》）。萆薢、薏苡仁、黄柏、赤茯苓、牡丹皮、泽泻、滑石。

方3：化湿乙字汤（叶玲经验方）。茵陈、佩兰、白扁豆、大黄、升麻、柴胡、黄芩、当归、甘草。

方4：升阳除湿汤（《兰室秘藏》）。苍术、柴胡、羌活、防风、升麻、六曲、泽泻、猪苓、甘草、陈皮、麦芽。

第五节　外治法

中医外治法是指在中医药理论基础上，融汇先进科学技术和思想，运用药、械、技等手段，经体表进入或刺激体表以达到防治疾病的目的，如针灸、按摩、熏洗、针刀、敷贴、膏药、脐疗、足疗、耳穴疗法、物理疗法等。我国最早的中医经典《黄帝内经》中载有"其有邪者，渍形以为汗"的热汤浸渍发汗法，"形苦志乐，病生于筋，治之以熨引"的熨法，"导引按跻"的推拿按摩法，以及"桂心渍酒，热熨寒痹""马膏法缓筋急""白酒和桂以涂风中血脉"等外治方法与药物。尤其可贵的是《灵枢·四时气》最早记载了腹腔穿刺放液法;《灵枢·痈疽》最早提出脱疽要"急斩之,不则死矣"的截肢术,这些都为外治法的发展提供了宝贵的资料。清代的吴师机强调外治法亦要有整体观念和辨证施治,在《理瀹骈文》中云:"凡病多从外入,故医有外治法,经文内取外取并列,未尝教人专用内治也""外治必如内治者,先求其本""外治之理即内治之理,外治之药,亦即内治之药,所异者,法耳"。更提出"治则三法,上用嚏,中用填,下用坐",初步形成了中医外治法的理论基础。

中医外治法可以分为广义与狭义两种。广义的外治法包括针灸推拿疗法等,狭义的外治法主要分为药物外治法和器械手术外治法。药物外治法是指用药物制成不同的剂型,采用不同的给药方法,使药物直接作用于患处,从而达到治疗目的的方法。器械手术外治法是指用各种医疗器械对患部进行局部切开、割除、刺破、烙、拨等手术的方法。

本节主要介绍脱肛病常用的药物外治法与直肠脱垂复位法。

一、中药熏洗坐浴法

熏蒸法是利用药物燃烧时产生的烟雾或煎液沸腾后产生的蒸汽来熏蒸肌肤;浸洗法是将中草药煎成汤药滤渣倒入盆内,然后以浸泡或洗浴方式浸洗全身或局部。脱肛病的中医外治法首选熏洗疗法,脱肛病熏洗疗法的应用历代医家均有记载。早在《黄帝内经》中就有用热汤沐浴、烫熨法治病的记载。《黄帝内经》云:"善治者治皮毛,其次治肌肤,其次治筋脉⋯⋯",认为"其有邪者,渍形以为汗""寒者热之,热者寒之⋯⋯摩之浴之",为熏洗疗法初步奠定了理论基础。《伤寒杂病论》载:"阳气怫郁在表,当解之、熏之",孙思邈的《备急千金要方》《千金翼方》和王焘的《外台秘要》,都有熏洗疗法的记载。齐德之《外科精义》中介绍了"溻渍疮肿法",阐述了熏洗疗法的种类、操作方法和作用原理。《医宗金鉴·外科心法要诀》曰:"洗涤之法,乃疡科溃腐,而无壅滞也。"逐步完善熏洗疗法的理论。李时珍《本草纲目》载有熏洗疗法的方剂数百首之多,为后世对熏洗疗法的应用和研究提供了非常宝贵的参考资料。

(一)中医古籍关于脱肛病熏洗疗法的文献记载

1.《五十二病方》

记载了用熏洗疗法治痈证、痔漏等症。

2.《丹溪心法》

香荆散治肛门脱出,大人小儿皆主之。

附子、荆芥等分,砂仁,上为末⋯⋯淋洗。

又方 五倍子为末,每用三钱,煎洗。

3.《备急千金要方》

女萎一升以器中烧,坐上熏之即入。

4.《丹溪手镜》

皂角散,治痔漏脱肛。

黄牛角腮(不切),蛇蜕二条,穿山甲七片,皂角一枚,上并切,瓷瓶泥固候干,先以小火烧烟出,方以大火红,出冷,研细。胡桃酒下,临睡分出虫五更却以酒下二钱。

5.《医宗说约》

小儿脱肛有二症,泻痢之气虚应补。补中益气去当归,外用熏洗能接命。

6.《古今图书集成》

伏龙肝散,治阴证脱肛。

伏龙肝[1]一两,鳖头骨五钱,百药煎二钱半。上为末,每用一二钱,浓煎紫苏汤,候温洗。

独虎散(《仁斋直指方》),治脱肛。

五倍子半两。上水三碗,煎至半碗,入焰硝、荆芥各一钱,乘热熏洗,用五倍子末搽之。

文蛤散(《世医得效方》),治脱肛不收。

五倍子末、白矾、蛇床子各等分。上煎汤熏洗。

熏熨方,治气痔脱肛。

枳壳(麸炒)、防风各一两,白矾二钱五分,另研。上㕮咀,拌匀,水三碗,煎至二碗,乘热熏之,仍以软帛蘸汤熨之,通手即淋洗。

7.《圣济总录》

治泻痢日久脱肛,疼痛,黑圣散方。

大蜘蛛用瓠子叶两重裹以线系定盒子内烧令黑色勿太过一枚。

上一味细研,入黄丹少许,研匀,每先用白矾,葱椒煎汤洗浴。

8.《本草纲目》

大肠脱肛。曼陀罗子连壳一对,橡斗十六个,同锉,水煎三五沸,入朴硝少许,洗之。

(二)熏洗疗法的作用原理

熏洗疗法是用药物煎汤,借助药力和热力的综合作用,透过皮肤孔窍、腧穴等部位,使腠理疏通,气血流畅,通过药物渗透、吸收和经络传布,使药物发挥药效。在熏洗过程中,通过温热、按摩等刺激,对经络系统进行调节,从而起到通经活络、祛邪扶正、协调阴阳的作用。现代医学认为熏洗坐浴的直接作用可使中药化学成分刺激皮肤感受器,发挥某些化学作用;间接作用是由于温热刺激,可引起全身皮肤和患部的血管扩张,加速局部和周身的血液和淋巴循环,能使新陈代谢旺盛,改善局部组织营养和全身机能,同时又能刺激皮肤的末梢感受器,通过神经系统,形成新的反射,从而破坏原有的病理反射,达到治愈疾病的目的。

(三)脱肛病的常用中药熏洗方

用于脱肛病熏洗坐浴的中药方剂繁多,临床根据虚实辨证随症加减。在"酸能收敛、涩能固脱"的理论指导下,熏洗坐浴药方多在五倍子、明矾、芒硝、石榴皮、乌梅等酸敛收涩药物的基础上加减而成。

1. 虚证

下列各方酌情加入升麻、黄芪、党参、柴胡等具有益气升提功效的药物。

治法:涩肠固脱,补中益气。

方药:文蛤散、五倍子汤、赤石脂散、苦参固脱洗剂。

方1:文蛤散(《世医得效方》)。五倍子末、白矾、蛇床子。

方2:五倍子汤(《疡科选粹》)。五倍子、芒硝、桑寄生、莲房、荆芥。

---

[1]　伏龙肝,即灶心土。下同。

方3：赤石脂散(《小儿药证直诀》)。赤石脂、伏龙肝。

方4：苦参固脱洗剂(叶玲经验方)。黄芪、党参、升麻、柴胡、苦参、黄芩、金银花、乌梅、五倍子、五味子、甘草。

2. 实证

下列各方酌情加入苦参、黄柏、马齿苋等具有清热利湿功效的药物。

治法：清热利湿,收敛固涩。

方药：祛毒汤、独虎散、五倍子白矾洗剂、苦参清热洗剂。

方1：祛毒汤(《医宗金鉴》)。马齿苋、甘草、五倍子、花椒、防风、苍术、枳壳、侧柏叶、葱白、瓦松、芒硝。

方2：独虎散(《仁斋直指方》)。五倍子、焰硝、荆芥。

方3：五倍子白矾洗剂(《三因极一病证方论》)。五倍子末、白矾。

方4：苦参清热洗剂(福建中医药大学附属第二人民医院院内制剂,叶玲经验方)。苦参、黄柏、苍耳子、五味子、野菊花。

二、中药灌肠法

(一)祖国医学对灌肠疗法的认识及应用

中药灌肠疗法历史悠久源远流长。中药灌肠是指将中药液用灌肠器从肛门灌入,使之在肠道内保留一段时间,以治疗全身或局部疾患的一种治疗方法,属于祖国医学外治法中"导法"的范畴。灌肠疗法早在《伤寒论》中就有用蜜煎方、土瓜根方、大猪胆汁方治疗便秘的记载,张仲景在《伤寒论》中首创了灌肠法治疗便秘,指出"阳明病,自汗出,若发汗,小便自利者,此为津液内竭,虽硬不可攻之,当须自欲大便,宜蜜煎导而通之,若土瓜根及大猪胆汁,皆可为导"。继之《证治准绳》《医宗金鉴》《世医得效方》都有类似的记述。

(二)中药灌肠疗法的作用机制

中药灌肠液直肠给药的局部治疗作用是可使药液与病灶直接接触,病灶周围药液浓度较高,可充分发挥药物治疗作用,取效较捷,用于肠道疾病疗效确切;全身治疗作用是中药灌肠法中的药物通过渗透、吸收,能达到与口服给药的同样疗效,不但能治疗中下焦病变,而且对上焦病证同样发挥治疗作用,起到上病下治的效果,同时能调节全身功能。现代医学认为灌肠技术的优点在于能保持平稳的血药浓度,避免血药浓度的峰谷现象,释药平稳,持续恒定;由于经肠道给药,减少了口服时消化酶对药物的破坏作用,克服了胃黏液的 pH 酸碱度的破坏与运行时间的影响,进而提高了药物的活性,利用率、吸收率佳;从而避免了胃、肝等器官的副作用,避免口服或注射治疗的副作用,极大地增加了用药的安全性。

(三)脱肛病的常用中药灌肠方

中药灌肠技术以中医辨证施治为原则,将理、法、方、药有机贯联,针对各种疾病不同的证型,采用不同的中药方剂保留灌肠治疗,以达治愈之目的。脱肛病的治疗在"酸能收敛、涩能固脱"的理论指导下,组方以五味子、乌梅、石榴皮等酸敛收涩药物为主,临床根据虚实辨证随证加减。

1. 虚证

治法：补中益气,升提固脱。

方药：加味补中益气汤、补气紫及方。

方1：补中益气汤（《脾胃论》）（代表方）。黄芪、白术、陈皮、升麻、党参、当归、柴胡、炙甘草、五味子、乌梅、诃子。

方2：补气紫及方（叶玲经验方）。黄芪、党参、升麻、柴胡、五倍子、乌梅、诃子、紫草、白及、蒲公英、败酱草、紫花地丁。

2. 实证

治法：清热利湿，收敛固涩。

方药：紫及清解灌肠液、萆薢渗湿汤。

方1：紫及清解灌肠液（福建中药大学附属第二人民医院院内制剂，叶玲经验方）紫草、白及、蒲公英、败酱草、紫花地丁。

方2：萆薢渗湿汤（《疡科心得集》）。萆薢、薏苡仁、黄柏、赤茯苓、牡丹皮、泽泻、滑石。

中药每剂浓煎为100 mL，于排便后或睡前保留灌肠，每日1次，症状严重者可用200 mL，2周为1个疗程。

三、中药穴位贴敷法

（一）祖国医学对穴位贴敷疗法的认识及应用

穴位贴敷疗法是以中医经络学说为理论依据，把药物研成细末，用水、醋、酒、蛋清、蜂蜜、植物油、清凉油、药液甚至唾液调成糊状，或用呈凝固状的油脂（如凡士林等）、黄醋、米饭、枣泥制成软膏、丸剂或饼剂，或将中药汤剂熬成膏，或将药末散于膏药上，再直接贴敷穴位、患处（阿是穴），用来治疗疾病的一种无创痛穴位疗法。根据不同疾病选择不同的药，在不同的穴位贴敷，正所谓"辨证选药，辨病选穴"。敷脐疗法同祖国医学其他疗法一样具有悠久的历史，我国最早的方书《五十二病方》中就有相应记载，吴尚先提出"治则三法，上用嚏，中用填，下用坐"。"填"即为脐疗，之后历代医家均有论述。

（二）穴位贴敷疗法的作用机制

中药通过贴敷的方式作用于人体主要表现为一种综合作用，既有药物对穴位的刺激作用，又有药物本身的作用，其之间相互影响、相互作用、相互补充，共同发挥治疗作用。脐疗是穴位贴敷的重要代表，脐部在经络系统中是一个重要的穴位所在，属于任脉，任脉为阴脉之海，与督脉、冲脉"一源三岐"，联系周身静脉，故中医有"脐通百脉"之说。现代医学研究表明，脐部皮肤表皮角质层较薄，屏障功能较差，且无脂肪组织，故渗透性较好，药物分子可以较轻易地穿透皮肤的角质层，进入细胞间质，迅速弥散入血到全身。

（三）脱肛病的常用穴位贴敷方

穴位贴敷以中医辨证施治为原则，将理、法、方、药有机贯联，针对各种疾病不同的证型，采用不同的中药方剂贴敷治疗，以达治愈之目的。脱肛病的治疗在"酸能收敛、涩能固脱"的理论指导下，组方以五倍子、乌梅、明矾、诃子、石榴皮等酸敛收涩药物为主，临床根据虚实辨证随证加减。

1. 虚证

治法：补中益气，升提固脱。

方药：加味补中益气贴、补气紫及贴。

方1：加味补中益气贴(叶玲经验方)。黄芪、党参、白术、陈皮、升麻、当归、柴胡、炙甘草、五倍子、诃子、乌梅。

方2：补气紫及贴(叶玲经验方)。黄芪、党参、升麻、柴胡、五倍子、乌梅、诃子、紫草、白及、蒲公英、败酱草、紫花地丁。

2. 实证

治法：清热利湿，活血化瘀，收敛固涩。

方药：苦参紫及贴、桃红化瘀贴。

方1：苦参紫及贴(叶玲经验方)。苦参、黄柏、苍耳子、五倍子、五味子、野菊花、乌梅、诃子、明矾、紫草、白及、蒲公英、败酱草、紫花地丁。

方2：桃红化瘀贴(叶玲经验方)。桃仁、红花、川芎、益母草、当归、丹参、苦参、防己、五倍子、乌梅。

四、直肠脱垂复位法

截肠病即直肠脱垂嵌顿，系直肠黏膜脱出未能及时复位，继而发生黏膜充血水肿，导致脱出部分嵌顿。随着嵌顿时间的延长，黏膜颜色渐红，甚至出现黏膜糜烂坏死或脱垂肠管绞窄坏死。《证治要诀》云："大肠头出寸余，痛苦，直候干，自退落。去又出，名截肠病。"

直肠脱垂复位法用于防止脱出物因不能及时复位而出现充血、水肿，甚至绞窄。方法可用纱条包裹手指，脱出物表面涂以润滑剂，压迫脱出物顶端，持续用力使脱出物复位。直肠脱垂嵌顿需在麻醉下操作(图2-1，图2-2)。

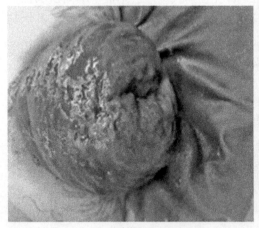

图2-1 直肠脱垂嵌顿黏膜糜烂

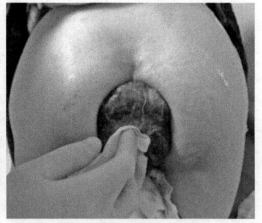

图2-2 直肠脱垂嵌顿手法复位

第六节 针灸推拿疗法

一、针刺疗法

(一)祖国医学对针刺疗法的认识及应用

针刺疗法历史悠久，即以针刺入人体穴位治病，针刺治疗脱肛是古人治疗该病的重要手段之一。张仲景在《伤寒论》中提出"阳证宜针",《针灸大成》记载以百会、神阙、长强来治疗脱肛,《针灸甲乙经》云:"脱肛者,肛门脱出也。脱肛,下刺,气街主之。"《医学纲目》曰:"脱肛,取大肠俞、百会、长强、肩井、合谷、气冲。"

(二) 针刺疗法的作用原理

针刺疗法即利用针刺进行治疗,起源于新石器时代。"针"即针刺,以针刺入人体穴位治病。它依据的是"虚则补之,实则泻之"的辨证原则,进针后通过补、泻、平补平泻等手法的配合运用,以取得人体本身的调节反应。

此外,还有耳针,以及梅花针叩刺肛门周围皮肤等治疗方式。

(三) 脱肛病的常用针刺穴位方

脱肛病针刺疗法常用基本穴位有百会、长强、天枢、大肠俞、承山、八髎、神阙等,辨证为湿热下注证者,取穴大肠俞、天枢、承山,用泻法以清热导滞,调气收肛;辨证为脾虚气陷证、肾虚证者,取穴百会、长强用补法,可配合神阙、气海用灸法,以培补中气升提下陷。

1. 常用基本穴位

(1) 百会:位于头顶两耳尖直上的连线与督脉交点,用补法,斜刺进针,顺时针单向行针。

(2) 长强:位于肛门与尾骨尖之间,针尖先往内上转向上,紧贴尾骨前面,进针1~2寸,平补平泻。如果脱肛严重者,脱出的结肠有时会覆盖长强穴,需用消毒的纱布,将脱出的直肠推开,并注意消毒穴位的皮肤。

(3) 大肠俞:位于第4腰椎棘突下,旁开1.5寸,直刺1.5~2寸,用补法,亦可加电针。

(4) 承山:位于小腿后面,腓肠肌两肌腹之间凹陷的顶端处,用双针拼在一起,同时进针,用平补平泻手法。

(5) 八髎:上髎(第1骶后孔),在髂后上棘与后正中线之间的凹陷中,用3寸针,针尖略向外刺入孔中1~1.5寸。次髎(第2骶后孔),用手触摸到骶正中嵴的最高点,即为第2骶骨棘突,此棘突下旁开2 cm的凹陷中,进针方法同上髎。中髎(第3骶后孔),位于骶髂关节内下方,垂直刺入孔中1~1.5寸。下髎,骶管裂孔顶点,旁开1 cm凹陷处,垂直进针1~1.5寸。

临床上要刺入骶后孔,医者要有一定的指力。当针尖刚入骶后孔时,针下艰涩难行,进入骶后孔后,如针入夹缝感。此时患者针感强烈,酸胀、疼痛及触电感向前阴、肛门、腹股沟和下肢传导。

(6) 新八髎:由于临床上针刺八髎穴,不易针入孔中,有一定难度,可以用"新八髎"替代,操作相对容易。新八髎定位:从尾骨端旁开1寸为第一穴,从该穴往下1寸,旁开0.5寸为第二穴,从第一穴往上1寸旁开0.5寸为第三穴,从第三穴往上1寸旁开0.5寸为第四穴,两边各四穴,形成倒八字形。

针刺方法:针刺各穴的针尖,均向前外斜刺1~1.5寸,选左右两对通电约30 min。

针刺八髎或新八髎穴,主要是刺激腰丛和骶丛神经节,调节盆腔内各脏器的血液循环和改善活动功能,增强肛门括约肌和盆底肌的固托约束作用。

(7) 提肛穴:经验穴位,位于肛门两侧,即截石位3点、9点位,旁开肛门0.5寸处。

垂直进针1.5寸,用补法,该穴经临床实践观察是治疗脱肛实用而有效的穴位。

2. 常用治疗方案

（1）脾虚气陷证

治则：培补中气、升提下陷。

取穴：会阳、腰俞、百会、长强。

手法：补法。

（2）气血两虚证

治则：气血双补、升阳举陷。

1）体针取穴：长强、百会、合谷、足三里、承山、阴陵泉、三阴交、八髎。

2）耳针取穴：直肠下段、神门、皮质下。

梅花针手法：肛门周围皮肤叩打。

（3）肾虚不固证

治则：温阴补肾。

1）耳针取穴：脾、肾。

耳穴针法：针刺法。

2）艾灸取穴：百会、足三里。

艾灸手法：艾条温和灸、隔附子饼灸。

（4）湿热下注证

治则：清热导滞、调气收肛。

取穴：会阳、腰俞、大肠俞、天枢、承山。

手法：泻法。

二、艾灸疗法

艾灸疗法历史悠久。汉代张仲景《伤寒论》认为"阴证宜灸",《伤寒论》中涉及有关灸法的内容有12条。唐代孙思邈采用灸法治疗某些热性病,并开创了灸疗器械使用的先河。明代《针灸大成》《针灸大全》《针灸聚英》等针灸著作相继问世,后人在艾卷温热灸的艾绒中加进药物,发展成为雷火针、太乙神针。近年来,国内外出现了"中医热""针灸热",艾灸疗法也随之复兴。数千年来历代医家积累了大量利用艾灸治疗疾病的临床经验,使艾灸疗法逐步形成了系统理论。

（一）中医古籍中关于脱肛病艾灸疗法的文献记载

1.《备急千金要方》

病寒冷脱肛出,灸脐中随年壮。

脱肛历年不愈,灸横骨百壮。

又灸龟尾七壮,龟尾即后穷骨是也。

小儿脱肛,灸顶上旋毛中,三壮即入。

又方　灸尾翠骨三壮。

又方　灸脐中,随年壮。

2.《外台秘要》

千金肛门凸出,壁土散方。

故屋东壁土一升碎研,皂荚三梃长者。

上捣土为散,裹敷肛门其头出处,取皂荚炙暖,更递熨之,取入则止。

又麻履底按入方。

麻履底、龟头各一枚。

上二味,烧鳖头为散,敷肛门凸出头,炙履底以按熨,令入,永不出矣。

又方 灸鸠尾骨上七壮。

备急若肠随肛出方。

熬石灰令热,布裹熨之,随按令入,冷即易。

千金疗脱肛,历年不愈方

兼灸横骨一百壮。

千金疗卒大便脱肛方。

又方 灸鸠尾骨上七壮。

3.《世医得效方》

灸法病寒冷脱肛出,灸脐中随中随年壮。脱肛历年不愈,灸横骨百壮,灸脊穷骨上七壮。

4.《千金翼方》

灸尾翠骨七壮,立愈。主脱肛,神良。又,灸脐中,随年壮。

5.《古今医统》

脱肛:灸长强穴三壮,愈:脐中,随年壮。百会一穴在顶中,灸三壮,治小儿脱肛。

6.《太平圣惠方》

灸法:小儿脱肛泻血,每厕脏腑撮痛不可忍者,灸百食一穴三壮,在头中心陷者是也。炷如小麦大。

岐伯灸法:疗小儿脱肛泻血,秋深不较,灸龟尾一壮,炷如小麦大,脊端穷骨也。

7.《万全方》

灸法:治小儿脱肛泻血,灸第十二椎下节间,名接脊穴,灸一壮,炷如小麦大。

8.《疮疡经验全书》

盖百会为一身之枢纽,大能升提下陷之气,故能奏功。若冬至前不可灸,灸之何益?次日再灸尾翠骨,又灸脐中,随年壮,此法余用之甚效。诸痔漏亦治之。

(二)艾灸疗法的作用原理

"灸"即艾灸,以火点燃艾炷或艾条烧灼穴位,以这种方式刺激体表穴位,通过艾灸在燃烧过程中,产生热效应,将热力透入肌肤,传递到经络系统,作用于人体五脏六腑、四肢百骸的病变部位,并通过全身经络的传导,来调整气血和脏腑的功能,以温通气血,调动人体的免疫功能,从而达到扶正祛邪、治病保健的目的。

(三)艾灸疗法的分类

(1)艾条灸:① 温和灸;② 雀啄灸。

(2)间接灸:① 隔姜灸;② 隔蒜灸;③ 隔盐灸;④ 隔附子饼灸;⑤ 隔豉饼灸。

(3)直接灸:① 瘢痕灸;② 无瘢痕灸。

(4)温针灸。

(5)温灸器灸。

(四) 脱肛的艾灸治疗

1. 脾虚气陷证

治则：培补中气、升提下陷。

穴位：百会、长强、神阙、气海、承山、足三里、大肠俞、脾俞。

灸法：艾条温和灸或艾炷隔姜灸。

2. 肾虚不固证

治则：补肾纳气、升提固脱。

穴位：百会、关元、命门、肾俞、秩边。

灸法：艾条温和灸或艾炷隔姜灸、隔附子饼灸。

3. 气血两虚证

治则：气血双补、升提下陷。

穴位：百会、长强、气海、神阙、提肛穴。

灸法：艾条温和灸或艾炷隔姜灸。

4. 湿热下注证

治则：清热导滞、调气收肛。

穴位：百会、长强、承山、大肠俞、上巨虚、天枢。

灸法：艾条温和灸、雀啄灸或艾炷隔豉饼灸。

三、推拿疗法

（一）祖国医学对推拿疗法的认识及应用

中医推拿疗法历史悠久,源远流长。推拿最早的原始工具是砭石。《五十二病方》记载了推拿史上最早的药摩和膏摩,秦汉时期就有了我国第一部推拿专著《黄帝岐伯按摩经》,张仲景所著《金匮要略》中首次将膏摩疗法列入预防保健方法之一。张从正在《儒门事亲》中将按摩列为汗法之一,在小儿推拿方面《保婴神术》是现存最早的推拿专著。

推拿是以中医的脏腑、经络学说为理论基础,结合西医的解剖和病理诊断,手法作用于人体体表的特定部位以调节机体生理、病理状况,以达到治疗方法的目的。

（二）推拿疗法的作用原理

推拿为一种非药物的自然疗法、物理疗法。推拿,是指用手或肢体其他部位按照各种特定技巧的动作作用于患者体表的特定部位或穴位操作的方法,具有疏通经络、行气活血、散寒止痛、祛邪扶正、调和阴阳的疗效。

（三）推拿疗法的手法分类

（1）摩擦类手法：推法、擦法、摩法、抹法。

（2）按压类手法：按法、点法、掐法。

（3）揉搓类手法：揉法、揉捏法、滚法、搓法。

（4）提拿类手法：拿法、弹筋法、捏脊法。

（5）叩击类手法：叩法、击法、捶法。

（6）动摇关节类手法：抖法、运拉法、拔伸法。

(四) 脱肛的推拿疗法

详见第五章小儿脱肛。

第七节　手术疗法

一、注射疗法

直肠脱垂的注射疗法已有近百年历史,最早的记载是 Findley 在 1921 年英国《儿科杂志》报道用无水乙醇注射于直肠周围治疗小儿直肠脱垂。但自 1933 年之后,英美杂志对这一注射方法再无报道,目前注射疗法在国外已较少使用,外科书籍中虽有介绍,但为数不多,国外注射疗法多用于治疗自限性的儿童直肠脱垂,很少用于成人直肠脱垂。沈克菲主编的《外科学》(1962 年)和《外科学》(1971 年)中都断然否定地说:"直肠周围注射疗法,不但疗效不佳,而且危险,故不应采用。"究其原因为各种注射药物中,有的药物并发症多,有的药物治愈率低、术后易复发,有的药物注射方法困难。我国采用注射疗法治疗脱肛始于 20 世纪 50~60 年代,曾使用的注射药物有 95%乙醇溶液、50%葡萄糖、5%鱼肝油酸钠、5%石炭酸油剂、6%明矾注射液、镁制剂等。消痔灵注射液是中药注射剂的代表性药物,我国采用消痔灵注射液、6%明矾注射液等治疗成人直肠全层脱垂取得了良好效果。随着注射疗法的不断深入发展,一些中药的复方制剂如芍倍注射液、矾藤痔注射液等逐渐被应用于脱肛病的治疗。

(一) 祖国医学注射疗法治疗脱肛的源流

我国采用注射疗法治疗脱肛始于 20 世纪 50~60 年代。1955 年冯兰馨系统地介绍了采用无水乙醇做直肠周围注射治疗直肠脱垂的经验,1960 年谢国光等采用 5%的明矾甘油合剂注射治疗直肠完全脱垂,也取得了较好的疗效,于是采用明矾及植物油溶液作为硬化剂注射治疗直肠脱垂逐渐为国内医家所采用。中国中医研究院广安门医院自1958 年起根据祖国医学"下者举之""酸可收敛""涩可固脱"的理论,选用中药明矾注射液,在研究直肠脱垂发病原因、机制和明矾药理作用的基础上,采用直肠周围高位注射及直肠黏膜与肌层间注射相结合的方法使直肠与直肠侧韧带粘连,直肠与骶骨前筋膜粘连及直肠黏膜与肌层间粘连,治疗成人直肠全层脱垂取得了满意效果。该院至 1974年,采用该疗法共注射 214 例,全部属 Beahrs 分型的二型Ⅱ度、Ⅲ度脱垂。与我国 1975年制定的直肠脱垂分类法中的Ⅱ度、Ⅲ度脱垂基本相同。采用明矾注射液注射后,通过明矾的无菌性炎症产生纤维化,使直肠与周围组织粘连固定。治疗结果显示痊愈 213例,占 99.5%,好转 1 例占 0.5%。后经随访患者均无直肠肛门狭窄、结肠功能紊乱、排便障碍、性功能减退等后遗症发生。中国中医科学院广安门医院肛肠科史兆岐教授在此基础上,采用中药五倍子、明矾等有效成分研制而成消痔灵注射液,广泛应用于临床治疗内痔与直肠脱垂。

(二) 注射疗法治疗直肠脱垂的机制探讨

注射疗法治疗直肠脱垂的疗效机制,主要是通过药物的致炎作用和异物刺激作用,使直肠脱垂的黏膜与肌层、直肠肌层与周围组织产生纤维化而被粘连固定。消痔灵注射液的发明者中国中医科学院广安门医院史兆岐在《明矾液注射疗法治疗成人完全性直肠脱垂的研究》中认为,将直肠还纳后在其周围高位注射明矾液,可通过下述途径将其与周围组织固定,恢复正常状态。① 明矾液注射到两侧骨盆直肠窝,通过无菌性炎症引起局部纤维化,既可致直肠与直肠侧韧带粘连,又可使松弛变弱的直肠侧韧带因纤维化而得到加强,从而牵拉固定了直肠。② 明矾液注入直肠后间隙,可使直肠与骶前筋膜粘连固定,类似直肠骶骨部缝合固定术,从而使直肠与周围组织得到固定,脱垂的直肠回复原位。而消痔灵双层四步注射法是指直肠外层(直肠周围间隙)与直肠内层(直肠黏膜下层)分四步进行注射,即将消痔灵注射液分四步分别注射:两侧骨盆直肠间隙,使直肠与直肠侧韧带粘连固定;直肠后间隙,使直肠与骶前筋膜粘连固定;直肠黏膜下层,使松弛的直肠黏膜与肌层粘连固定;通过双层四步注射使直肠黏膜与肌层、直肠肌层与周围组织粘连固定,从而达到治疗目的。

(三)脱肛病常用的中药注射剂

1. 消痔灵注射液

消痔灵注射液是史兆岐教授在继承、发扬中医治痔经验基础上,根据"酸可收敛""涩可固脱"的理论,采用中药五倍子、明矾等有效成分研制而成的,它不仅对内痔出血有明显的止血作用,而且对三期内痔及静脉曲张性混合痔造成的痔脱出有良好的疗效,因此渐渐地被应用到直肠脱垂的治疗中。消痔灵注射液由五倍子鞣酸 0.5 g、硫酸铝钾 4.0 g、枸橼酸钠 0.5 g、低分子右旋糖酐 10 mL、甘油 10 mL、三氯叔丁醇 0.5 g 组成,蒸馏水加至 100 mL。五倍子鞣酸为水溶性制剂,具有扩散好、吸收好,对组织有较强的收敛作用,能使蛋白质凝固,血管收缩,抑制多种细菌,另外,抗渗出能力较强。硫酸铝钾为医用明矾,明矾具有硬化粘连作用,枸橼酸钠可增加五倍子鞣酸及明矾的稳定性而不产生沉淀,五倍子鞣酸和硫酸铝钾具有协同作用,低分子右旋糖酐和甘油为辅助主药起延缓药液的吸收作用,三氯叔丁醇有防腐止痛的作用。消痔灵注射液是临床上治疗直肠脱垂较实用且可靠的硬化剂,临床应用时多用 1∶1 或 2∶1 消痔灵稀释液(消痔灵注射液与 0.5%利多卡因或生理盐水按比例配置),在做直肠周围注射时亦可直接采用消痔灵注射液。

常用的注射方法有直肠黏膜下注射法、直肠周围注射法和直肠双层注射法。直肠黏膜下注射法可分为点状注射法和柱状注射法两种。直肠周围注射法包括两侧直肠骨盆间隙注射和直肠后间隙注射。

(1)直肠黏膜下注射法

1)黏膜下点状注射法

适应证:直肠全层脱垂。

禁忌证:肛门直肠急性炎症。

注射方法:患者取侧卧位或截石位。一般不需麻醉,脱出回纳困难者可采取骶管麻醉,并嘱患者加大腹压使直肠全层脱出。碘伏消毒直肠黏膜表面,注射先从脱出肠腔的近心端开始,再向未脱出的腔内黏膜下注射,分 3~4 层环状注射于直肠黏膜下,并渐渐向远端推进。每点间相距 1.0 cm,每点注入 1∶1 消痔灵稀释液 1~3 mL。注射完毕后将脱出的直肠送入肛门内,外用纱布加压包扎固定。

2)肛门镜下黏膜点状注射法

适应证:直肠黏膜脱垂或直肠黏膜轻度脱垂者。

禁忌证：肛门直肠急性炎症。

注射方法：患者取侧卧位或截石位，在局部麻醉或骶管麻醉下使肛门括约肌盆底肌全部松弛，用喇叭状肛门镜伸入直肠腔，用 7 号长针头从肛门镜内口镜底最高点处进针，在截石位的 1、3、5、7、9、11 点呈点状将药物注射在黏膜下层，然后退镜 1 cm，在截石位的 2、4、6、8、10、12 点注射，如此交替进行。要尽量一次进镜，从上至下，由近端至远端一次性完成注射，每点注入 1∶1 消痔灵稀释液 1~3 mL。注射完毕外用纱布加压包扎固定。

3）柱状注射法

适应证：同点状注射法。

禁忌证：同点状注射法。

注射方法：体位、消毒及术前处理同点状注射法。不同点是用 7 号长针头进针到直肠黏膜下层后，从上向下，边注药边退针，使药物在黏膜下层呈柱状分布，一般可注药 3~5 条，形成 3~5 条黏膜与肌层粘连固定的条柱，使直肠不复脱出。

（2）直肠周围注射法

适应证：直肠全层脱垂。

禁忌证：肛门直肠急性炎症。

注射方法：术前准备全面检查患者全身情况及直肠脱出的长度、大小及肛门括约肌功能，术前清洁灌肠。患者取截石位，术区碘伏消毒，截石位 3、6、9 点肛门外括约肌局部浸润麻醉。具体操作分三步进行，具体如下。

1）右侧骨盆直肠间隙注射：在截石位 9 点，肛门缘外 1.5 cm 处，先用 7 号腰穿针做皮下穿刺，经肛门外括约肌至提肛肌，当通过提肛肌有落空感时，即进入了骨盆直肠间隙。此时，用右手食指伸入直肠壶腹，触摸针尖及针体部位，证实针位于直肠壁外侧，未穿通直肠时，再将腰穿针全部刺入，在准确定位后再将消痔灵注射液注入骨盆直肠间隙。注药时边退针边注药，使药液呈柱形均匀分布。如注射消痔灵注射液一侧总量为 8 mL，如 1∶1 消痔灵稀释液一侧总量为 10~20 mL。

2）左侧骨盆直肠间隙注射：依前法在左侧截石位 3 点处穿刺定位并注药。

3）直肠后间隙注射：在肛门与尾骨间皮肤中点穿刺，穿刺沿骶骨曲进行，针进入 6~7 cm 深，用另一手食指伸入直肠壶腹引导，证实针未穿通直肠壁，未穿入骶骨前筋膜，穿刺针活动于直肠后间隙中，在准确定位后再将消痔灵注射液注入，注药时边退针边注药，注药量同骨盆直肠间隙。

（3）直肠双层注射法

适应证：继发性直肠全层脱垂。

禁忌证：肛门直肠急性炎症。

注射方法：患者取截石位，术区用碘伏消毒，局部麻醉下取 20 mL 注射器，抽取 1∶1 消痔灵稀释液 20 mL，选在肛缘外 1.5 cm，3、6、9 三点进针点进针。术者左手食指伸入直肠引导，针尖一直进入骨盆直肠间隙，食指可摸到明显的针尖位置，确定未刺入直肠肌层或腹膜腔，回吸无血后缓缓注药，缓缓退针，将 8~10 mL 药液呈扇形分布注射在骨盆直肠间隙中，然后针尖退至齿状线平面，再刺入直肠黏膜下层，在齿状线上 5~6 cm，边退针边注药，将 3~5 mL 药液呈扇形注入直肠黏膜下层。

注意事项：麻醉深度宜在肛提肌以下；肛提肌以上不麻醉，以便观察药液注入骶骨直肠间隙或骨盆直肠间隙后患者有无异常感出现；如药液误注入骨盆神经丛或骶神经丛，则会出现腿痛、骶骨痛、下腹部痛，此时应更换注射部位。

（4）直肠双层四步注射法

适应证：直肠全层脱垂。

禁忌证：肛门直肠急性炎症。

注射方法：患者取截石位，术区用碘伏消毒，局部麻醉或骶管麻醉下，注射按如下四步进行。

第1步，左侧骨盆直肠间隙注射。在膀胱截石位3点距肛门缘1.5 m处，先用9号腰穿针穿透皮层，平行肛管经肛门外括约肌至提肛肌，当有落空感时表示通过提肛肌进入骨盆直肠间隙。此时，用左手食指伸入直肠壶腹引导，触摸针尖部位，证实腰穿针位于直肠壁外侧，未穿透直肠肌层，再将腰穿针针斜向外侧并全部刺入。如发现针头距直肠黏膜较远不易触及时应重新穿刺，刺入部位适当时，指感触摸明显，手指可感到与针体仅隔肠壁肌层。准确定位后回抽无血再将药液注入。注药时应边退针边注药，使药液呈柱状均匀分布，注射消痔灵注射液20 mL。

第2步，直肠后间隙注射。更换腰穿针头后，在截石位6点肛门与尾骨间皮肤中点处穿刺。腰穿针先与肛管平行，穿过肛尾韧带后斜向后侧，为使穿刺部位正确，仍可用另一手示指入直肠壶腹作引导，进针约9 cm。证实针头未穿透直肠壁，未穿入骶骨前筋膜，活动于直肠后间隙内，再边退针边注射消痔灵注射液10~15 mL。

第3步，右侧骨盆直肠间隙注射。依前法在截石位9点处定位穿刺并注射消痔灵注射液20 mL。

第4步，直肠黏膜下多点注射。将喇叭肛门镜（前端口径2.2 cm，后端口径5 cm，长8 cm）尽可能置入直肠顶端，用5 mL注射器装满药液并接上5号针头（口腔科麻醉用针头），在肛门截石位1、3、5、7、9、11点，每点黏膜下注药1~2 mL，然后下退1~2 cm再按2、4、6、8、10、12点同法注射，直至齿状线上方，将药液均匀注射到黏膜下层，注射1∶1消痔灵稀释液（1份消痔灵注射液加1份0.5%利多卡因）60 mL。

注意事项：严格执行无菌操作，每步注射完毕后要更换手套；掌握肛管、直肠及其周围组织的解剖，切忌将液注入肠壁肌层、骨前筋膜和腔内；切忌刺穿肠壁。

注射后处理：术后当日禁食或给予无渣饮食，注射1周内口服抗生素，控制排便3~5天。第一次排便如排出困难则用温盐水1 000 mL灌肠。患者注意卧床休息，避免用力下蹲及过度增加腹压。

2. 芍倍注射液

芍倍注射液原名"2.5%AN注射液""安氏化痔液""安痔注射液"，是中日友好医院肛肠科主任安阿玥教授发明的国家二类新药。该成果曾获得布鲁塞尔国际发明博览会三项大奖和国内部级奖两项，2004年被卫生部（现为国家卫生健康委员会）批准为"十年百项"计划向全国推广。芍倍注射液的一个重大突破是跳出了既往硬化坏死的范畴，注射后局部不硬化、不坏死，因而在安全性方面获得质的提高。

芍倍注射液的主要成分为乌梅、五倍子、赤芍。芍倍注射液系分别提取乌梅的有效成分柠檬酸、五倍子的有效成分（没食子酸），以及赤芍的有效成分（芍药苷）直接入药，配制成注射剂。芍倍注射液不仅保持原中药的药性作用和配伍关系，与传统中药制剂相比,其有效成分高(98%以上)、可控性好、杂质少、刺激性小。

适应证:Ⅰ～Ⅲ度直肠脱垂。

禁忌证:肛门直肠急性炎症。

注射方法:常规使用芍倍注射液注射30～80 mL,常与"8"字结扎法配合使用。在局部麻醉或骶管麻醉状态下,使肛管充分松弛,嘱患者屏气用力做排便动作或在直肠内放入纱布卷向外牵拉,使直肠尽量充分脱出。在脱出直肠的顶点即近心端同一平面等距离选择四点,用止血钳钳夹松弛的直肠黏膜并提起,另一把止血钳沿直肠纵轴方向钳夹被提起的黏膜。在止血钳下做"8"字结扎,不剪除残端,四点结扎方法相同。然后用芍倍注射液在脱出的直肠表面松弛黏膜下作广泛注射,注射时一边退针一边给药,以黏膜均匀隆起饱满为度。注射过程中直肠会逐渐回缩,待直肠全部复位后,在肛门镜下对直肠下端继续行黏膜下注射。最后在直肠下端齿状线附近行截石位1、5、7、11四点的"8"字结扎。方法同近心端结扎方法。

3. 矾藤痔注射液

矾藤痔注射液是彝族治痔的经典药物,矾藤痔注射疗法是一种治疗痔病和直肠脱垂的安全高效的治疗方法。为了获得更好的临床效果,规范矾藤痔注射疗法临床操作,中华中医药学会肛肠分会、中国中医药研究促进会肛肠分会专家成员共同讨论并达成矾藤痔注射疗法专家共识。

矾藤痔注射液主要成分为赤石脂、白矾、黄藤素。其特点为"双重固脱,治脱不留瘀",能快速改善出血、脱垂等症状,同时使发生病理改变的肛垫支持结构重建,血管丛及动静脉吻合支再建立、血流恢复正常,使移位、脱出的组织恢复原位。矾藤痔注射液"双重固脱,治脱不留瘀"理念的表现:一重固脱固化作用。白矾固化组织,收敛止血,引起无菌性炎症反应,使治疗的痔组织产生血管闭塞及纤维化作用,启动机体对痔组织及异常移位组织进行固脱修复。二重固脱生肌作用。赤石脂一方面具有敛疮生肌,保护黏膜作用;另一方面可以止血祛瘀,缩短凝血时间、抑制二磷酸腺苷诱导的血小板聚集,改善局部血液循环和炎症微环境,加快病理改变组织的吸收和愈合。黄藤素治脱不留瘀作用:一方面通过调节核转录因子-κB活性抑制炎症因子的生成,抑制变态反应过度表达,避免形成较大瘢痕;另一方面黄藤素可以提高外周血中性粒细胞吞噬率,有"植物抗生素"之称,可防止机体感染。黄藤素联合赤石脂的祛瘀、敛疮生肌作用,能防止病理改变组织过度纤维化,恢复纤维复合体中纤维的规则、密集、连接状态,调节和加快组织修复。

矾藤痔注射液可使直肠黏膜下层形成规则、密集的纤维化组织,可加固直肠黏膜与黏膜下肌层的稳定性,有效解决直肠黏膜层与肌层分离问题。直肠周围间隙注射矾藤痔液,其产生的规则密集的纤维组织加固直肠壁和直肠周围组织,使直肠和周围组织及肛提肌固定,加强了直肠和周围组织尤其是肛提肌的联系,从而阻止脱垂的发生。

适应证:适用于内痔、混合痔的内痔部分及直肠脱垂的治疗。

禁忌证:直肠及肛管有严重的感染;严重心脑血管疾病;严重肝肾功能不全;孕妇及婴幼儿。

注射方法:采用双层注射术,在局部麻醉或骶管麻醉状态下,点状或柱状注射直肠黏膜下层及黏膜固有层。矾藤痔与利多卡因按1∶1配制,7号腰穿针自膀胱截石位肛门3、9点位,肛缘外1.5～2.0 cm平行肛管、直肠进针,穿过肛提肌(有落空感)进入骨盆直肠间隙,回抽无回血后,扇形沿直肠外壁注射 1 : 1 矾藤痔稀释液,每点位注射 20 mL 左右。同法处理 6 点位直肠后深间隙,用量 7 mL 左右。注射用量可以依据患者的年龄、身高、体重调整。

注意事项:术后半小时内需加强访视,监测心率和血压等生命体征。术后避免用力排便。注射后如有下坠感和便意,可平卧以减轻不适感。如症状改善不明显,3 个月后可重复注射治疗。

二、结扎术(直肠黏膜柱状结扎术)

适应证:Ⅰ~Ⅱ度直肠脱垂。

禁忌证:肛门直肠急性炎症。

手术步骤:患者取侧卧位或截石位,在局部麻醉或骶管麻醉下,常规消毒术区后牵开肛管,寻找齿状线,把齿状线上方约 0.5 cm 的直肠黏膜作为手术的下端,把直肠黏膜脱垂的最上端作为手术的上端。用大弯钳从手术的下端到上端纵行夹起直肠黏膜,基底部夹起少量浅肌层,大圆针(带 7 号线)于弯钳下行"两针一线"式贯穿结扎或做连续缝合结扎,结扎毕可切除或不切除钳上直肠黏膜。

注意事项:① 术中严格无菌操作,以防感染;② 弯钳纵行钳夹直肠黏膜时,尽量将松弛的黏膜多夹些;③ 纵行夹取的部位一般选用截石位 3、7、11 点位,各部位之间间距在 0.5~1 cm 以上;④ 缝扎时勿在钳下反复穿刺,进针勿穿透过深。

三、肛门紧缩术

患者取截石位或侧卧位,反复消毒会阴部皮肤及肛管,在肛门后正中齿状线处向外做菱形切口切除皮肤皮下组织,不切断括约肌,用组织钳提起齿状线上方黏膜及黏膜下组织,在组织钳下方用大弯血管钳夹住,此时注意保持肛门口顺利通过两指,再用可吸收线贯穿缝合结扎。齿状线外伤口暴露的括约肌用可吸收线进行括约肌重叠式"U"字形缝合,一般缝合 3~4 针,最后用丝线缝合皮肤切口。如果在后部紧缩后,感到肛门紧缩不理想,还可以同时在肛门前方以同样方法进行前位肛门紧缩术。

四、套扎术(胶圈套扎、套扎器套扎、弹力线套扎)

适应证:轻度直肠黏膜脱垂或远端直肠黏膜脱垂。年老、体弱,难以承受大手术者。

禁忌证:全层直肠套叠,合并有盆底疝者。

(一)胶圈套扎术

1. 钳拉式胶圈套扎法

用肛门镜显露直肠黏膜,左手持套扎器对向黏膜,右手持弯血管钳或组织钳,从套扎器前端镜内夹住直肠黏膜并将其拉入套扎器圈内,一般套扎 2 层即可。上层于套扎起始部下方 1~1.5 cm 开始,在前后左右 4 个方向各套扎 4 处。再于上层的下方约 4 cm 处套扎第二层,套扎 4 个点,每点与上层交错。

2. 血管钳胶圈套扎法

将胶圈套在一把 18 cm 弯血管钳关节处,局部麻醉或骶管麻醉后牵开肛门,显露直肠下段黏膜,用组织钳将预扎点的黏膜提起,用套有胶圈的血管钳夹住提起的黏膜基底部,再把另一把血管钳尖部插入胶圈内,将胶圈拉开并向上绕过钳夹的黏膜和夹黏膜的钳尖,使胶圈套扎在黏膜基底部,撤去血管钳,完成套扎。

(二)套扎器套扎术

用肛门镜显露直肠黏膜,消毒后将吸引式套扎器的吸筒对准并顶在欲套扎处黏膜上,借助套扎器的负压作用,将黏膜吸入套扎器的吸筒内,同时扣动扳机将胶圈推出并套扎在黏膜基底部。套扎部位与层次同钳拉式。

(三)弹力线套扎术

将广角式肛镜置入肛内,将套扎器头端对准齿状线上方 3~4 cm 处直肠黏膜,关闭负压开关,将松弛的直肠黏膜利用负压吸入枪口,待负压吸引器负压达到 0.08~0.1 MPa 刻度之间时,旋转绕线轮,击发胶圈,将弹力线圈推出套扎至直肠黏膜基底部,释放负压开关,转动推线轮使推线管弹出,一手拉紧弹力线,一手用推线管前端抵住直肠黏膜基底部弹力线圈,使线圈收紧,保留线头长度约 0.5 cm,剪除多余弹力线。同法重复操作分别套扎各处松弛的直肠黏膜,必要时可将胶圈套扎不充分处或仍有明显黏膜松弛处行再次套扎。

注意事项:行弹力线套扎术时,负压吸引直肠黏膜后需轻提套扎器,以防吸入肌层组织;套扎直肠黏膜不宜过多,应交错套扎相邻直肠黏膜,避免套扎在同一平面,各套扎点间需保留适度黏膜桥,以减轻各套扎点间张力,防止弹力线滑脱或黏膜撕裂出血等情况的发生。

(叶玲　高献明　张岱虎　王增平　纪加俊)

参 考 文 献

安阿玥,王晏美,2008.芍倍注射液的临床应用[C]//第二届中国肛肠科医师年会暨安氏疗法国际研讨会,北京:146-154.

芮洪顺,勾振堂,芮冬,2011.肛肠脱出性疾病诊疗精要[M].北京:中国医药科技出版社:1-78.

陈少明,2016.实用肛肠病治疗学[M].北京:科学技术文献出版社:241-262.

高记华,张虹玺,2018.矾藤痔注射疗法专家共识[J].中医临床研究,10(15):106,107.

高献明,叶玲,王晓霞,2014.直肠黏膜多点结扎加消痔灵注射治疗Ⅱ度直肠脱垂的疗效观察[J].中国肛肠病杂志,34(10):46,47.

韩宝,张燕生,2011.中国肛肠病诊疗学[M].北京:人民军医出版社:206-220.

何永恒,凌光烈,2007.中医肛肠科学[M].北京:清华大学出版社:8-10.

金定国,刘长宝,陈荣,2004.中西医结合肛肠病治疗学[M].合肥:安徽科学技术出版社:52-90.

靳士英,1999.实用中医外治法[M].北京:人民军医出版社:3-7.

田振国,2007.古代肛肠疾病中医文献集粹[M].沈阳:辽宁科学技术出版社:1-486.

叶玲,高献明,2009.消痔灵注射治疗直肠内脱垂型便秘148例临床观察[J].中国现代药物应用,3(18):109,110.

第三章 脱肛病的西医诊断及治疗

第一节 直肠脱垂

直肠脱垂（rectal prolapse）是指直肠黏膜、直肠全层及部分乙状结肠向下移位的一种疾病。直肠壁部分下移，即直肠黏膜下移，称直肠黏膜脱垂或不完全脱垂；直肠壁全层下移称完全脱垂。若下移的直肠壁在肛管直肠腔内称内脱垂；下移脱出到肛门外侧则称为外脱垂。临床上直肠脱垂通常是指直肠外脱垂。

任何年龄的人群都可能发生直肠脱垂，一般以小儿和老人多见。其中小儿多为直肠黏膜脱垂，青壮年多为直肠全层脱垂，50 岁以上女性及老年患者多为直肠、部分乙状结肠脱垂。本节讨论的直肠脱垂是指直肠外脱垂。

一、病因病理

（一）病因

直肠脱垂的病因目前尚不明确，一般认为发病可有以下几种因素。

1. 解剖因素

小儿骶尾弯曲度较正常浅，直肠呈垂直状，当腹内压增高时直肠失去骶骨的支持，易于脱垂。某些成年人直肠前陷凹处腹膜较正常低，当腹内压增高时，肠襻直接压在直肠前壁将其向下推，易导致直肠脱垂。

2. 年老体弱因素

体质虚弱，年老久病，或营养不良，骨盆直肠间隙与坐骨直肠间隙内脂肪减少；或者多次分娩，骨盆及肛门肌肉张力减弱，松弛无力，致使直肠周围组织失去对直肠支持固定作用，造成直肠脱垂。

3. 长期腹内压力增加

长期便秘、腹泻、慢性咳嗽、气喘、尿路结石、前列腺肥大等均可使腹压持续增加，导致直肠下移造成脱垂。

4. 脱出性疾病诱发

由于Ⅱ～Ⅲ期内痔、直肠息肉等经常脱出，牵拉直肠黏膜下移，容易引起黏膜与肌层分离造成直肠黏膜脱垂。

5. 肛管、直肠部神经、肌肉损伤

外伤或手术不慎损伤腰骶部神经或严重破坏了肛管直肠环组织，使肛门括约肌松弛无力，直肠、肛管向下移位，造成直肠脱垂。

（二）病理

直肠脱垂的典型病理解剖特征：① 直肠子宫陷凹或直肠膀胱陷凹加深；② 直肠与

骶骨岬分离,呈垂直状态;③ 乙状结肠冗长;④ 肛提肌分离;⑤ 肛门括约肌松弛。

关于直肠脱垂的发病机制,目前主要有以下两种学说。

1. 滑动性疝学说

滑动性疝学说最本质的特点是认为直肠脱垂的起始因素为盆底下降,直肠前壁凸入肠腔,最后疝入直肠形成直肠脱垂。1912 年 Moschcowitz 发现直肠脱垂患者直肠子宫陷凹或直肠膀胱陷凹加深。他认为在一些诱因下,直肠前壁通过盆底筋膜的缺损处向下移动,疝入直肠,最后经肛门脱出,实际是一种滑动性疝。西方医学早在 20 世纪末及 21 世纪初关于直肠脱垂即提出了滑动性疝的观点,以 Jeanne(1896—)和 Moschcowitz(1912—)为代表。他们认为直肠膀胱陷凹或直肠子宫陷凹太深,成为疝囊,腹内压力增高和肠袢压迫使直肠前壁突入直肠壶腹,然后向下经肛管脱出肛门外。此观点在 20 世纪 50 年代占主导地位,根据该学说,人们采取了经会阴部封闭直肠子宫陷凹或直肠膀胱陷凹的方法来治疗直肠脱垂,但手术的复发率较高,同时有继发性出血、直肠瘘和骶尾部脓肿等并发症,因此,后来很少被人们采用。

2. 肠套叠学说

肠套叠学说最本质的特点是直肠脱垂开始病变在直肠上段,以后直肠固定点下移,形成内套叠,直肠子宫陷凹或直肠膀胱陷凹加深,从而形成直肠脱垂。1968 年 Broden 及 Snellman 认为直肠脱垂并不是滑动性疝,而是乙状结肠、直肠套叠。他们应用排粪造影发现,脱垂开始于直肠与乙状结肠交界处,套叠发生时,乙状结肠与直肠的附着点(固定点)将下移,由于反复下移,直肠被逐渐拉向远端,当套叠向下进行到两侧神经血管蒂部时(直肠侧韧带处),由于此处有较强的筋膜附着,要通过较为困难,需要一定时间。反复的腹内压增加,以及排便时用力使侧韧带变弱,套叠通过此处,从肛门口脱出,即形成直肠全层脱垂。目前内套叠学说得到广泛的公认,但是直肠前壁的黏膜脱垂和直肠前壁的滑动性疝在解剖学上很难区分,也有学者认为这两种学说是一回事。近年来多数学者支持这一学说。Theuerkoauf(1970—)采用特殊的 X 线活动摄影术,证实套叠发生于直肠正常固定点最高处的近端。他用 4 个金属夹子,按次固定在脱垂的直肠及肛管处的黏膜上,然后将脱垂的直肠复位,以后再在 X 线下观察脱垂时夹子的次序。他观察了 2 个病例:一例是直肠全层脱垂,伴有肛管脱垂者;另一例是直肠脱垂但肛管不脱垂(又称肠套叠型)证实了肠套叠学说是正确的。

此外,还有其他学说或理论如下。

(1)直肠周围起支持、固定、上提直肠作用的肌群,如提肛肌、直肠纵肌、联合纵肌,以及直肠侧韧带、盆底筋膜等发育不良或衰退,失去支持固定作用,而致直肠脱垂。

(2)腰骶神经损伤,肛门肌肉运动共济失调,肛门括约肌松弛无力,肛管直肠环断裂,组织缺损,神经营养障碍,使肛门神经失调,肛门括约肌松弛,无力支持而脱出。

(3)盆腔组织和肛管松弛无力学说,常见于年老体弱及多次分娩的妇女,由于骨盆底肌群和肛管松弛,肌肉张力减退,失去支持固定直肠作用,当腹内压力增加时易发生移位而脱出肛外。

(4)小儿骶尾弯曲度较正常浅,直肠呈垂直状,当腹内压增高时直肠失去骶骨的支持,易于脱垂。某些成年人直肠前陷凹处腹膜较正常低,当腹内压增高时,肠袢直接压在直肠前壁将其向下推,易导致直肠脱垂。

（5）因长期便秘、腹泻、前列腺肥大、排尿困难、慢性咳嗽等，使腹压持续升高，使肛尾缝过度伸展而松弛，导致提肛肌板下垂，裂隙韧带拉长，直肠颈拉开而发生直肠脱垂。

（6）孤立性直肠溃疡综合征（solitary rectal ulcer syndrome）常伴随直肠黏膜脱垂。

二、临床表现

（一）症状

1. 脱出

早期仅在排便时脱出，便后可自行缩回，以后逐渐加重，严重者在咳嗽、喷嚏、用力或行走时亦可脱出，且不易缩回。直肠黏膜脱垂可见圆形、红色、表面光滑的肿物，黏膜呈"放射状"皱襞、质软，排粪后可自行缩回。若为直肠全层脱垂，则脱出物较长，呈宝塔样或球形，表面可见环状直肠黏膜皱襞。患者多有将脱出物纳入肛内的经验。

2. 便秘或肛门失禁

据研究报道25%～50%的直肠脱垂患者可合并便秘，原因主要有内脱垂的黏膜堵塞直肠、结肠慢传输或盆底肌群矛盾运动，有（或）合并直肠膨出、阴道后疝、膀胱膨出、子宫和阴道脱垂等盆底解剖异常。另外，肛门失禁发生率为28%～88%，多数与长期反复脱垂导致括约肌松弛有关，少数与产伤有关。

3. 黏液便、血便

长期反复脱出，直肠黏膜受到刺激，致黏液分泌物增多，可见黏液便。偶因大便干燥或衣裤摩擦等刺激肠黏膜发生充血、水肿、糜烂，排便时可见有滴血、粪便带血或手纸染血，出血量较少，色鲜红。

4. 坠胀和疼痛

因长期反复脱垂，导致直肠或部分结肠套叠，压迫刺激肛门局部，出现坠胀感或里急后重感，可伴尿频、排尿困难等症状。严重者可有下腹部或腰骶部钝痛，其痛多向下肢或会阴部放射。

5. 潮湿和瘙痒

肛门括约肌因长期反复牵拉而松弛，导致肛门闭合无力，引起不同程度的肛门失禁，常有黏液沿肛管流出；长期黏液刺激及粪便污染，可致肛周皮肤发生炎症，出现皮肤潮湿和瘙痒。

6. 脱出肛管嵌顿

便时直肠黏膜脱出未能及时复位，致使局部静脉回流受阻，继而发生黏膜充血、水肿，并导致脱出部分嵌顿。随着嵌顿时间延长，黏膜颜色由红色逐渐变成暗红色，甚至出现表面黏膜糜烂坏死。病情进一步发展，脱垂段肠管发生绞窄坏死，可由局部反应发展为全身反应，出现发热、小便困难、疼痛坠胀加重、坐卧不安，甚至发生肠梗阻等症状。

（二）体征

1. 局部视诊

内套叠阶段肛门外观无明显变化；外脱垂初期，蹲位检查，用力屏气作排便动作，脱出黏膜呈环状外翻，黏膜皱襞呈放射状，表面光滑，颜色鲜红；脱垂中期肛门松弛，脱出物呈锥形,表面黏膜可见以直肠腔为中心呈"同心圆"排列的环状黏膜皱襞,表面可见环状沟纹,黏膜颜色暗红,有时可见出血点和溃疡;脱垂后期肛门收闭不全形成洞状,脱出物如圆筒状,反折沟和环状沟消失,黏膜紫红,严重者直肠黏膜充血、水肿,甚者表面糜烂、破溃后出血。

2. 直肠指检

内套叠阶段触之黏膜柔软,可触及反折沟;脱垂中期触之黏膜较硬,肛管和反折沟逐渐消失;脱垂后期触之黏膜硬且疼痛,反折沟完全消失,肛门括约肌松弛,收缩力减弱甚至消失。

三、辅助检查

(一)大便常规

大便常规检查可见黏液便、红细胞及白细胞。

(二)排粪造影

排粪造影是直肠脱垂的主要检查方法,尤其是诊断直肠黏膜脱垂的金标准。用力做排便动作时可见直肠脱垂发生的全过程,从而了解脱垂组织、脱垂肠管起点及长度。检查需进行钡剂灌肠,嘱患者模拟排便动作,分别取被检查者静息、提肛,以及排便动作的肛管直肠动、静态变化。当增粗松弛的直肠黏膜在直肠内形成 3~5 mm 深的环状套叠且呈漏斗状影像时,即为直肠黏膜脱垂;当环形套叠环深度大于 5 mm 者考虑为直肠全层套叠。此外,直肠全层脱垂通常还存在会阴下降、骶直分离、肛管直肠角变钝。

根据排粪造影结果,可将直肠脱垂按直肠脱垂下移部位进行分型,以肛门为界,上者为内脱垂型,下者为外脱垂型。内脱垂型包括直肠前壁黏膜脱垂、肛管内直肠黏膜脱垂、直肠内套叠和肛管内直肠套叠;外脱垂型即直肠外脱垂。直肠前壁黏膜脱垂是增粗松弛的直肠黏膜脱垂在直肠内,用力排便时,在肛管上部前方直肠壁呈凹陷状;肛管内直肠黏膜脱垂表现为在肛管内黏膜纹与直肠内黏膜纹相连续,或边缘出现不规整的充盈缺损;直肠内套叠可发生在直肠壁一侧壁,表现为一侧壁向内下折叠,发生在环壁时表现为套入部呈漏斗状,鞘部似杯状,并且有的可以出现多发或多重套叠。直肠外脱垂则表现为在肛门外有大小、长度和形态不等的横行条纹状块状物。

(三)肛管直肠测压

肛管直肠测压是利用压力测定装置置入直肠内,令肛门收缩与放松,检查内外括约肌、盆底、直肠功能与协调情况,来评估直肠肛管抑制反射、肛管高压区长度、直肠感觉容量及最大容量、直肠顺应性等,从而反映肛门收缩情况。

(四)盆底肌电图

盆底肌电图是用于判断了解括约肌缺损的部位及范围的一种检查方法。盆底肌电图可以记录盆底肌系统在静息状态下及收缩时电活动情况。

(五)盆腔双重与三重造影检查

1. 盆腔双重造影

盆腔双重造影即行全消化道造影时,待小肠全部显影后再进行排粪造影。检查时令患者侧坐行排便动作,此时乙状结肠和直肠显影,随着排便动作,将钡剂排出,根据所见判断直肠脱垂的类型。对于男性患者,双重造影即可显示直肠脱垂是否伴有小肠脱垂,以此判断直肠脱垂的类型是滑动疝型还是肠套叠型,对直肠脱垂的治疗具有重要意义。

2. 盆腔三重造影

盆腔三重造影即将双重造影检查与阴道造影相结合,称为三重造影。此检查可以观察女性阴道、子宫脱垂情况,以及直肠脱垂的类型,较为全面地动态地观察盆腔内各器官的解剖关系。该方法克服了单一盆腔器官造影术在诊断上的一些缺陷,可作为直肠脱垂女性患者的重要检查方法。

(六)直肠脱垂的动态 MRI 检查

在 MRI 影像上直肠位于 H 线[在仅要求患者最大用力而不排泄(Valsalva 动作)时采用快速半傅立叶 T_2 加权成像序列扫描的正中矢状面上耻骨联合到直肠后壁耻骨直肠肌附着点的连线]以下诊断为脱垂。Fuchsjager 等认为直肠套叠是脱垂发生的机制,MRI 上可以看到排便开始时肠壁内折,继续用力则套叠的肠壁进入肛管,通过肛管开口形成完全的脱垂。MRI 可显示肠黏膜并区分黏膜套叠和全层肠壁套叠,还可术前帮助确定共存的其他器官的病变。

四、诊断与鉴别诊断

(一)诊断

1. 参照第七版《外科学》(吴在德 等,2008)进行诊断

根据脱垂程度,分不完全脱垂和完全脱垂两种。

(1)不完全脱垂:脱出部仅为直肠下端黏膜,故又称黏膜脱垂。脱出长度为 2~3 cm,一般不超过 3 cm,黏膜皱襞呈放射状,脱垂部为两层黏膜组成。脱垂的黏膜和肛门之间无沟状隙,直肠指检仅触及两层折叠的黏膜;直肠指检时感到肛门括约肌收缩无力,嘱患者用力收缩时,仅略有收缩感觉。

(2)完全脱垂:为直肠的全层脱出,严重者直肠、肛管均可翻出至肛门外。脱出较长,长度常超过 10 cm,甚至 20 cm,呈宝塔形。黏膜皱襞呈环状排列,脱垂部为两层折叠的肠壁组成,触之较厚,两层肠壁间有腹膜间隙。直肠指检时见肛门口扩大,感到肛门括约肌松弛无力;排便造影检查时可见到近端直肠套入远端直肠内。

2. 参照 2002 年中华中医药学会肛肠分会制定的脱肛病(直肠脱垂)诊断标准进行诊断

(1)根据脱出组织分型

一型:不完全性直肠脱垂,即直肠黏膜脱垂。表现为直肠黏膜层脱出肛外,脱出物为半球形,其表面可见以直肠腔为中心的黏膜环形沟。

二型:完全性直肠脱垂,即直肠全层脱垂。表现为脱垂的直肠呈圆锥形,脱出部分可以直肠腔为中心,呈同心圆排列的黏膜环形沟。

(2)二型根据脱垂程度分为三度

Ⅰ度直肠脱垂:见于排便或努挣时,直肠黏膜脱出,色淡红,长 3~5 cm,质软,不出血,便后能自行回纳,肛门功能良好(图 3-1)。

Ⅱ度直肠脱垂:见于排便或腹压增加时,直肠全层脱出,色红,长 5~10 cm,圆锥形,质软,表面为环状而有层次的黏膜皱襞,便后需手法复位,肛门括约功能可下降(图 3-2)。

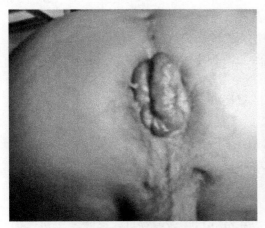

图3-1　Ⅰ度直肠脱垂

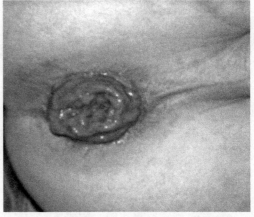

图3-2　Ⅱ度直肠脱垂

Ⅲ度直肠脱垂：见于排便或腹压增加时，直肠全层及部分乙状结肠脱出，长度大于10 cm，圆柱形，表面有较浅的环状皱襞，触之很厚，需手法复位，肛门松弛，括约肌功能明显下降（图3-3）。

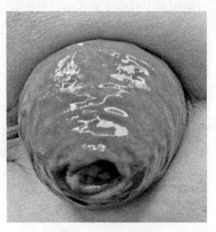

图3-3　Ⅲ度直肠脱垂

（二）鉴别诊断

1. 内痔脱出

内痔脱出物为充血肥大的痔核组织，呈梅花状或环状，一般来说母痔尤为明显，痔核之间有凹陷的正常黏膜，常伴有出血。

2. 直肠息肉

脱出物多为肉红色，呈圆形，带蒂，表面光滑或呈均匀颗粒状，多为单个，容易出血，常混有黏液，多见于儿童。

3. 小肠滑动疝

脱出物光滑，但脱出的直肠壁不呈同心圆，厚薄不均匀，可触及脱出的囊状物中有肠曲，活动性好，叩诊为鼓音，可闻及肠鸣音。

4. 肛管直肠癌

晚期可见肿物脱出，呈菜花状，质硬，表面凹凸不平，活动度差，常伴肛门坠胀，大便困难，便脓血，色暗腥臭。

5. 直肠黏膜外翻

有痔或肛瘘手术的病史，脱出的黏膜为片状或环状，用手推之不能还纳入肛内，由于长期擦损，可有明显的充血、水肿，分泌物增多。肛门外观有术后瘢痕、缺损。黏膜常因瘢痕的牵引或因肛门缺损、括约功能下降而外翻。

五、治疗

直肠脱垂的治疗依据年龄、严重程度的不同而不同，主要是消除直肠脱垂的诱因。儿童直肠脱垂多为黏膜脱垂，通常5岁前可自愈。成人直肠全层脱垂如直肠反复脱出可导致阴部神经损伤产生肛门失禁,并有引发直肠溃疡、出血、狭窄和坏死的危险,手术仍是目前治疗本病的主要手段。然而,文献中描述的手术方式一直在不断增加,但从本质上来讲,直肠脱垂的治疗主要有经腹和经会阴两种手术入路。直肠脱垂手术治疗的目的是纠正直肠脱垂,避免肛门失禁和便秘,尽量减少手术并发症,因此,评价直肠脱垂术式的优劣,关键是看哪种手术能修复更多的直肠脱垂的病理改变。从这个意义上来讲,切除配合固定手术似乎是最理想的方式,但还要权衡手术并发症和患者的需求,选择更适合的手术方式。入路选择主要根据患者的并发症、年龄、排便功能及手术医师的经验来选择。对于青年男性和高龄患者一般选择经会阴直肠黏膜切除术,因为该手术创伤小,不会发生男性性功能障碍。

（一）经腹手术

该术对患者要求比经会阴手术高,术前应充分评估患者耐受度。经腹手术虽然创伤大,但术后的复发率明显低于经会阴手术(约5%)。直肠脱垂经腹手术主要包括经腹直肠固定术伴或不伴乙状结肠切除术,可通过常规或腹腔镜微创手术来完成。但经腹手术对于年轻男性患者有损伤盆腔自主神经致术后性功能障碍的风险,术前需充分告知,谨慎选择该手术入路。

1. 缝线固定术

悬吊和固定的概念最初是 Pemberton 和 Stalker 在 1939 年提出的。在此术式中,直肠被充分游离,乙状结肠固定于前腹壁的腹膜上,目的是维持一个向上的牵引力,复发率较高,约35%。1959 年,Cutait 描述了骶前直肠缝线固定术,即进腹后显露直肠膀胱陷凹,提起乙状结肠和直肠,充分游离直肠至盆底和尾骨尖平面,避开骶前神经丛和静脉丛以防损伤,将直肠上提、拉紧、缝合固定在骶骨岬的骨膜上。

2. 经腹直肠前悬吊固定术

经腹直肠前悬吊固定术,即 Ripstein 术。Ripstein 通过使用 Teflon 补片完成直肠本身的悬吊。他将 Teflon 网带围绕直肠,后缘固定于骶骨下的骶前筋膜上,并与直肠前壁缝合,避免直肠垂直接受腹腔压力。该术式适用于骶骨直肠分离或是有严重直肠黏膜脱垂者。对于直肠固定术所用的网片,有多种类型,如聚乙烯乙醇(lvalon)、Teflon 网带、Marlex 网带、聚乙醇酸(polyglycolic acid)、聚丙烯(polypropylene)和聚乳酸网格(polyglactin meshes)等。该手术不需切除肠管,它对于大便失禁的疗效是肯定的,但是对于严重便秘者不适合,其原因可能是直肠前方的网片会引起直肠狭窄加重便秘。该术式将直肠提高后悬吊固定于骶前筋膜恢复了直肠贴近骶骨的正常弧度,手术不复杂,复发率及手术死亡率均低,疗效肯定。

3. 经腹直肠后悬吊固定术

经腹直肠后悬吊固定术,又称 Wells 术、Ivalon 海绵后方植入术。这最初是在 1959 年由 Wells 提出的。此种术式在英国比较受欢迎。因为顾虑到前方悬吊物阻塞,许多外科医生支持后方悬吊。Wells 的术式特别选择了 Ivalon 海绵。术中游离直肠至肛管直肠环后壁,部分切断直肠侧韧带,将海绵薄片剪成"十"字形,置于骶骨前,缝合到骶骨凹内,直肠上拉,置薄片前,缝合直肠侧壁与薄片,前壁开放 2~3 cm,以免造成直肠狭窄、粪便嵌塞及悬吊阻塞。治疗机制一般认为是 Ivalon 海绵植入后易与组织合成一体,刺激组织纤维化,产生软骨性的固定作用,使直肠变硬,有效防止直肠套叠形成及直肠脱垂发生。术后复发率及手术死亡率均较低,但是直肠功能明显下降、便秘及排便困难的发生率仍较高。最严重的并发症是植入薄片引起的盆腔化脓性感染,此时海绵片成为异物,须及时取出。另外,该术式可导致阳痿,建议青年患者选其他手术。

4. 阔筋膜直肠固定术

阔筋膜直肠固定术,又称 Orr 术、直肠骶骨悬吊术。Orr 等于 1947 年首先在 4 例患者身上取得了良好的结果。该术式是建立在这样的假说之上的:直肠与周围组织固定结构松弛,并且有较深的直肠子宫陷凹或直肠膀胱陷凹的存在是脱垂的病理学特征,两者导致直肠过于活动,以致腹部内容物对会阴部产生持续的压力。手术步骤就是首先悬吊直肠到骶骨岬,其次是消除直肠子宫陷凹或直肠膀胱陷凹。用 2 条长 10~12 cm、宽 1~2 cm 的大腿外侧阔筋膜,分别固定于腹膜返折处的直肠与骶岬上方筋膜,并闭合直肠膀胱陷凹或直肠子宫陷凹。该术式通过有限的解剖直肠前后壁、保留直肠侧韧带,对于治疗直肠全层脱垂或直肠黏膜脱垂合并大便失禁或出口梗阻者来说是安全有效的,保留侧韧带可阻止术后便秘却不增加脱垂复发的风险。

5. 耻骨直肠肌悬吊术

耻骨直肠肌悬吊术,又称 Nigro 术。这最初是 Nigro 在 1970 年提出的。该术式是用 Teflon 网带将直肠下端悬吊在耻骨梳上。Nigro 认为由于耻骨直肠肌失去收缩作用,不能将直肠拉向前方,盆底缺陷加大,肛管直肠角消失,直肠呈垂直位,以致直肠脱出。因此,他主张重建直肠悬带,用大弯钳由膀胱前间隙,向下至左侧闭孔水平,进入直肠下端左后方的直肠后间隙,将 Teflon 网带中段与直肠下端后及侧方缝合固定,并将直肠拉向前方,松紧度要恰到好处,最后将 Teflon 带缝合于耻骨梳韧带上,重建了"肛管直肠角"。直肠指检可触及此悬带,但是没有收缩作用。该术式能够改善膀胱功能,但是手术操作难度大,需要有经验的医师进行手术。主要并发症为出血和感染。

6. 直肠前切除术,直肠、乙状结肠部分切除术

直肠前切除术,直肠、乙状结肠部分切除术,即 Anterior resection 术。直肠前切除术最初是 1951 年 Conyers 等提出的。Muir 等认为内套叠和冗长的直肠、乙状结肠不合适的定位是最初的解剖学缺陷,盆底肌薄弱和肛门括约肌松弛通常成为诱因。手术切除了冗长脱垂的乙状结肠和直肠上段,可拉直肠并且改善便秘症状,骶前放置引流可促进纤维化和瘢痕形成,从而固定直肠。直肠前切除术的优点在于不需异物植入或是直肠悬吊,是治疗直肠全层脱垂的重要选择,远期效果好。有报道称在直肠前切除术后应用吻合器效果会更好。

7. 经腹直肠后固定术加左侧结肠切除术

经腹直肠后固定术加左侧结肠切除术,即 Frykman-Goldberg 术,最初是由 Karulf 等于 1955 年提出的。术中游离直肠到肛提肌,保留充足血运,并使直肠保持向上的张力固定于骶骨,消除直肠子宫陷凹或直肠膀胱陷凹,并间断丝线缝合直肠与盆腔内筋膜,最后切除拉长的乙状结肠和上部直肠,断端吻合,并辅以直肠后固定,加强了术后疗效,改善了术后功能。可能的术后并发症主要是肠梗阻、吻合口漏、骶前静脉丛大出血。本术式没有植入外源物质而引起感染的危险,尤其适用于便秘并且能够耐受经腹手术者。

8. Devadhar 术

Mehendale 等发表了其根据肠套叠理论治疗直肠脱垂 25 年的经验一文。该文中描

述了该术式。患者仰卧位,椎管麻醉下于骨盆两缘之间男性膀胱或女性宫颈的后面腹膜表面做一横切口,切除直肠膀胱陷凹的腹膜,用一钳子将直肠前壁反复推动刺激脱垂,找到脱垂最大处即为脱垂起始点,标记为"关键点",以关键点为中心,以该点和脱垂的最低点之间的距离为半径,顺时针方向环状缝合直肠前壁、侧壁,该环使直肠反向套叠,助手向肠腔内上推动直肠壁,医生收紧环状缝线。从紧线点之上至直肠前、侧壁尽可能低的距离纵向折叠缝合,重建盆底腹膜,消除直肠子宫陷凹或直肠膀胱陷凹。该术式避免了分离骶前间隙,因此,泌尿及性功能紊乱的危险性较小。

(二) 经会阴手术

1. 经会阴直肠黏膜切除及肠壁肌层折叠缝合术

经会阴直肠黏膜切除及肠壁肌层折叠缝合术,即 Delorme 术。最早由 Delorme 在文献中描述,他于肛门外做直肠黏膜袖状切除,将脱垂肠管全部脱出,黏膜下注入盐水,距离齿线 1~2 cm 环形切开黏膜到黏膜下层,将黏膜由肌层分离成为袖状,直到脱垂顶端,并将黏膜完全切除。再将 6 条缝线穿过脱垂底部黏膜边缘,并穿过数处肌层,由顶部黏膜边缘穿出,结扎后使肌层折叠,黏膜对合。该术式常用于低位较小的脱垂,或高龄且并存内科疾病的患者,或年轻男性不愿意冒可能引起性功能障碍风险的患者。

2. 经会阴直肠、乙状结肠部分切除术

经会阴直肠、乙状结肠部分切除术,即 Altemeier 术。本术式最初是由 Mikulicz 于1889 年阐述的,而备受欢迎的是 Altemeier 于 1971 年做的改良的会阴切除术。首先牵拉脱垂肠管,尽量拉出全部脱垂肠管。然后使用电刀、超声刀在距齿状线约 50 px 处标记黏膜,环形全层切开直肠,在前方打开下降的盆底腹膜。接着切开外层肠管并将之翻转复位,游离显露脱垂的内层直肠和部分乙状结肠。切除多余的盆底腹膜,抬高重建盆底,找到两侧肛提肌,在直肠后方进行肛提肌成形修复。注意超声刀尽量沿肠壁向近端分离,对于直肠系膜游离时,止血一定要彻底。分离位置最好在直肠、乙状结肠交界或乙状结肠下端,减少吻合口张力,尽可能避免吻合口漏发生。最后在预切除线处切断乙状结肠。为减小吻合口张力,以在切断后吻合口能松弛地脱出肛门 2~3 cm 为宜;乙状结肠残端与直肠远端残端进行间断吻合,吻合口采用一层吻合方法,吻合结束后送回吻合口。该术式常用于脱垂肠段较长且年老体弱者或直肠脱垂并嵌顿者。主要手术原则包括切除过长的直肠、乙状结肠,抬高重建下降的盆底腹膜和折叠修补肛提肌。

(三) 腹腔镜手术

在直肠脱垂治疗的进程中,腹腔镜手术(laparoscopic surgery)是最新的发展方向。随着腹腔镜手术广泛应用于外科临床,国外腹腔镜手术治疗直肠脱垂报道较多,出现了直肠、结肠切除术,直肠缝线固定术及直肠悬吊术多种方法。支持该术式的人认为,腹腔镜手术具有技术操作简易、患者舒适、术中出血少、术后肠功能恢复快、住院时间短、并发症少等诸多优点。腹腔镜直肠固定术和切除固定术治疗脱垂的结果都很好,在年老体弱者身上都能安全实施。腹腔镜术式缩短了住院期,老年人耐受良好。个别报道腹腔镜缺点主要是手术时间长,手术效果受术者技术水平影响较大。腹腔镜修复直肠脱垂,结合了开放性腹部手术疗效好和微创手术并发症低的双重优点,很有可能代表了未来直肠脱垂经腹手术的发展方向。

第二节 直肠黏膜脱垂

本节所论述的脱肛病特指西医的直肠黏膜脱垂,又称直肠内脱垂(internal rectal prolapse,IRP),亦可称直肠内套叠(interal proctoptosis)、隐性直肠脱垂、不完全性直肠脱垂,是指直肠黏膜层套叠入远端直肠腔或肛管内而未脱出肛门的一种功能性疾病,是导致出口梗阻性便秘最为常见的原因之一,目前病因及发病机制尚未明确,主要与便秘、腹泻、肌肉松弛、直肠及肛门局部病变等因素有关。

一、病因病理

(一)病因

本病发生的病因病机目前尚不十分清楚,一般认为乙状结肠、直肠冗长是发生本病的必备条件,便秘是引起本病的重要因素,两者互为因果。引起直肠内脱垂的因素有以下几种。

1. 解剖因素

某些成年人直肠前陷凹处腹膜较正常低,当腹内压增高时,肠袢直接压在直肠前壁将其向下推,易导致直肠下脱。

2. 盆底组织软弱

老年人肌肉松弛,女性生育过多和分娩时会阴撕裂,幼儿发育不全可致肛提肌及盆底筋膜发育不全、萎缩,不能支持直肠于正常固定位置。

3. 长期腹内压力增加

如长期便秘、慢性腹泻、前列腺肥大引起排尿困难、慢性支气管炎引起慢性咳嗽等因素,均可致直肠下脱。

(二)病理

直肠黏膜脱垂多是从前壁黏膜开始,是因为直肠前壁承受来自直肠子宫陷凹或直肠膀胱陷凹的压力,使局部组织软弱松弛失去支持固定作用,使黏膜与肌层分离。直肠前壁黏膜脱垂若进一步发展,将牵拉直肠上段侧壁和后壁黏膜,使之继续下垂,形成全周黏膜脱垂。若病变继续发展,将会发生直肠全层套叠。另外,盆底松弛使盆膈前方的肛提肌裂隙扩大,形成直肠周围松弛和直肠壶腹被套叠扩张的条件。女性分娩时盆底的损伤和子宫后倾可以促进这一过程。

二、临床表现

(一)症状

直肠黏膜脱垂多见于女性,成人发病高峰在 50 岁左右。发病缓慢,早期全身及局部无明显不适。随着病情的发展,症状逐渐明显,主要表现如下症状。

(1)由于直肠黏膜松弛、脱垂造成直肠或肛管的部分阻塞,直肠黏膜脱垂以排便困难,排便不尽,次数增多,便柱变细如挤牙膏状,甚或矢气困难等直肠排空困难为主要表现症状。

（2）肛门坠胀和（或）肛门阻塞感。

（3）可有慢性肛门疼痛，甚或下腹部、骶尾会阴部出现酸胀疼痛感，偶伴血便及黏液便。

（4）部分患者伴有忧郁、焦虑等精神症状。

（5）后期由于反复脱垂导致阴部神经损伤，可有不同程度的大便失禁。

（二）体征

1. 视诊

肛门外形正常。

2. 直肠指检

直肠指检时取蹲位或侧卧位，令患者做排便动作，可触及直肠壶腹部黏膜折叠堆积、柔软光滑、上下移动，直肠黏膜脱垂的部分与肠壁之间可有环行沟。也有学者认为直肠指检只能发现括约肌松弛和直肠黏膜堆积，部分患者可触及宫颈状物或直肠外的后倒子宫。

3. 肛门镜检查

肛门镜下可见脱垂套叠的直肠黏膜，似瓶塞样凸入镜筒开口，直肠下端腔隙变小。有时在置入肛门镜时脱垂的黏膜往往已经还纳到上方，因此，肛门镜的主要价值在于了解直肠黏膜是否存在炎症、孤立性溃疡或痔疮（图3-4，图3-5）。

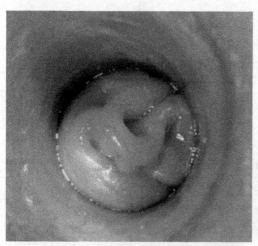 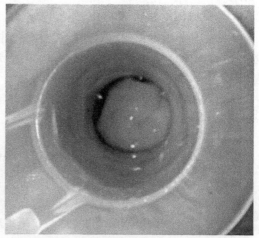

图3-4　肛门镜下折叠堆积的直肠黏膜　　　图3-5　直肠黏膜似瓶塞样凸入镜筒开口

三、辅助检查

（一）排粪造影

排粪造影是目前临床上诊断直肠黏膜脱垂的主要手段，明确直肠黏膜脱垂的部位是高位、中位还是低位，并可显示黏膜脱垂的深度。排粪造影的典型表现是直肠壁向远侧肠腔脱垂，肠腔变细，近侧直肠进入远端的直肠和肛管，但未脱出于肛门，鞘部呈杯口状。并常伴有盆底下降、直肠前突和耻骨直肠肌痉挛等。根据典型的临床症状和典型的排粪造影显像且排除器质性疾患，其诊断不难。

（二）盆腔造影

传统的排粪造影检查不能区分直肠黏膜脱垂和直肠全层脱垂，也不能明确是否存在盆底疝等疾病。盆腔造影结合排粪造影的二重造影检查方法，即先腹腔穿刺注入含碘的造影剂，待其引流入直肠陷凹后再按常规方法行排粪造影检查。如果直肠陷凹位置正常，说明病变未累及肌层，为直肠黏膜脱垂。如果盆底腹膜反折最低处（正常为直肠生殖陷凹低点）下降并进入套叠鞘部，则说明病变已累及腹膜层，则为直肠全层脱垂，从而可靠地区分直肠黏膜脱垂或直肠全层脱垂。对怀疑合并有膀胱脱出、子宫后倾病变时，可以通过盆腔、阴道、膀胱及排粪同步造影检查，可反映排便过程中盆腔各器官之间相互关系，即在盆腔双重造影的基础上，放置尿管同时让膀胱显影，在阴道内放置钡条使阴道显影。盆腔四重造影技术可以动态显示排便时膀胱、子宫、盆底、直肠的形态学变化，为复杂性盆底功能障碍及伴随盆底疝的直肠全层脱垂的诊断提供了更准确全面的手段。

（三）肛管直肠动力测定

直肠黏膜脱垂患者直肠顺应性正常，直肠肛管抑制反射存在，内括约肌松弛率正常，括约肌功能长度、肛管最大收缩压均正常；直肠全层脱垂患者直肠顺应性明显增加，直肠肛管抑制反射阴性率增加，内括约肌松弛率明显降低，肛管最大收缩压降低，提示直肠全层脱垂患者盆底肌功能降低。这样的区分可为直肠脱垂手术效果及术后肛门功能评价提供客观依据。

（四）电子直肠镜检查及钡灌肠检查

检查的主要目的是排除大肠肿瘤、炎症等其他器质性疾病。当肠镜退镜至直肠中下段时，即距肛门6~15 cm处（直肠三个瓣膜处），在"黏膜相""力排相"状态下直观清晰，尤以用力排便时能明显观察到下移的直肠黏膜堵塞于直肠壶腹部，女性以直肠前壁黏膜脱垂多见。此外，肠镜下判断孤立性直肠溃疡必须非常慎重应反复多次活检排除肿瘤后才能确定，而且应该定期随访，切不可将早期直肠癌性溃疡当作直肠黏膜脱垂所引起的孤立性直肠溃疡。

（五）肌电图

肌电图是通过记录神经肌肉的生物电活动，从电生理角度来判断神经肌肉的功能变化，对判断括约肌、肛提肌的神经电活动情况有重要参考价值。直肠前突、直肠黏膜脱垂患者随意收缩时由于参加活动的肌纤维数量减少导致波形稀疏，但电位电压大于1 000 nV，多相电位增加。在模拟排便时呈反常电活动，肌电图表现为神经源性损伤，这可能是由于排便时过度费力使支配神经分支变性，运动单位的肌纤维部分丧失，引起动作电位的电场在时间上和空间上极度分散所致。会阴神经潜伏期若明显延长，提示存在阴部神经损伤。

（六）直肠腔内超声

直肠黏膜脱垂可发现黏膜上皮增厚，同时判断内括约肌厚度及直肠内外的异常病变。

四、诊断与鉴别诊断

1. 诊断要点　　主要症状为排便困难、排便不尽、肛门坠胀、肛门阻塞感，肛门疼痛、甚或下腹部、骶尾会阴部酸胀疼痛感。直肠指检可触及直肠黏膜折叠堆积,肛门镜检查可见脱垂套叠的直肠黏膜。

2. 鉴别诊断 直肠黏膜脱垂与会阴下降综合征、直肠前突、盆底肌痉挛综合征等都有一系列的排便梗阻现象,被统称为出口梗阻综合征,但可通过直肠指检、乙状结肠镜、排粪造影及肛管直肠测压进行鉴别。

五、治疗

近年来,对直肠黏膜脱垂的病因研究及其现代概念已达成了初步共识。因此,其治疗方案的选取是现今研究的一个方向,临床治疗方法多种多样,根据近年来治疗现况,将治疗方法总结如下。

(一) 非手术治疗

1. 养成良好的排便习惯

及时纠正便秘,避免久蹲厕所,缩短排便时间。

2. 提肛运动

提肛运动即收缩臀部的肌肉向上提肛,紧闭尿道、阴道及肛门,此感觉就如尿急但是无法到厕所去,需憋尿的动作。保持肌肉收缩 5 s,然后慢慢地放松,5~10 s 后,再重复收缩。运动的过程中照常呼吸,保持身体其他部位的放松。用手触摸腹部,如果腹部有紧缩的现象,表示运动错误。提肛运动的目的是锻炼和强化支撑膀胱、大肠的肌肉,舒张和收缩防止肛门失禁。

(二) 手术治疗

1. 吻合器痔上黏膜环切术

吻合器痔上黏膜环切术(procedure for prolapse and hemorrhoid, PPH)是意大利学者 Longo 发明的术式。PPH 手术治疗直肠黏膜脱垂的原理:环行切除齿状线上方的直肠黏膜,同时将远近两端直肠黏膜吻合,使脱垂的肛垫组织上提,且因切除、吻合黏膜的同时,阻断了部分血液供应,使过分增生扩张的肛垫区血管因血供减少而部分萎缩,从而将滑脱组织悬吊固定,使病理状态的肛管直肠恢复到正常的解剖状态达到治疗目的。

手术步骤:患者取截石位、俯卧位或折刀位,腰俞麻醉或骶管麻醉下;充分扩肛使肛管可容纳 4 指以上;肛管内置入特制肛管扩张器,取出内栓并加以固定;放入荷包缝合辅助肛镜,根据脱垂的具体程度在距齿状线上 4~6 cm 做荷包缝合,荷包缝线应全部潜行于黏膜下层并保持在同一水平面,可根据脱垂实际程度行单荷包或双重荷包缝合;将吻合器张开至最大限度,经肛管扩张器将其插入荷包上方,逐一紧线并打结,用配套的持线器经吻合器侧孔拉出;牵拉缝线将缝扎黏膜拉入吻合器套管内,旋紧吻合器并击发,保持关闭状态 20 s;旋开吻合器轻缓拔出,检查切除的直肠黏膜是否完整;认真检查吻合部位有无出血,对于活动性出血应缝扎止血。

2. 经肛吻合器直肠切除术

经肛吻合器直肠切除术(stapled for trans-anal rectal resection, STARR)手术是意大利学者 Longo 提出的用于治疗直肠前突的术式。该术式采用两把 PPH 吻合器,分别切除直肠中下端前壁及后壁冗长、脱垂的黏膜及黏膜下层,缩小了直肠前突的宽度与深度,吻合口使黏膜下层与肌层瘢痕粘连,加强了直肠前壁的力量,减轻了直肠前突的程度,从而消除直肠下端排便时形成的囊袋状结构,重构直肠中下端的直肠内解剖结构,达到恢复正常解剖结构的动态功能,使直肠的顺应性较术前降低,故可改善各种症状。该术式可同时解决直肠黏膜脱垂、内痔及混合痔,从而消除上述疾病引发的临床症状。STARR 手术能有效纠正由直肠脱垂引起的症状,提供了比切除脱垂组织更加完整的方法,也能治疗由直肠前突和直肠黏膜脱垂引起的梗阻性便秘的疾病,部分纠正会阴下降、肠疝、骶直分离等,但是对其他的盆底异常疾病却无效。因此,STARR 手术虽然是一个有效的手术方式,但必须严格掌握适应证。STARR 手术较 PPH 手术的优势在于:① STARR 手术的吻合口距齿状线较远,约 6 cm,术后排便对吻合口的刺激性小;② STARR 手术切除组织的宽度较大,因为吻合器的口径是固定的,采用伞状缝合牵拉,牵扯力大,切除组织宽度更大;③ STARR 手术切除组织是全层的。STARR 手术器械采用 33 mm PPH03 吻合器,近年来亦有医者采用 TST 吻合器。

STARR 手术步骤:用扩肛器扩肛,置入肛门镜,取出内芯,将肛门镜缝扎固定于臀部,在缝合器视野下,于直肠前壁距齿状线约 7 cm 层面处,自截石位 3~9 点(顺时针)在黏膜下层做半荷包,同法在齿状线上约 5 cm 层面、3 cm 层面处分别做半荷包(上下共 3 个半荷包);用挡板从肛门镜外侧紧贴直肠后壁插入直肠挡住直肠后壁,置入吻合器,将 3 根荷包线绕吻合器连杆同时收紧打结,自侧孔引出,轻轻拉紧,关闭吻合器,打开保险,启动吻合器切断黏膜并同时吻合,取出吻合器,检查吻合口,有活动性出血点用可吸收线“8”字缝扎止血;再于直肠后壁同法处理对侧截石位 3~9 点直肠黏膜;最后结扎剪除两个吻合口连接处形成的“猫耳朵”状黏膜隆起。

3. 结扎术(直肠黏膜紧缩术)

结扎术(直肠黏膜紧缩术)治疗直肠黏膜脱垂的原理是将松弛脱垂的直肠黏膜组织结扎或扎后切除,从而使直肠黏膜紧缩,防止直肠黏膜脱出而达到治疗目的。

操作步骤:患者取侧卧位或截石位,常规消毒局部浸润麻醉后,于截石位 3、7、11 点(各点不在同一平面),用组织钳提起直肠黏膜牵出肛外,以大弯血管钳夹持松弛多余的直肠黏膜,用 7 号丝线在钳下于齿状线上约 3 cm 处行“8”字结扎或套环结扎,结扎之黏膜可剪除部分或不予剪除,结扎毕将三侧结扎之黏膜或黏膜残端纳入肛内,待其脱落。亦可在充分麻醉下,以拉钩扩开直肠,于松弛黏膜处行贯穿结扎,绕肠管连续结扎几处,各结扎点之间必须保留足够的黏膜桥。为避免结扎过多引起直肠狭窄,结扎后需用手指扩肛,直肠必须顺利通过两横指。

4. 多普勒超声引导下直肠黏膜缝扎悬吊术

日本学者 Morinaga 等于 1995 年首次报道了多普勒超声引导下痔动脉结扎术(Doppler-guided hemorrhoid artery ligation,DG - HAL)。该术具有操作简单、创伤小、风险低、疗效肯定的优势。在临床使用中采用改良 DG - HAL——多普勒超声引导下直肠黏膜缝扎悬吊术治疗直肠黏膜脱垂的原理是环形缝合直肠黏膜,将直肠黏膜组织缝合固定在肌层,使直肠黏膜层、黏膜下层和肌层粘连,也使松弛的 Parks 韧带产生粘连固定作用,从而阻止肛垫下移并使肛垫上提,对脱垂的肛垫起悬吊、复位作用,防止直肠黏膜脱出。

操作步骤:采用右侧卧位,局部浸润麻醉,充分松弛肛门后,将超声多普勒痔动脉诊断治疗仪专用肛门镜与主机连接并启动开关,将肛门镜涂以润滑剂插入肛门,最大限度地伸入到直肠腔深部后,沿顺时针或逆时针将肛门镜缓慢旋转1周,可见松弛脱垂的黏膜突入在肛门镜的窗口中,这时消毒肛门镜内手术操作处黏膜,通过该窗口用2-0可吸收线对直肠黏膜行"8"字缝合,缝针进针时尽量向下钩深些,以便将直肠黏膜组织缝合固定在肌层,借助推线器缝扎打结,而后在退镜2cm处再次通过窗口行直肠黏膜"8"字缝合结扎,分别于截石位3、7、11点、齿状线上2~3cm与4~5cm处双层缝扎固定。

附 病案

病案1 直肠黏膜切除肌层折叠术(Delorme 术)+肛门紧缩术(Thiersch 术)治疗Ⅱ度直肠脱垂

吴某,男,55岁,2017年12月26日就诊。

【主诉】反复肛内肿物脱出伴间断便血7年。

【现病史】患者诉7年前无明显诱因出现便后肛内肿物脱出,脱出肿物开始可自行回纳,后久蹲、久站,劳累后肛内肿物脱出,需手法还纳,伴间断便时肛门滴血或擦血,血色鲜红,量时多时少,伴肛门坠胀,排便不尽感,大便日行2~3次,便质中等,无黏液脓血便,未行特殊诊治,自行进食清淡食物后症状可缓解,但常于进食辛辣厚味上述症状复发,今因反复肛内肿物脱出来就诊,以"直肠脱垂"收住入院。

【专科检查】肛门视诊示肛缘3、7、11点可见皮赘,嘱患者下蹲努挣做排便动作,可见直肠全层脱垂,脱出物长5~6cm,呈圆锥状,淡红色,表面为环状而有层次的黏膜皱襞,触之较厚,有弹性,肛门松弛,需手法还纳;直肠指检示直肠下段黏膜下移、套叠,绕指感明显;肛镜检示直肠下段黏膜下移、套叠堵塞视野,齿状线上下母痔区黏膜隆起。

【诊断】Ⅱ度直肠脱垂。

【手术疗法】直肠黏膜切除肌层折叠术+肛门紧缩术。

【操作方法】

(1)直肠黏膜切除肌层折叠术:纱布卷拽拉脱垂黏膜至顶点;选定标记齿状线上1.5cm黏膜;切开黏膜、黏膜下层,袖套状剥离脱垂黏膜至顶点,显露直肠环形肌;切除多余黏膜,2-0可吸收缝线缝合,缝合时先从黏膜切缘进针,然后肌层折叠缝合,最后从另一切缘出针完成一次缝合,暂不打结,完成环状缝合后,将脱垂部分黏膜边推入边打结。

(2)肛门紧缩术:截石位3、9点分别做一梭形切口,3点电刀游离外括约肌,丝线将肌层黏膜皮肤分层纵行缝合,9点同法处置,缝合松紧度以在麻醉下肛门伸入两横指为宜(图3-6)。

【围手术期处理】术前清洁灌肠,备皮,禁食;术后禁食4~5天,静脉营养,抗生素预防感染;肛门局部清洁换药。

【疗效】经治疗14d后痊愈(排便时直肠黏膜不再脱出肛外)出院,术后门诊及电话随访半年未再复发。

【病案分析】直肠脱垂属于肛肠科的

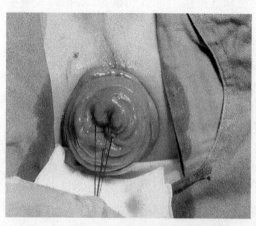

图3-6 Ⅱ度直肠脱垂肛门紧缩术

疑难病,病因及发病机制尚未清楚,发病率占肛肠疾病的 0.4%~2.1%。对于Ⅱ、Ⅲ度直肠脱垂临床治疗有经腹和经会阴两种手术入路,选择何种手术方式取决于患者自身情况。对于青年男性和高龄患者一般选择经会阴手术,因为该手术创伤小,并发症少,虽然复发率比经腹入路高,但临床术者严格把握适应证,临床效果满意,尤其对于青年男性不会发生男性性功能障碍等问题。

病案2　肛门紧缩术治疗Ⅱ度直肠脱垂

林某,男,22 岁,2017 年 5 月 6 日就诊。

【主诉】反复肛内肿物脱出伴黏液便 5 年。

【现病史】患者诉 5 年前无明显诱因出现便后肛内肿物脱出,脱出肿物开始可自行回纳,后久蹲、久站,劳累后肛内肿物脱出,严重时手法还纳困难,伴间断黏液血便,肛门坠胀,排便不尽感,里急后重感,大便 2~3 日行 1 次。

【专科检查】肛门视诊示肛缘外观平整,肛口呈半开放状态,目测食指可轻松通过,嘱患者下蹲努挣做排便动作,可见直肠全层脱出,脱出物长 6~7 cm,呈圆锥状,局部可见黏膜充血、水肿,黏液覆着,表面为环状而有层次的黏膜皱襞(图 3-7);直肠指检示直肠下段黏膜下移、套叠,绕指感明显,肛门松弛,指套退出染黏液血,脱出物触之较厚,有弹性,质脆,易出血,需手法还纳;电子肠镜未见异常。

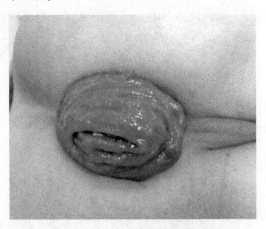

图 3-7　Ⅱ度直肠脱垂(病案中)

【诊断】Ⅱ度直肠脱垂。

【手术疗法】肛门紧缩术。

【操作方法】在 3、9 点距肛缘 2 cm 处做 3 cm 长弧形切口,切开皮下筋膜;用弯血管钳在皮下缘经肛门潜行分离,使两切口相通;用大弯血管钳从 3 点切口进入,夹住涤纶网带的一端,顺时针平整地从前 9 点切口引出;按同法将另一端涤纶网带,3 点切口进入,逆时针从 9 点切口平整地引出,会合于 9 点切口;将大号肛门镜(直径 2~2.5 cm)插入肛管,作为术后肛管直径大小的依据,围绕肛门镜拉紧网带,两端重叠 1 cm,用丝线将网带做两道间断缝合,然后取出肛门镜;用拉钩拉开左右切口,用不吸收线将网带上、下极与肠壁肌层各固定数针,防止网带移位折叠;最后用肠线及细不吸收线逐层缝合肛管周围组织及皮肤。

【围手术期处理】同病案 1。

【疗效】经治疗 10 d 后痊愈(排便时直肠黏膜不再脱出肛外)出院,患者 2 周门诊随访检查一次,未再复发直肠脱垂。肛镜检查直肠黏膜光滑,但肛缘切口反复脓性分泌物溢出,3、9 点切开处皮下感染,局部红肿,创口反复难愈,予以拆除缝线换药治疗至愈合。

【病案分析】对于Ⅱ、Ⅲ度直肠脱垂临床治疗手术方法多种多样,选择何种手术方式取决于患者自身情况。该患者属于青年男性,经腹手术男性性功能障碍问题风险高,同时患者直肠黏膜充血、水肿,分泌物黏附,直肠黏膜局部炎症明显,争取一次治愈可能性小,虽然肛门紧缩术因肛管植入异物后引起感染,并可能出现皮肤溃烂等并发症,但可使脱垂的直肠黏膜及时还纳,避免黏膜反复脱垂,改善直肠黏膜炎症,为进一步治愈手术打下良好基础,临床治疗如皮下感染若感染严重,可及时取出涤纶网带。

(任伟涛 赵斌 黄晓捷 叶玲)

参 考 文 献

金黑鹰,章蓓,2014.实用肛肠病学[M].上海:上海科学技术出版社,10:438-445.

李华山,王晓锋,崔国策,2012.直肠脱垂的盆腔双重与三重造影检查[C]//第十五届中国中西医结合大肠肛门病学术交流会.济南:5.

田振国,2015.中医临床诊疗指南释义:肛肠疾病分册[M].北京:中国中医药出版社:60-74.

田振国,韩宝,2011.中国肛肠病研究心得集[M]//崔国策,李华山,王晓锋.盆腔器官脱垂的动态MRI研究进展.北京:中国古籍出版社:3.

汪建平,2014.中华结直肠肛门外科学[M].第一版.北京:人民卫生出版社:725-727.

王丽娜,翁文采,权力,等,2012.直肠脱垂的X线排便造影分型及其临床应用价值[J].中国现代医生,27:95,96.

王业皇,2006.超声多普勒引导下痔动脉结扎术的临床观察[J].中国肛肠病杂志,26(5):11,12.

吴在德,吴肇汗,2008.外科学[M].第7版.北京:人民卫生出版社:510.

席晨辉,叶桃,蔡元坤,2016.直肠脱垂的外科治疗及进展[J].上海医药,37(18):1-7.

肖振球,吴和木,田建利,2012.肛肠疾病的诊疗及微创技术[M].上海:第二军医大学出版社:175,176.

杨向东,贺佳蓓,2012.STARR手术治疗痔病概况[J].湖南中医杂志,11(6):148,149.

张秋雷,江从庆,钱群,2015.直肠脱垂的手术方式及特点[J].临床外科杂志,23(4):262,263.

赵宝明,张书信,2014.大肠肛门病学[M].上海:第二军医大学出版社:575-577.

郑坤,高超越,王红艳,2013.PPH治疗直肠黏膜内脱垂细节体会[J].中国医药指南,11(9):794,795.

第四章 脱肛病的中西医结合治疗

直肠脱垂的治疗必须掌握因人而异、因病而异的个体化治疗原则。中医强调在辨证论治的基础上采用内治法与外治法有机结合的方式综合治疗，西医主要采取手术疗法，前两章分别介绍了中医与西医的不同治疗方法，本章主要介绍中西医结合治疗方式。

第一节　脱肛病中西医结合手术方式

脱肛病中西医结合手术方式是指近年来国内中医学者根据中医"分段齿形结扎"的治疗理念，运用现代医疗仪器吻合器开发改良而成的中西医结合新术式。

一、经肛吻合器选择性痔上黏膜切除吻合术

选择性痔上黏膜切除吻合术(tissue-selecting stapler therapy, TST)是国内中医学者南京市中医院王业皇教授基于肛垫下移学说，并根据中医分段齿形结扎的治疗理念，提出改良 PPH 吻合器使用的肛门镜为开窗肛门镜，创立运用 PPH 吻合器进行TST 的中西医结合新术式。该术式改变了以往吻合器痔上黏膜环切术手术常用的荷包缝合方法，TST 不仅能悬吊脱垂的肛垫，而且可以因人制宜地调整切除黏膜的范围，尽可能保留黏膜桥，维护肛门排便和感觉功能，从而降低术后出血、肛门狭窄、肛门不适的发生概率，使手术更加遵循人体生理结构的特点。临床上亦可采用此技术进行经肛吻合器选择性痔上黏膜切除吻合术治疗直肠脱垂，经肛吻合器选择性痔上黏膜切除吻合术的优势在于选择性地分段切除吻合，既保留相对正常的黏膜桥，同时使得肛管直肠齿状线区黏膜保持相对完整，达到使脱垂黏膜悬挂固定于直肠肌层的效果。

适应证：直肠黏膜脱垂、Ⅱ度直肠脱垂。

手术步骤：患者取截石位或俯卧折刀位。在全身麻醉或腰硬联合麻醉后，用涂有液状石蜡的扩肛器轻柔地进行扩肛。待肛管充分扩张后将扩肛器套入肛门镜并一起插入肛管。对于肛门镜的选择，因两窗肛门镜的开口略宽于三窗，故建议选择两窗肛门镜以切除更多组织，增强提拉悬吊的效果。一般将开口对齐截石位 3~5 点、9~11 点，这种选择对于女性患者来说可避免直肠阴道瘘的发生。接着退出扩肛器，用 2−0 可吸收缝线在齿状线上 2~4 cm 位置用缝针在黏膜层或黏膜下层进行荷包缝合。完成荷包缝合后，逆时针旋开吻合器的尾翼，待吻合器的钉砧与体部完全松开后，将吻合器头部插入并使之在荷包缝线的上面，收紧缝合缝线并在中心杆上打结，持续牵引缝线使待切除组织受牵拉力进入吻合器钉槽。顺时针旋紧关闭吻合器，此时吻合器指示窗的指针显示进入

击发范围。然后击发吻合器,静置约30 s后退出吻合器,检查切下组织情况。然后用剪刀直接剪断吻合口之间的黏膜桥。黏膜桥分离后形成了"猫耳朵",用7号丝线分别进行结扎。仔细检查吻合口有无活动性出血,若有活动性出血则用可吸收缝线进行"8"字缝扎止血(图4-1,图4-2)。

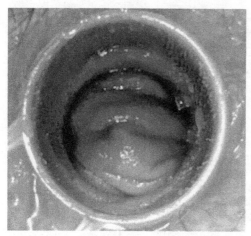

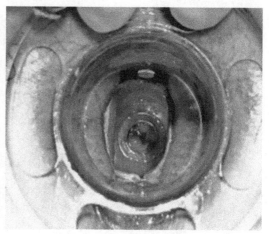

图4-1 术前镜下内脱垂的直肠黏膜   图4-2 TST切除吻合后

二、痔上黏膜切除次环切钉合术

痔上黏膜切除次环切钉合术(大C环)是针对TST"双开窗肛门镜"和"三开窗肛门镜"悬吊不佳、容纳组织量有限的缺陷进行改良,将肛门镜开口改进为"长筒穹隆项C环单开口"型。此术式系福建中医药大学附属人民医院石荣主任汲取中医分段齿形结扎理论精华,传承国家级名老中医陈民藩主任提出的"少损伤,保形态,保功能"的治疗思想,结合PPH"悬吊、断流、减积"的优势,以中医理论为基础,结合西医技术精髓,采用新型的"C"形切除吻合技术,创新使用大C环治疗环状混合痔,同时采用大C环治疗直肠脱垂,因其在保留了部分直肠黏膜的同时,使吻合口具有一定的连续性,保证了其悬吊提拉肛垫的能力,同时最大限度地保护了正常肛门直肠形态。大C环延续了中医分段齿形结扎的优势,运用现代医疗设备吻合器发挥吻合悬吊提拉能力的同时,"C"形吻合保留了正常黏膜桥,避免了环形吻合损伤过大、易造成直肠狭窄等风险,从而保护正常肛门直肠形态与功能,达到治疗直肠脱垂的目的。

适应证:直肠黏膜脱垂、Ⅱ度直肠脱垂。

手术步骤:患者取截石位,麻醉达效后,常规碘伏消毒铺巾。观察直肠黏膜脱垂情况,标记脱垂的直肠黏膜堆积程度最轻处,在圆筒肛镜引导下,置入"C"环式肛镜,将"C"环式肛镜挡板调至脱垂的直肠黏膜堆积程度最轻的点位;取出圆筒肛镜,见松弛的直肠黏膜呈"C"形突向肠腔,予2-0可吸收线自齿状线上2.5~3.0 cm处做一"C"形荷包(避开挡板位置),将吻合器头端置入直肠腔内"C"形荷包上方,收紧"C"形荷包,并固定于吻合器中心杆处,自组件中勾出荷包线并适度拉紧,缓慢将吻合器旋紧至其指示线进入可击发范围,击发吻合器,并保持闭合状态20 s,逆向旋开吻合器并缓慢取出,予电刀断开挡板处钛钉桥并电凝两处钛钉呈"猫耳朵"状,使钛钉吻合口平整。检查呈"猫耳朵"状处、吻合口处有无渗血,渗血处用2-0可吸收线行"8"字缝扎处理。置入圆筒肛镜,缓慢旋出"C"环式肛镜及圆筒肛镜(图4-3,图4-4*)。

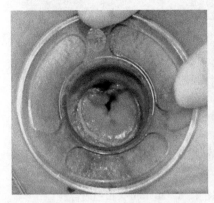
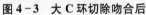

图4-3 大C环切除吻合后

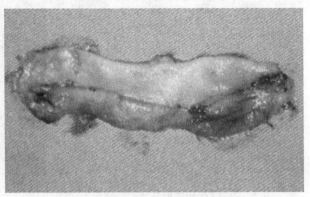

图4-4 大C环切除的直肠黏膜标本

第二节 脱肛病中西医结合治疗方式

对于较为复杂的直肠全层脱垂、直肠黏膜脱垂,可根据患者病情,并结合术者自身对于各种术式的认识深度、熟练程度,在保证肛门功能正常的前提下,选择中医手术与西医手术等多种术式联合实施的治疗方式,并在术后配合中药内服、中医外治法等中西医结合治疗方式,以达到较为理想的远期疗效。

一、吻合器痔上黏膜环切术+消痔灵注射术

适应证:直肠黏膜脱垂、Ⅱ度直肠脱垂。

手术步骤:先在直肠黏膜下行消痔灵注射术后,再行吻合器痔上黏膜环切术(procedure for prolaps and hemorrhoids, PPH)。充分扩肛,使肛管可容纳四指以上;肛管内置入特制肛管扩张器,取出内栓并加以固定;放入荷包缝合辅助肛镜,根据脱垂的具体程度在距齿状线上4~6 cm做荷包缝合,荷包缝线应全部潜行于黏膜下层并保持在同一水平面;将吻合器张开至最大限度,经肛管扩张器将其插入荷包上方,逐一紧线并打结,用配套的持线器经吻合器侧孔拉出;牵拉缝线将缝扎黏膜拉入吻合器套管内,旋紧吻合器并击发,保持关闭状态20 s;旋开吻合器,轻缓拔出,检查切除的直肠黏膜是否完整;检查吻合部位有无出血,若有活动性出血予以缝扎止血。若采用中国专家和意大利专家合作研发的用于治疗重度脱垂性痔病的36 mm大口径吻合器手术,由于切除的直肠黏膜宽度较大,可不用消痔灵注射术,术后可配合中药内服、中医外治法以达到更为理想的远期疗效(图4-5,图4-6**)。

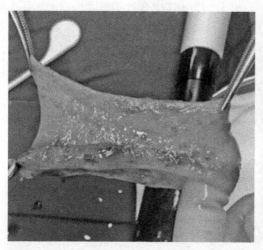

图 4-5　PPH 切除的直肠黏膜标本

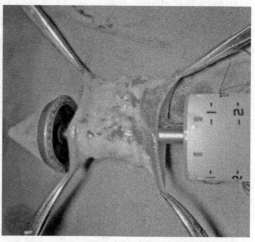

图 4-6　36 mm 大口径吻合器
切除的直肠黏膜标本

二、多普勒超声引导下直肠黏膜缝扎悬吊术+消痔灵注射术

适应证：直肠黏膜脱垂、Ⅰ度直肠脱垂。

手术步骤：先在直肠黏膜下行消痔灵注射术，后在多普勒超声引导下直肠黏膜缝扎悬吊术。局部浸润麻醉，充分松弛肛门后，将超声多普勒痔动脉诊断治疗仪专用肛门镜与主机连接并启动开关，将肛门镜涂以润滑剂插入肛门，最大限度地伸入到直肠腔深部后，沿顺时针或逆时针将肛门镜缓慢旋转一周，可见松弛脱垂的黏膜突入在肛门镜的窗口中。通过该窗口用 2-0 可吸收线对直肠黏膜行"8"字缝合，缝针进针时尽量向下钩深些，以便将直肠黏膜组织缝合固定在肌层，借助推线器缝扎打结，而后在退镜 2 cm 处再次通过窗口行直肠黏膜"8"字缝合结扎，分别于截石位 3、7、11 点、齿状线上 2~3 cm 与 4~5 cm 处双层缝扎固定（图 4-7，图 4-8）。

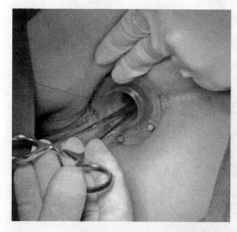

图 4-7　DG-HAL 肛门镜下直肠黏膜缝扎

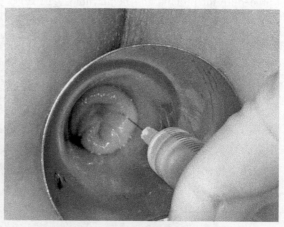

图 4-8　消痔灵直肠黏膜下注射

三、消痔灵双层注射术+黏膜缝合固定术+肛门紧缩术

适应证：直肠脱垂伴有肛门松弛、肛门失禁者。

手术步骤：先行消痔灵双层注射术后，确定紧缩范围，即在麻醉状态下肛门能容三横指可以紧缩肛周1/3，能容三横指以上可以紧缩肛周1/2，然后在紧缩部位做标记。从肛门后侧肛缘4 cm处做"V"形切口，向前至紧缩部位肛缘外1 cm处折向肛管。切开皮肤皮下组织，游离皮瓣至齿状线。暴露肛门外括约肌皮下层、浅层及肛管后三角。间断缝合肛管后间隙数针，封闭肛门后三角，挑起外括约肌浅层及皮下层，折叠缝合，紧缩肌层。掀开皮瓣，缝合切口至肛缘。切除皮瓣，修整肛管内切口对合缝合。必要时可以结扎部分切口上方的直肠黏膜(图4-9~图4-15[*])。

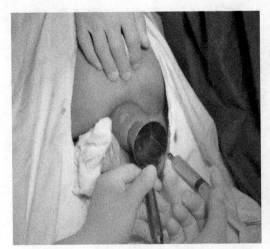

图4-9 脱出后分段肛门镜下注射

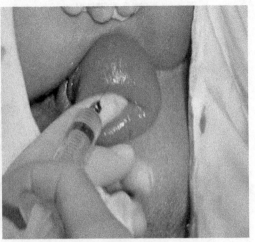

图4-10 脱出暴露下高位点状注射

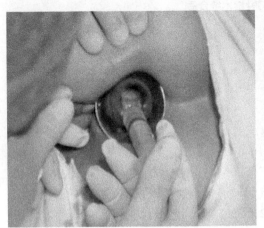

图4-11 还纳后肛门镜下注射

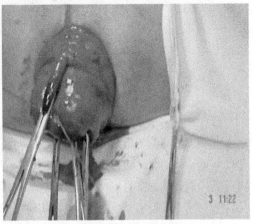

图4-12 直肠黏膜结扎术(1)

---

[*] 图4-9~图4-15来源于北京马应龙长青肛肠医院、解放军总医院中医肛肠科韩宝。

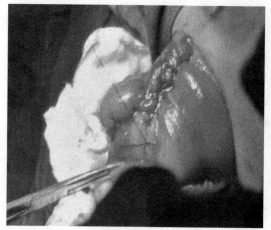

图 4-13　直肠黏膜结扎术(2)

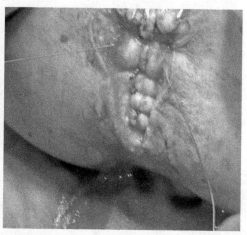

图 4-14　肛门紧缩术(肛尾三角闭合术)

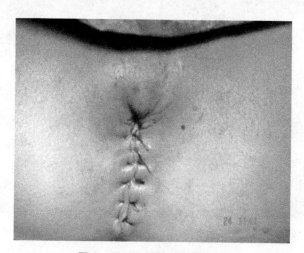

图 4-15　肛门紧缩术缝合后

四、肛门紧缩术+消痔灵注射术

适应证:Ⅱ、Ⅲ度直肠脱垂。

操作步骤:先行消痔灵直肠黏膜下高位注射术,再行肛门紧缩术。在3、9点距肛缘2 cm处做3 cm长弧形切口,切开皮下筋膜;用弯血管钳在皮下缘经肛门潜行分离,使两切口相通;用大弯血管钳从3点切口进入,夹住涤纶网带的一端,顺时针平整地从前9点切口引出;按同法将另一端涤纶网带,从3点切口进入,逆时针从9点切口平整地引出,会合于9点切口;将大号肛门镜(直径2~2.5 cm)插入肛管,作为术后肛管直径大小的依据,围绕肛门镜拉紧网带,两端重叠1 cm,用丝线将网带做两道间断缝合,然后取出肛门镜。用拉钩拉开左右切口,用不吸收线将网带上、下极与肠壁肌层各固定数针,防止网带移位折叠。再用肠线及细不吸收线逐层缝合肛管周围组织及皮肤(图 4-16)。

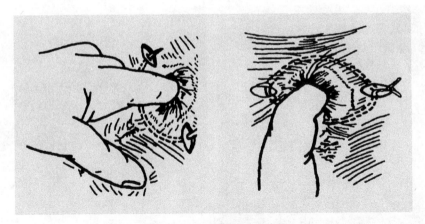

图 4-16 肛门紧缩术示意图

附 脱肛病(直肠脱垂)中西医结合治疗病案

病案 1 TST+中药口服治疗直肠脱垂

汪某,男,96 岁,2016 年 3 月 1 日初诊。

【主诉】便时肛内肿物脱出伴排便不尽感 10 余年。

【现病史】便时肛内肿物脱出,需用手法还纳 10 余年,伴肛门坠胀、排便不尽感,腰背部、下腹部闷痛,舌质淡,苔薄白,脉缓。

【专科检查】肛门视诊示直肠脱出 3~4 cm。直肠指检示直肠下端黏膜松弛堆积有绕指感。肛门镜检示直肠下端黏膜下移,折叠堆积(图 4-17)。

【诊断】中医诊断:脱肛、便秘(脾虚气陷证)。

西医诊断:二型Ⅰ度直肠脱垂。

【治法】补中益气,升提固涩。

【治疗方案】(1) TST(图 4-18,图 4-19)

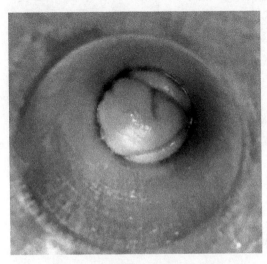

图 4-17 术前肛门镜检示直肠黏膜
折叠堆积于镜底

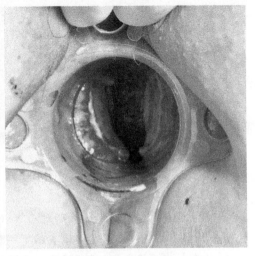

图 4-18 TST 切除

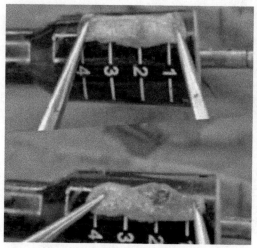

图 4-19　吻合器双窗切除的标本

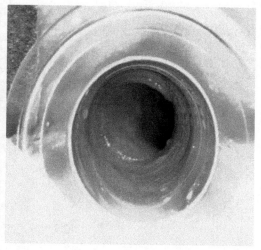

图 4-20　术后 3 周复查肛门镜检示无折叠堆积的直肠黏膜

（2）中药补气乙字汤口服

【处方】补气乙字汤：黄芪、党参、升麻、柴胡、当归、大黄、黄芩、甘草。

【疗效】术后次日便时肛内肿物脱出已无，肛门坠胀感、排便不尽感较前明显改善。术后 3 周专科检查示镜底无折叠堆积的直肠黏膜（图 4-20）。

【病案分析】TST 通过对直肠黏膜及黏膜下层组织进行选择性切除吻合，缩短松弛的直肠黏膜而达到治疗直肠脱垂目的。在治疗脱肛病包括直肠全层脱垂、直肠黏膜脱垂全过程应注重采用中医标本同治，手术外治固脱治标、术后服用中药补气乙字汤内治固本术后防复发，中西医结合治疗以期达到更理想的远期疗效。

补气乙字汤系笔者在乙字汤的基础上加健脾益气的黄芪、党参组成的临床经验方。临床用于证属脾虚气陷之舌淡、苔薄白者，该方重用黄芪、党参为君药，补脾肺气，升阳举陷，肺与大肠相表里，味甘能补，有助于升提脱垂的直肠黏膜，张山雷著《本草正义》云："（黄芪）补益中土，温养脾胃，凡中气不振，脾土虚弱，清气下陷者最宜。"臣药白术被誉为"脾脏补气第一要药"，可补气健脾，助脾运化，以资气血生化之源。佐药升麻、柴胡升举脾胃清阳之气，《本草纲目》卷十三云："升麻引阳明大肠清气上行，柴胡引少阳清气上行，次乃禀赋虚弱，元气虚馁，及劳役饥饱，生冷内伤，脾胃引经最要药也。"诸药合用，一则补气健脾，以治气虚之本；二是升提下陷阳气，以求浊降清升，固脱有司。

病案 2　PPH+消痔灵注射术+中药口服治疗直肠脱垂

陈某，男，32 岁，2018 年 6 月 22 日就诊。

【主诉】便时肛内肿物脱出 3 年。

【现病史】便时肛内肿物脱出，需用手还纳 3 年，伴神疲乏力，肛门拘急坠胀、排便不尽感，舌淡、苔白、脉缓。

【专科检查】肛门视诊示直肠脱出 5~6 cm（图 4-21）。直肠指检示直肠下端黏膜松弛堆积有绕指感。肛门镜检示直肠下端黏膜下移折叠堆积。

【诊断】中医诊断：脱肛（脾虚气陷证）。

西医诊断：二型Ⅱ度直肠脱垂。

【治法】补中益气，升提固涩。

【治疗方案】

（1）PPH（图4-22，图4-23）。

（2）消痔灵注射液直肠黏膜下注射。

（3）加味补中益气汤口服。

【处方】加味补中益气汤：黄芪、党参、白术、升麻、柴胡、当归、陈皮、五倍子、五味子、炙甘草、大枣。

【疗效】术后次日便时肛内肿物脱出已无，肛门坠胀感、排便不尽感较前明显改善（图4-24）。

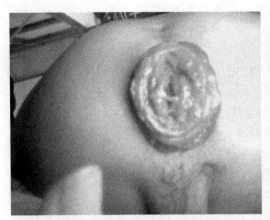

图4-21　直肠脱垂术前

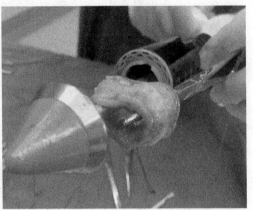

图4-22　PPH切除的环型直肠黏膜标本（1）

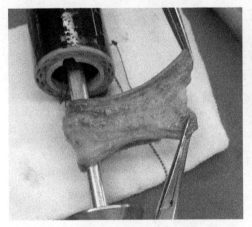

图4-23　PPH切除的环型直肠黏膜标本（2）

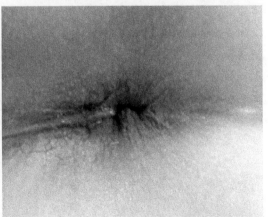

图4-24　直肠脱垂术后

【病案分析】PPH通过对直肠黏膜及黏膜下层组织进行环形切除，缩短、拉紧松弛的直肠黏膜而达到治疗直肠脱垂的目的。消痔灵注射术使直肠黏膜与肌层之间或直肠与周围组织间产生纤维化而被粘连固定，从而达到治疗目的。PPH与消痔灵注射术联合应用，克服了PPH切除直肠黏膜长度有限的不足。通过消痔灵注射液在吻合口上方直肠黏膜下注射，对吻合口上方的直肠黏膜起到了固定粘连作用，两者相互协同作用，可以使吻合口附近较大范围的直肠黏膜提升恢复正常位置，从而达到更好的治疗效果。

　　补中益气汤源于李东垣的《脾胃论·饮食劳倦所伤始为热中论》。李东垣认为脾胃是元气之本,气机升降之枢,特别是生长与升发是脾胃气机升降的关键,针对脾胃气虚、清阳下陷、脾胃内伤的理论提出了"补中、升阳"的治疗原则;依据中医治病求本,以"虚者补之""陷者升之"的理论为指导,同时依据"下者举之""酸可收敛""涩可固托"的治则,在补中益气汤原方的基础上,加入升陷固涩的药物,组成加味补中益气汤,重用黄芪为君,峻补肺脾之气,以增强大肠传导功能;党参、白术、炙甘草同为臣药助黄芪则补气健脾之功益著,方中加大白术用量以补气通便;日久气虚常伤及血,故配伍当归养血润肠,协助黄芪以补气养血;清阳不升则浊阴不降,故配伍陈皮调理气机,以助升清降浊,均为佐药;五倍子涩以固脱,五味子酸以收敛,助升麻、柴胡升提下陷之清阳,共为使药。诸药合用,共奏补中益气、升提固涩,内治固本术后防复发。

（叶玲　陈啸　黄晓捷　高献明）

参 考 文 献

高献明,叶玲,2014.吻合器直肠黏膜切除吻合术联合中药口服治疗直肠内脱垂性便秘128例[J].中国中医药现代远程教育杂志,12(23):48,49.

罗沪娟,2018.痔上黏膜次环切钉合术联合外痔切除术治疗环状混合痔的临床研究[D].福州:福建中医药大学.

邱磊,廖健南,谢沛标,等,2015.PPH加黏膜柱状缝合、直肠周围高位注射治疗完全性直肠脱垂[J].大肠肛门病外科杂志,11(2):120,121.

石荣,王振飞,王菁,2013.开环式分段黏膜切除钉合术治疗脱垂性痔病的临床研究[J].中国现代医药杂志,15(9):15-17.

王雅娴,吴燕兰,王业皇,2018.王业皇教授治疗脱垂性痔病临证经验探析[J].成都中医药大学学报,12(4):83-85.

田振国,韩宝,2011.中国肛肠病研究心得集[M]//王业皇,章阳,魏志军,等.开环式微创痔吻合术(TST)治疗脱垂性痔病的临床研究.北京:中国古籍出版社:296.

张连阳,刘宝华,童卫东,等,2018.圆形吻合器直肠黏膜环切术治疗直肠黏膜脱垂[J].中国普外基础与临床杂志,15(1):61,62.

张燕生,刘仍海,李薇,等,2004."消痔灵"注射加肛管紧缩术治疗完全性直肠脱垂[J].北京中医药大学学报(中医临床版),11(2):23,24.

第五章 小儿脱肛

第一节 中医古籍关于小儿脱肛的文献记载

一、《备急千金要方》

鳖头丸,疗少小积痢久下,下后余脱肛不瘥,腹中冷,肛中疼痛不得入者方。死鳖头一枚(炙令焦),小型猬皮一枚(炙焦)磁石四两,桂心三两。上四味,捣筛,蜜丸如大豆,三岁至五岁服五丸至十丸,日三,儿渐大以意加之。

灸法:小儿脱肛,灸顶上旋毛中,三壮即入。

又方　灸尾翠骨三壮。

又方　灸脐中,随年壮。

二、《诸病源候论》

小儿脱肛候:脱肛者,肛门脱出也。肛门,大肠之候,小儿患肛门脱出,多因痢久肠虚冷,兼因气,故肛门脱出,谓之脱肛也。

三、《太平圣惠方》

夫小儿痢脱肛者,皆因久痢,大肠虚冷所谓也。肛门为大肠之候,大肠伤于寒,痢而用力,其气下冲,则肛门脱,因谓之脱肛也。

灸法:小儿脱肛泻血,每厕脏腑摄痛不可忍者,灸百食一穴三壮,在头中心陷者是也。炷如小麦大。

岐伯灸法:疗小儿脱肛泻血,秋深不较,灸龟尾一壮,炷如小麦大,脊端穷骨也。

四、《普济方·婴孩篇》

夫肛门者大肠之候。若小儿大肠虚冷,久痢不已,气于下,里急后重,或致用力,则其气下坠,故令肛门脱出。

五、《婴童宝鉴》

小儿肠脱为泻痢久不瘥,冷极肚肠滑。

六、《幼幼新书》

《玉诀》小儿泻血、脱肛候歌:脱肛泻血本因伤,冷热攻脾损大肠。消渴口疮添上热,气虚浮肿面青黄。此患先调胃气,后下虚积,次和脏腑即安。

《石壁经》三十六种内翻花脱肛候歌：本为医人下药凉,致令冷气入回肠。鼻头(一云鼻根)只见多青脉,唇白相兼更齿旁(一云根黄)。初患百朝常此候,若经年月脸生光。眉红好哭唇干燥,形候分明要审详。只当温大肠、止渴、调气则愈,慎不可食冷药也。

七、《颅囟经》

治孩子脱肛方：上用苦葫芦一个,并子细捣,时时水调服之。切忌动风之物。如泻血用栝蒌一个,慢火烧令熟,细研为末,熟水下一钱。

又方　大黄(二两)木贼草(一分,炙)白矾(半两,烧灰)上为细末,空心,米饮下半钱。

八、《外台秘要》

《古今录验》疗小儿久痢脱肛方：鳖头(一枚,炙焦),东壁土、五色龙骨(各五分),卷柏(四分),上四味捣散,以粉敷之,按内之即瘥。

又方　取铁精粉敷内之瘥。

姚和众治小儿因痢脱肛方：连翘(不以多少,先用水洗去土),上为细末,先用盐水洗,次用药末时时干敷脱肛上,立瘥。

长沙医者丁时发传治小儿脱肛不收方：卷柏(二钱),鳖(一枚,火),白矾(一钱,火),上件为末,先用盐水洗,次用药涂脱肛上,立瘥。

九、《医宗说约小儿科节抄·脱肛》

小儿脱肛有二症,泻痢之气虚应补。补中益气去当归,外用熏洗能接命。若还便秘努力来,清火润燥方相称。

十、《万全方》

灸法：治小儿脱肛泻血,灸第十二椎下节间,名接脊穴,灸一壮,炷如小麦大。

十一、《三因极一病证方论》

水圣散子,治小儿脱肛不收。用浮萍草,不以多少。上杵为细末,有患用药干贴。

第二节　小儿脱肛的诊断

一、小儿脱肛的概述

(一) 定义

小儿脱肛属于肛肠科难治性疾病之一,是指发生于小儿的直肠黏膜向下移位并脱出肛门外的疾病,轻者自行或手托复位,严重者无法复位并伴排便不尽或下坠感,也叫作直肠脱垂,有时直肠脱出后因为摩擦出现直肠黏膜糜烂、出血,肛门出现潮湿、瘙痒。

儿童直肠脱垂比较罕见,儿童发生此病,常有些易感因素。儿童直肠脱垂在本质上具有自限性,很少有病例需要手术治疗。

(二)易感因素

(1)慢性呼吸系统疾病,如囊性纤维化。

(2)营养不良,特别好发于溶组织内阿米巴病、贾第虫病、蠕虫病等腹泻疾病引起的营养不良患儿。

(3)便秘排便过度用力。

(4)解剖易感因素有直肠缺乏支撑,直肠呈垂直状态,骶骨较为扁平,缺乏提肌和盆内筋膜的支持。

(三)发病率

儿童直肠脱垂一般发生在 3 岁以下儿童,特别是 1 岁以内的儿童。在这个年龄阶段,直肠黏膜往往很松弛,因此,直肠黏膜脱垂较直肠全层脱垂更常见。

二、病因病机

《诸病源候论》云:"小儿患肛门脱出,多因利久肠虚冷,兼用躽气,故肛门出。"朱丹溪认为脱肛之病需辨气血虚实、是否有热。小儿先天肾之元气较弱,无以温补脾胃,而致虚寒久泄,皆可致使脱出肛外。所以对其脱肛的治则为"实热则泻,虚寒则温补,重在治肺脾胃"。《普济方·婴孩篇》指出"夫肛门者大肠之候。若小儿大肠虚冷,久痢不已,躽气于下,里急后重,或致用力,则其气下坠,故令肛门脱出"。

现代医学认为其发病机制一方面为小儿支持直肠的组织尚未发育完全,直肠固定较差;另一方面,小儿骶骨弯曲度小,直肠由于没有骶骨的有效支持,易于向下滑动,加上某些疾患如便秘、腹泻、长期咳嗽等使腹腔内压增加,以上内外因素结合易使儿童出现脱肛现象。现代研究直肠脱垂的原因包括直肠子宫陷凹或者直肠膀胱陷凹过深、外侧韧带松弛、直肠与骶骨不能固定,严重时会导致生殖器脱垂或尿失禁。

三、症状和体征

患儿肛门括约肌松弛,用力排便时可见直肠黏膜脱垂或直肠全层脱垂;排便时会表现出用力疼痛的样子,在尿布上可见血迹和黏液;有时发出阵发性尖叫可能提示腹部绞痛或便秘。直肠脱垂患儿经常会表现出易感因素的特征,如囊性纤维化或营养不良。患儿如果便秘经常性用力过度,还可导致肛裂,在肛门望诊时可见到肛管内裂口。

小儿脱肛多因腹泻体虚、中气不足、气虚下陷和湿热积聚、湿热下迫所致。中医辨证分型分为以下两型。

1. 气虚型

小儿素体虚弱,加之营养不良,或久泻久痢,正气耗损,气虚下陷,升摄无权而引起。故每逢大便,直肠黏膜即脱出肛门外,轻者便后能自行还纳复位,重者便后需用手揉托方能还纳。严重的脱肛,不仅大便时脱垂,而且平时哭啼、咳嗽使腹内压增加时也会脱出,脱出的直肠色淡红,常有少量黏液,形体消瘦、精神不振、面色少华,舌淡苔薄,指纹色淡。

2. 湿热型

多由于湿热积于肠腑,耗伤津液,湿热下迫而致使大便干燥,排便困难,大便时努挣而引起脱肛。临床见脱出的直肠色鲜红,有少量鲜红渗出液。口干,小便色黄,大便干燥。舌红苔黄,指纹色紫。

四、诊断与鉴别诊断

（一）诊断

排便时可见直肠黏膜脱垂或直肠全层脱垂。常见于1~3岁小儿。排便时肛门出现红色肿块。大便从肿块中心排出。

根据脱垂程度可分为三度。

Ⅰ度：直肠黏膜脱出,可达3 cm长,排便后自行回纳。

Ⅱ度：直肠全层脱出,可达5 cm以上,需手法回纳。

Ⅲ度：肛管、直肠和结肠脱出肛门外,肛门极度松弛。

小儿常为Ⅰ~Ⅱ型脱垂,多合并有大便秘结。

（二）鉴别诊断

直肠全层脱垂和回肠套叠、结肠套叠的鉴别诊断较为困难。肠套叠在套叠顶部常有息肉。如果脱出的是回肠或结肠套叠,在肠套叠和肛管之间往往能触及凹陷。直肠脱垂也应与息肉或痔相鉴别。

第三节　小儿脱肛的治疗

一、中医治法治则

根据《黄帝内经》中"虚则补之""下者举之""酸主收"的原则,补气升提固脱是治疗本病之大法,临床上常用补中益气汤升提举陷,真人养脏汤温补固脱。小儿脱肛多以虚为本,兼有实之标,故应标本兼治,其治则为升提举陷,其中虚者益气举陷,实者清热举陷,遇有久治不愈者,也可运用活血化瘀。《医宗说约小儿科节抄·脱肛》："小儿脱肛有二症,泻痢之气虚应补。补中益气去当归,外用熏洗能接命。若还便秘努力来,清火润燥方相称。"《万全方》中"灸法：治小儿脱肛泻血,灸第十二椎下节间,名接脊穴,灸一壮,炷如小麦大。"

（一）一般治疗

针对儿童直肠脱垂,应该治疗相关的呼吸系统、消化系统疾病,并鼓励儿童养成正常的排便习惯,如定时排便及高盆排便①。先行除去便秘、腹泻病因,增加营养,可给缓泻剂软化大便或益生菌调节大便;训练每日定时排便的习惯,以免日久大便秘结,必要时使用开塞露通便;采用较妥当的排便姿势,幼儿最好避免坐便器排便。Ⅱ度以上的脱垂在平卧位时易复位,肠管上涂液状石蜡,轻揉还纳。便后复位治疗,如体质虚弱,重度营养不良及肛门松弛较重者,可用粘膏固定两侧臀部,中央留孔排便。

---

① 高盆排便,指利用高脚痰盂坐便,使排便时两臀部夹紧,不易脱肛。

（二）中药内服治疗

1. 经方

补中益气汤：黄芪、党参、当归、炒白术、柴胡、升麻、陈皮、炙甘草。

2. 自拟方

（1）加味补中益气汤（叶玲经验方）：炙黄芪、党参、当归、炒白术、柴胡、升麻、煅龙骨、煅牡蛎、乌梅、五倍子、炙甘草。

（2）补气升陷汤：黄芪、升麻、柴胡、枳壳、白芍、五倍子、乌梅。

（3）脱肛汤：太子参、炙黄芪、炒白术、补骨脂、菟丝子、五味子、当归、升麻、炙甘草、蛤蚧（研末冲服）。

（4）芪倍提肛汤：黄芪、党参、五倍子、枳壳、升麻、益智仁、茯苓、乌药、当归、白术。

（5）升提固脱汤：人参、炙黄芪、升麻、柴胡、炒枳壳、炙甘草。

3. 民间单方

（1）石榴皮1个（微炙存性），红糖9g，水煎，空腹服。

（2）鸡矢藤（近根之头，老者），以酒熏晒10次和羊肠煮食之。

（3）金樱根水煎，每日1剂，分2次服。

（三）中药外用治疗

（1）固脱苦参洗剂（叶玲经验方）：党参、黄芪、柴胡、升麻、苦参、黄柏、乌梅、五味子、五倍子。

（2）脱肛散：枯矾、五倍子、赤石脂。按1：1：2比例共研细末，便后适量敷于脱出的直肠黏膜上，然后还纳于肛内。

（3）升提散：蝉蜕、乌梅、煅龙骨、冰片。前三味与冰片按10：1的比例研细末，过120目筛制成，均匀喷在脱垂部位，用棉纸缓缓复位。

（4）五倍子散外洗方：五倍子、乌梅、明矾、苦参煎汤熏洗。

（5）龙骨五倍子散：龙骨、五倍子、枯矾、冰片。以上诸药按10：10：5：1的比例共研为细末备用。取本品适量外敷。

（6）猪油（炼去渣）、蒲黄末。按2：1比例调匀备用，涂于肛上。

（7）泽兰水煎熏洗。

（8）荷叶、五倍子煎汤熏洗。

（9）补骨脂、乌梅、五倍子煎汤熏洗。

（四）穴位按摩疗法

根据中医辨证分型结合患儿年龄的大小及体质采用不同手法治疗。一般每个手法视病情做100~500次，但揉百会宜50次或1~3min，捏脊为3~5遍。

1. 气虚型

（1）运八卦、平大肠、清补脾经、摩腹、摩气海、揉丹田、推上七节骨、捏脊、揉龟尾。

（2）揉百会、摩腹、揉丹田、揉天枢、揉长强、捏脊、补脾经、补肾经、补大肠经、推三关、推上七节骨。

（3）补脾经、补肾经、揉百会、揉脾俞、揉胃俞、揉足三里、揉涌泉。

（4）补脾经、补肺经、推三关、补大肠。

（5）一指托天法：患者坐位，医者以食指端（拇指指腹抵于食指的第二、三节间屈侧,中指指腹抵于食指第二、三节背侧辅以食指)着力于施治部位百会穴,由表及里,由浅入深,垂直持续地点按 1~2 min,并同时轻按头顶,患者可觉从头顶向背后有温热感下注直达双下肢,并有气感上提。操作时取穴要准,点托持续,点而啄之,不宜晃动捻转,宜加用施内劲。

2. 湿热型

(1)揉百会、摩腹、揉丹田、揉天枢、揉长强、捏脊、清大肠经、清肺经、退六腑、推下七节骨。

(2)清大肠、揉天枢、退六腑,清小肠、揉阳池、推下七节骨、揉龟尾。

(3)退六腑、清大肠、揉天枢、揉大肠俞。

附 推拿按摩手法

(1)运八卦:右手拇指指腹着力,顺时针运内八卦 500 次。

(2)平大肠:右手拇指侧峰着力于小儿左手食指桡侧的大肠经,在指根与指尖之间来回做推法。

(3)清补脾经:右手拇指侧峰着力于小儿左手拇指桡侧的脾经,在指根与指尖之间来回做推法。

(4)摩腹:右手掌掌心向下,贴于小儿腹壁上,顺时针摩腹。

(5)摩气海:右手掌掌心向下,贴于小儿气海穴上,做顺时针摩法。

(6)揉丹田:右手中指、无名指并拢,着力于小儿丹田穴,做揉法。

(7)推上七节骨:右手拇指偏峰着力于小儿七节骨穴,自下而上推之。

(8)捏脊:双手拇指与其他四指相对将小儿背部皮肤提起,自下而上捏脊。

(9)揉龟尾:右手中指着力于小儿龟尾穴,顺时针揉龟尾。

(10)退六腑:右手食、中指并拢着力于小儿六腑穴,自肘向下直推至腕部。

(11)清大肠:右手拇指指峰着力于小儿左手食指桡侧的大肠经,自指根推向指尖。

(12)揉天枢:右手拇、食指着力于小儿两侧天枢穴,顺时针揉。

(13)揉大肠俞:右手食、中两指分别着力于小儿背部两侧的大肠俞穴按揉。

(14)补脾经:右手拇指侧峰着力于小儿左手拇指桡侧的脾经,在指根与指尖之间来回进行推法。

(15)补肾经:右手拇指指腹着力,推补肾经。

(16)按揉百会:右手拇指指腹着力于小儿头顶百会穴按揉。

(17)揉胃俞:右手拇指指腹着力于小儿背部一侧胃俞穴按揉。

(18)揉足三里:右手拇指指腹着力于小儿腿部足三里穴顺时针按揉。

(19)揉涌泉:右手拇指指腹着力揉小儿双侧涌泉穴。

(五)针刺治疗

(1)取穴:主穴百会、长强,配穴足三里、天枢。

手法:强刺激不留针。

(2)取穴:主穴百会、长强、大肠俞、足三里,配穴承山、三阴交。

手法：快速刺入穴位，行补法，得气后即出针。

（3）取穴：主穴百会、长强、承山、足三里，配穴肾俞、气海、关元、大肠俞、提肛。

手法：弱、中刺激，补法为主，留针 3~5 min。

（4）取穴：长强、上巨虚、孔最。

手法：浅刺、速刺、快速捻转手法，捻转三五下随即出针，不留针。

（5）取穴：长强。

手法：平补平泻法，不留针，起针后稍事按摩。

（6）取穴：主穴长强、提肛、承山，配穴百会、气海、足三里。

腹泻者加足三里、天枢、止泻穴，便秘者加支沟（或外关）。

手法：以针刺为主，可加艾灸百会、气海。

（六）艾灸治疗

主穴：百会、长强、大肠俞、上巨虚。

配穴：脾俞、肾俞、气海、关元。

灸治方法：施灸艾条距施灸穴位 3~5 cm，每穴灸治 5~7 min，使局部皮肤发红并有灼热感，以不烫伤皮肤为度。每日灸治 1 次，12 次为 1 个疗程，每次取穴 4~5 个，施灸穴位交替使用。

（七）穴位注射联合针刺

取穴：足三里、承山、长强。

操作：维生素 B_1 注射液 4 mL、维生素 B_{12} 注射液 2 mL，用 5 号针头，快速刺入皮下，然后缓慢进针，得气后回抽无血，即可将药液注入穴位。足三里、承山每穴各注 1 mL，长强穴 2 mL。每日 1 次，5 次为 1 个疗程。

（八）手术治疗

儿童直肠脱垂经上述各项治疗后仍未治愈者，建议采用注射硬化剂疗法。国内多采用消痔灵注射术治疗，国外使用酚甘油，亦可注射 70% 的乙醇溶液或 30% 的生理盐水。经肛管注射或经肛提肌周围皮肤注射入坐骨直肠窝。在注射前，应给患儿服用镇静剂，注射后，特别是使用的硬化剂量超过 35 mL，偶尔会出现肛周脓肿或坐骨直肠窝脓肿。对于仍未治愈的患儿，可重复注射以治愈。

儿童直肠脱垂只有极少数需要手术治疗。如需手术治疗，建议采用肛周环缩术作为稳定骶骨附近直肠的临时性措施，环缩术总体上可以相当令人满意地控制脱垂，并且经过一段时间之后，还经常可以去掉环缩材料，如果在环缩材料去除后，再次发生直肠脱垂，再通过直肠乙状结肠切除术，去除多余的直肠乙状结肠部组织修复骨盆底，并闭塞直肠子宫陷凹或直肠膀胱陷凹。黏膜脱垂切除术由于手术可能会在肛缘形成一段无支撑的黏膜，所以不建议采用。其他一些有记载的手术方法包括直肠肛门线性烧灼术，切除骨盆腹膜陷凹的经骶直肠固定术与提肌成形术，骨盆底修复的经骶尾直肠固定术，以及会阴直肠固定术。

二、中医药治疗的优势

目前西医手术治疗对患儿伤害较大，还存在并发症、后遗症多（16.5%）、复发率高（3%~70%）的问题，所以大多数医家治疗小儿脱肛多选择保守治疗，中医中药在小儿脱肛的治疗中具有中医整体辨证论治与中医外治法的优势,在临床中发挥着重要作用,根据中医辨证论治从病因上治疗以取得整体治疗的效果,能改善患者症状,改善生活质量,降低费用,疗效评价均具有效性、安全性及可行性。因此,应充分发挥中医药的优势,更好地在临床中运用并不断发扬。

附　中药口服+中药坐浴熏洗治疗小儿脱肛病案

林某,男,2岁,2018年6月22日初诊。

【主诉】便时肛内肿物脱出半年。

【现病史】便时肛内肿物脱出,需用手还纳,伴神疲乏力,舌淡,苔白,脉缓。

【专科检查】肛门视诊可见直肠脱垂长度约3 cm(图5-1)。

【诊断】中医诊断:脱肛(脾虚气陷证)。

　　　　西医诊断:直肠脱垂。

【治法】补中益气,升提固涩。

【治疗方案】

(1)补中益气汤加减口服。

(2)固脱苦参洗剂熏洗坐浴。

【处方】

(1)补中益气汤:黄芪、党参、白术、升麻、柴胡、当归、陈皮、炙甘草、大枣。

(2)固脱苦参洗剂:黄芪、党参、升麻、柴胡、苦参、黄芩、金银花、乌梅、五倍子、五味子、甘草。

2018年6月29日二诊。

用药1周后便时肛内肿物已无脱出,神疲乏力感明显改善;专科检查见图5-2。

【疗效】4个月后随访示便时肛内肿物未再脱出,神疲乏力感消失。

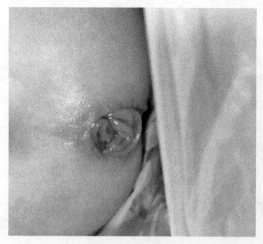

图5-1　治疗前

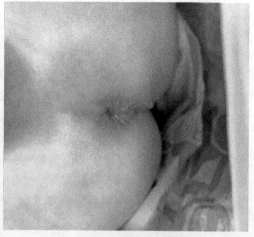

图5-2　1周后复查

【病案分析】本案小儿脱肛由于小儿气血未旺、禀赋不足,脾胃虚弱,中气下陷,固摄乏力,升举无力而出现直肠脱垂,便时肛内肿物脱出,需用手还纳,伴神疲乏力,舌淡,苔白,脉缓。

　　补中益气汤是金元时期著名医家李东垣所创,李东垣针对脾胃气虚、清阳下陷的病机提出了"补中""升阳"的制方原则,脾胃是元气之本,气机升降之枢,脾主升,胃主降,只有谷气上升,脾气升发,元气充沛,才能气机升降正常。本案系因小儿气血未旺,脾胃气虚,清阳下陷,以致气虚摄纳不力所形成,脾胃虚则中气亦虚,摄纳不力,升举无能,故而脱肛。本方以黄芪益气为君;党参、白术、炙甘草益气健脾为臣,与黄芪合用,以增强其补益中气之功;血为气之母,气虚日久,营血亦亏,以当归养血和营,协党参、黄芪以补气养血;陈皮理气和胃,使诸药补而不滞,共为佐药;柴胡、升胡升举下陷清阳,协助君药以升提下陷之中气,为补气方中的使药。全方配伍一是补气健脾以治气虚之本;二是升提下陷阳气,以求浊降清升,于是脾胃和调,水谷精气生化有源,中气不虚,则升举有力,凡下脱、下垂诸症皆可自复其位。

　　固脱苦参洗剂系笔者的临床经验方,方中黄芪补肺气,益脾胃,升清阳,肺气旺则五脏之气皆旺,重用黄芪为君药,峻补肺脾之气,臣药党参助黄芪增强补气健脾之功,佐以升麻、柴胡升提下陷之清阳,五倍子涩以固脱,五味子酸以收敛,苦参泄热燥湿共为使药。诸药合用熏洗坐浴,共奏补中益气、升提固涩之功而获效。

(叶玲　吴才贤　任伟涛)

参 考 文 献

芮洪顺,勾振堂,芮冬,2011.肛肠脱出性疾病诊疗精要[M].北京:中国医药科技出版社:
　　55-65.

国家中医药管理局,1994.中医病证诊断疗效标准[S].南京:南京大学出版社:134.

儿推世家中心.孩子脱肛的推拿手法与穴位[EB/OL].wenku.baidu.com/view/
　　0e5a568682d049649b6648d7c1c708a1284a0ale.html[2019-10-8].

胡占起,2014.田振国教授治疗小儿脱肛病经验初探[J].辽宁中医药大学学报,16(11):
　　83-85.

金定国,刘长宝,陈荣,2004.中西医结合肛肠病治疗学[M].安徽:科学技术出版社:
　　464-466.

刘建勋,2011.升提固脱汤治疗小儿脱肛56例[J].河南中医,31(12):1415.

马建海,2002.补骨脂是治小儿脱肛之良药[J].中医杂志,(6):413-414.

孟德霞,王凤翔,2008.加味补中益气汤配合五倍子散治疗小儿脱肛56例[J].四川中医,
　　(7):88-89.

万廷宽,1988.五倍子煎敷治疗小儿脱肛一例[J].内蒙古中医药,(1):47.

武锐,2000.芪倍提肛汤加减治疗小儿脱肛的临床体会[J].中国中医药信息杂志,
　　(1):66.

赵国华,王国良,2000.脱肛汤加脱肛散治疗小儿脱肛54例[J].现代中西医结合杂志,
　　(10):947.

郑伟,李荣,2013.结直肠与肛门外科学(第3版)[M].北京:北京大学医学出版社:
　　118-119.

第六章

脱肛病常用中药与方剂

第一节　脱肛病常用中药与用药统计分析

一、脱肛病常用中药

（一）补益药

补气药：黄芪、党参、人参、白术、山药、扁豆、大枣、炙甘草。

补阳药：锁阳、鹿茸、肉苁蓉、菟丝子、鹿角胶、龟板胶、补骨脂、骨碎补、桑寄生、杜仲、续断。

补血药：当归、熟地黄、白芍、何首乌、桑葚。

滋阴药：沙参、麦冬、天冬、山药、茯苓、女贞子、枸杞子、黑芝麻、地骨皮、石斛。

（二）收涩药

山茱萸、蛇床子、诃子、乌梅、赤石脂、五味子、五倍子、石榴皮、罂粟壳、金樱子、莲子、芡实、枯矾。

（三）清热燥湿药

黄连、黄芩、黄柏、秦皮、苦参。

（四）清热解毒药

栀子、牡丹皮、金银花、野菊花、蒲公英、紫花地丁、紫背天葵、马齿苋、鲜芦根、无花果、卷柏、水牛角、侧柏叶、桑白皮、荷叶、白头翁、知母。

（五）利水渗湿药

茯苓、猪苓、泽泻、薏苡仁、萆薢、瞿麦、萹蓄、滑石、茵陈、赤小豆、车前子。

（六）化湿药

藿香、佩兰、白豆蔻、草豆蔻、苍术、砂仁。

（七）其他

升麻、柴胡、麻黄、桂枝、连翘、防风、薄荷、荆芥、葛根、羌活、白芷、辛夷、白附子、半夏、天南星、紫菀、川贝母、桔梗、陈皮、川芎、枳壳、枳实、香附、川楝子、附子、肉桂、艾叶、龙骨、牡蛎、谷芽、神曲、牛膝、三七、红花、桃仁、大黄、益母草、冬瓜仁、郁李仁、火麻仁、瓜蒌、秦艽、地榆、槐花、茜草、灶心土、阿胶、茯神、柏子仁、酸枣仁、远志、防己、薤白、蛇蜕、鸡冠花、胡桃仁、沉香、胡芦巴、曼陀罗子、威灵仙、巴豆、苍耳子、花椒、芒硝、皂荚、草乌、僵蚕、蒲黄、地龙等。

（八）外用药

刺猬皮、蜗牛、鳖头、白矾、绿矾、胆矾、铁精、针粉、缩砂、硇砂、朱砂、黑锡、硫黄、磁石、炉甘石、冰片、滑石、雄黄、雌黄、硫黄、轻粉、粉霜、麝香、枯黄丹、熊胆、儿茶、蓖麻子、石灰、东壁土、皂荚、大蜘蛛、海蛤壳、罂粟壳、芫菁、蚺蛇胆。

二、脱肛病常用中成药

1. 中气下陷证

补中益气丸。

2. 肾虚失摄证

肾阳虚证用金匮肾气丸,肾阴虚证用六味地黄丸。

3. 气血两虚证

八珍颗粒。

4. 湿热下注证

二妙丸、四妙丸。

三、脱肛病常用中药注射剂(中药有效成分提取注射液)

1. 消痔灵注射液

消痔灵注射液主要成分为五倍子、明矾的有效成分,由五倍子鞣酸 0.5 g,硫酸铝钾 4.0 g,枸橼酸钠 0.5 g,低分子右旋糖酐 10 mL,甘油 10 mL,三氯叔丁醇 0.5 g,蒸馏水加至 100 mL 组成。

2. 芍倍注射液

芍倍注射液的主要成分为乌梅、五倍子、赤芍。芍倍注射液系分别提取乌梅的有效成分——柠檬酸、五倍子的有效成分——没食子酸,以及赤芍的有效成分——芍药苷直接入药,配制成注射剂。

3. 矾藤痔注射液

矾藤痔注射液主要成分为赤石脂、白矾、黄藤素。

四、中国知网(CNKI)关于脱肛或直肠脱垂的期刊文献用药统计分析

中国知网(CNKI)中关于脱肛或直肠脱垂的期刊文献共 2 632 篇,从补气、益气、升提、升阳论治的共有 145 篇,采用单味药治疗有 7 篇,主要论及药物为黄芪和党参。

据统计,在 2 632 篇期刊文献中,最常使用的药物共有 25 味,提及升麻 216 次,黄芪 129 次,甘草 103 次,白术 99 次,当归 92 次,柴胡 84 次,党参 81 次,炙甘草 73 次,黄连 55 次,陈皮 48 次,乌梅 48 次,五倍子 32 次,茯苓 25 次,五味子 24 次,黄柏 21 次,葛根 19 次,黄芩 17 次,生姜 18 次,大枣 17 次,补骨脂 15 次,附子 15 次,泽泻 12 次,苍术 11 次,薏苡仁 10 次,萆薢 5 次。按药物出现的次数统计,最多的为升麻,其次为黄芪。

1. 关于升麻的用药指征

(1)气陷征象:脱肛,内脏下垂,子宫脱垂,阴道前后壁膨出。

(2)舌脉征象:舌质淡或淡红少津,舌体胖大,有齿痕,或舌暗有瘀斑,苔白或薄白。

2. 关于黄芪的用药指征

(1)气虚征象:面色㿠白或萎黄,体胖,面浮肢肿,形寒怕冷,精神不振,头晕目眩,食少倦怠,声低气怯,自汗盗汗,心悸气短,动则喘促,易外感,或阴疮不溃,痈疽久不收口等。

(2)气陷征象:脘腹胀满,久泻脱肛,内脏下垂,子宫脱垂,阴道前后壁膨出。

（3）舌脉征象：舌质淡或淡红少津,舌体胖大,有齿痕,或舌暗有瘀斑,苔白,或薄白,或薄,不黄,或微黄滑而不燥。脉细弱,或沉细,或虚缓,或浮大中空,或沉迟,或迟涩结代,或弦。

五、脱肛病最经常使用药物的性味归经与功用、药理作用

1. 升麻

味辛,性微甘、微寒,归肺、脾、胃经。具有发表透疹,清热解毒,升举阳气之功效;主治风热头痛,齿痛,口疮,咽喉肿痛,麻疹不透,阳毒发斑,脱肛,子宫脱垂。近几十年来,国内外学者对升麻属植物化学成分进行了深入系统的研究,升麻的主要化学成分有三萜及其苷类、酚酸类、色酮类及其他类型化合物。主要药理作用:① 抗炎、解热、镇痛及抗溃疡;② 抑制核苷转运及抗病毒;③ 调节内分泌;④ 降血压、镇静、解痉、抗惊厥;⑤ 舒张血管;⑥ 抗氧化;⑦ 抗骨质疏松。

2. 黄芪

味甘,性微温,归肺、脾经。具有补气固表,利尿托毒,排脓,敛疮生肌的功效。主治气虚乏力,食少便溏,中气下陷,久泻脱肛,便血崩漏,表虚自汗,气虚水肿,痈疽难溃,久溃不敛,血虚萎黄,内热消渴。黄芪中包含了淀粉酶、维生素、叶酸、胆碱、蛋白质、糖类,以及多种微量元素,如硒及铁、钙等。主要药理作用:① 调节免疫;② 抗病毒。

3. 甘草

味甘,性平,归心、肺、脾、胃经。具有补脾益气,清热解毒,祛痰止咳,缓急止痛,调和诸药的功效。主治脾胃虚弱,倦怠乏力,心悸气短,咳嗽痰多,脘腹、四肢挛急疼痛,痈肿疮毒,缓解药物毒性、烈性。甘草是常用的中药,可减低或缓解其他药物的偏性、毒性,具有辅助、协调、矫味作用。甘草的主要化学成分有甘草次酸、甘草黄酮、甘草多糖、甘草酸和甘草查尔酮A。主要药理作用:① 抗炎、抑菌、抗病毒;② 肾上腺皮质样激素作用及影响心肌缺血;③ 抗癌、抗肿瘤;④ 抗自由基、延缓衰老、抗纤维化;⑤ 调节免疫;⑥ 抗过敏。

4. 白术

味苦、甘,性温,归脾、胃经。具有健脾益气,燥湿利水,止汗,安胎的功效。主治脾虚食少,腹胀泄泻,痰饮眩悸,水肿,自汗,胎动不安。白术中的主要药效成分为挥发性成分、多糖类、内酯类、黄酮类、苷类等,且针对白术化学成分的研究多集中在内酯类、挥发性成分及多糖类。白术可以作用在机体的多个方面,但主要作用集中在胃肠道系统、免疫系统及泌尿系统。主要药理作用:① 抗肿瘤;② 抗炎镇痛、抑菌、修复胃黏膜;③ 调整水液代谢、保肝、调节脂代谢、降血糖;④ 改善记忆力、抗血小板聚集、免疫调节。

5. 当归

味甘、辛,性温,归肝、心、脾经。具有补血活血,调经止痛,润肠通便的功效。主治血虚萎黄,眩晕心悸,月经不调,闭经痛经,虚寒腹痛,风湿痹痛,肠燥便秘等。从当归中分离出的化合成分主要包括挥发油、有机酸类、多糖,以及黄酮等。主要药理作用:① 抗缺氧;② 调节机体免疫功能、抗癌;③ 护肤美容;④ 补血活血;⑤ 抑菌、抗动脉硬化。

6. 柴胡

味辛、苦,性微寒,归肝、胆、肺经。具有疏散退热,升举阳气,疏肝解郁等功效。主

治上呼吸道感染,疟疾,寒热往来,胁痛,肝炎,胆道感染,胆囊炎,月经不调,脱肛。柴胡的化学成分主要为三萜类化合物柴胡皂苷。主要药理作用:① 解热、镇痛;② 抗炎、抗菌;③ 抗肝损伤;④ 抗肿瘤;⑤ 抗抑郁。

7. 党参

味甘,性平,归脾、肺经。具有补中,益气,生津的功效。主治脾胃虚弱,气血两亏,体倦无力,食少,口渴,久泻,脱肛。现代研究表明,党参中含有多糖、炔苷、生物碱、三萜类、苯丙素类、甾醇等化学成分,主要药理作用:① 调节免疫;② 调节肠胃功能;③ 抗氧化;④ 抗肿瘤。

8. 黄连

味苦,性寒,归心、肝、胃、大肠经。具有清热燥湿,泻火解毒的功效。主治湿热痞满,呕吐吞酸,泻痢,黄疸,高热神昏,心火亢盛,心烦不寐,血热吐衄,目赤,牙痛,消渴,痈肿疔疮;外治湿疹,湿疮,耳道流脓。酒黄连善清上焦火热。黄连中含有生物碱、木脂素、香豆素、黄酮、萜类、甾体、有机酸、挥发油、多糖等多种化学成分。主要药理作用:① 降血糖;② 抗菌抗炎;③ 抗肿瘤;④ 调血脂;⑤ 抗心律失常。

9. 陈皮

味辛、苦,性温,归肺、脾经。具有理气健脾,燥湿化痰的功效。主治胸脘胀满,食少吐泻,咳嗽痰多。现代药理研究显示,陈皮中富含多种化学成分,如维生素 C、维生素 B、挥发油、川皮酮、黄酮类化合物等。主要药理作用:① 抗肿瘤;② 祛痰平喘、扩张支气管;③ 降血压;④ 降低胆固醇;⑤ 消炎杀菌。

10. 乌梅

味酸、涩,性平,归肝、脾、肺、大肠经。具有敛肺止咳,涩肠止泻,消肿解毒,生津止渴和安蛔的功效。主治肺虚久咳,虚热烦渴,久疟,久泻,痢疾,便血,尿血,血崩,蛔厥腹痛,呕吐,钩虫病。乌梅的主要化学成分为有机酸、萜类、甾醇、氨基类、糖类、挥发性成分、脂类、黄酮类、生物碱、微量元素等。主要药理作用:① 抗菌消炎;② 抗肿瘤;③ 抗氧化作用;④ 抗疲劳;⑤ 抗病毒性肝炎。

11. 五倍子

味酸、涩,性寒,归肺、大肠、肾经。具有敛肺降火,涩肠止泻,敛汗,止血,收湿敛疮的功效。主治肺虚久咳,肺热痰嗽,久泻久痢,自汗盗汗,消渴,便血痔血,外伤出血,痈肿疮毒,皮肤湿烂。五倍子的化学成分主要包括鞣质(又称鞣酸、单宁酸、中国鞣质)、没食子酸、油酸、亚油酸等,此外还含有铜、铁、锌等微量元素和白果酚、树脂和蜡质等。主要药理作用:① 抗菌;② 抗生育;③ 清除自由基及抗氧化;④ 收敛。

12. 茯苓

味甘、淡,性平,归心、肺、脾、肾经。具有利水渗湿,健脾宁心的功效。主治水肿尿少,痰饮眩悸,脾虚食少,便溏泄泻,心神不安,惊悸失眠。茯苓主要含三萜类和多糖类两种化合物,此外还含有其他成分如甾体类、氨基酸、挥发油、胆碱、组氨酸及钾盐等微量元素。主要药理作用:① 利尿;② 抗炎;③ 保肝;④ 对胃肠功能作用;⑤ 调节免疫;⑥ 镇静。

13. 五味子

味酸、甘,性温,归肺、心、肾经。敛肺,滋肾,生津,收汗,涩精功效。主治肺虚喘咳,口干作渴,自汗,盗汗,劳伤羸瘦,梦遗滑精,久泻久痢。其果实、种子、根、藤茎、叶等药用部位主要包含木脂素类、挥发油类、三萜类、多糖类及黄酮类化合物,其中木脂素类为五味子中的主要特征性活性成分,三萜类、多糖类及挥发油的活性次之,黄酮类化合物活性鲜有报道。主要药理作用:① 保肝;② 抗肿瘤;③ 镇静催眠;④ 抗氧化;⑤ 提高记忆力;⑥ 提高免疫力;⑦ 降血糖;⑧ 延缓衰老;⑨ 抑菌;⑩ 抗炎;⑪ 调节胃肠平滑肌。

14. 黄柏

味苦,性寒,归肾、膀胱经。具有清热燥湿,泻火解毒,除骨蒸,退虚热等功效。主治湿热泻痢,黄疸尿赤,带下阴痒,热淋涩痛,脚气痿蹙,骨蒸劳热,盗汗,遗精,疮疡肿毒,湿疹湿疮。黄柏的主要化学成分为黄酮类和生物碱类,其中生物碱是黄柏的主要有效成分,且含量最高,生物碱类含有小檗碱、药根碱、木兰花碱、黄柏碱、掌叶防己碱及内酯、甾醇、黏液质等。主要药理作用:① 降尿酸;② 治疗肾病;③ 减小其他中药的肝毒性;④ 治疗皮肤病。

15. 葛根

味甘、辛,性凉,归肺、胃经。具有解肌退热,透疹,生津止渴,升阳止泻的功效。用于表证发热,项背强痛,麻疹不透,热病口渴,阴虚消渴,热泻热痢,脾虚泄泻。葛根的主要化学成分为异黄酮类、葛根苷与香豆素类、三萜类化合物、生物碱与其他化合物、淀粉与氨基酸。主要药理作用:① 抗氧化自由基;② 抗心律失常;③ 降血脂、降血糖、降血压;④ 预防骨质疏松。

16. 黄芩

味苦,性寒,归肺、大肠、小肠、胆经。具有泻实火,除湿热,止血,安胎功效。主治壮热烦渴,肺热咳嗽,湿热泻痢,黄疸,热淋,吐衄,崩漏,目赤肿痛,胎动不安,痈肿疔疮。黄芩化学成分中较为常见的有黄酮及黄酮苷类化合物,主要包括黄芩苷、黄芩素、二氢黄酮、二氢黄酮醇、黄烷酮、查尔酮等。主要药理作用:① 抗菌;② 抗肿瘤;③ 抑制心脑血管疾病;④ 抗过敏;⑤ 抗氧化;⑥ 增强机体免疫功能;⑦ 抗感染。

17. 生姜

味辛,性微温,归肺、脾、胃经。具有发汗解表,温中止呕,温肺止咳,解鱼蟹毒,解药毒的功效。主治风寒感冒,胃寒呕吐,寒痰咳嗽。生姜的主要化学成分为挥发油、姜辣素、二苯基庚烷、黄酮类等。主要药理作用:① 促进消化;② 改善血液循环;③ 缓解前庭刺激;④ 抗炎抑菌;⑤ 抗肿瘤和抗氧化。

18. 大枣

味甘,性温,归脾、胃经。具有补中益气,养血安神的功效。主治脾虚食少,乏力便溏,妇人脏躁。大枣中含有丰富的营养物质,如蛋白质、氨基酸、多糖和维生素等,还含有钙、铁、钾、镁、锰、铝等多种微量元素,cAMP 和 cGMP 在充分成熟的大枣中含量非常高。主要药理作用:① 增强免疫;② 抑制肿瘤;③ 抗氧化;④ 保肝;⑤ 抗过敏;⑥ 对高血压、糖尿病、心源性休克等具有一定疗效,是传统的药食两用食品。

19. 补骨脂

味辛、苦,性温,归肾、脾经。具有温肾助阳,纳气平喘,温脾止泻的功效。主治肾虚冷泻,遗尿,滑精,小便频数,阳痿,腰膝冷痛,虚寒喘嗽。补骨脂的主要化学成分以香豆素及苯并呋喃类、黄酮类、单萜酚类等为主。主要药理作用:① 雌激素样作用;② 抗肿瘤;③ 抗氧化;④ 抗菌;⑤ 抗感染;⑥ 抗抑郁;⑦ 促进骨生长;⑧ 保护心血管、神经。

20. 附子

味辛、甘,性大热,有毒,归心、肾、脾经。具有回阳救逆,补火助阳,散寒止痛的功效。主治亡阳虚脱,肢冷脉微,阳痿,宫冷,心腹冷痛,虚寒吐泻,阴寒水肿,阳虚外感,寒湿痹痛。附子中含有多种乌头碱类化合物,具有较大毒性,故生附子均须炮制减毒后使用。主要药理作用:① 强心、抗心律失常、降血压;② 提高免疫力;③ 抗感染、镇痛;④ 延缓衰老;⑤ 抗肿瘤。

21. 泽泻

味甘,性寒,归肾、膀胱经。具有利水渗湿,泄热,化浊降脂的功效。主治风痹,消渴。目前,研究人员从泽泻属植物中获得的 60 多个三萜成分均为原萜烷型四环三萜,结构中多具有 3-酮基,多羟基的特点,主要包括泽泻醇 A～泽泻醇 O 及其相应的衍生物。主要药理作用:① 降血脂、降血糖、降血压;② 抗氧化损伤及保护血管内皮细胞;③ 利尿;④ 抗草酸钙结石;⑤ 免疫调节与抗炎、抗肾炎;⑥ 抗脂肪肝、抗癌。

22. 苍术

味辛、苦,性温,归脾、胃经。具有燥湿健脾,祛风散寒,明目的功效。主治湿困脾胃,倦怠嗜卧,饱痞腹胀,食欲不振,嗳吐泄泻,痰饮,湿肿,表证夹湿,头身重痛,痹证(温性),肢节酸痛重着,痿躄,夜盲等。苍术的化学成分类型主要为倍半萜类、烯炔类、三萜及甾体类、芳香苷类等。主要药理作用:① 调整胃肠运动;② 抗溃疡;③ 保肝;④ 抗菌。

23. 薏苡仁

味甘、淡,性微寒,归脾、胃、肺、大肠经。具有清热利湿,除风湿,利小便,益肺排脓,健脾胃,强筋骨的功效。主治风湿身痛,湿热脚气,湿热筋急拘挛,湿痹,水肿,肺痿肺痈,咳吐脓血,喉痹痈肿,肠痈热淋。薏苡仁的主要化学成分含有淀粉、非淀粉类多糖、膳食纤维、蛋白质、脂肪酸及酯类、多酚类、甾醇类、茚类、微量元素及维生素等。主要药理作用:① 抗癌、抗肿瘤;② 镇痛、抗感染;③ 降血糖、降血脂;④ 增强免疫力;⑤ 抗菌;⑥ 抗溃疡、止泻。

24. 萆薢

味苦,性平,归肝、胃、膀胱经。具有利湿祛浊,祛风通痹的功效。临床上用于治疗膏淋,白浊,白带过多,风湿痹痛,关节不利,腰膝疼痛等证。萆薢有效成分主要为甾体皂苷类化合物。主要药理作用:① 调节骨代谢,改善骨质疏松;② 降低尿酸水平,发挥治疗痛风及肾脏保护作用;③ 对炎性因子抑制作用;④ 免疫调节作用;⑤ 抗动脉粥样硬化;⑥ 抗心肌缺血;⑦ 抗病原微生物;⑧ 抗肿瘤。

第二节　脱肛病常用方剂与常用方统计分析

一、脱肛病常用方剂

(一) 代表方剂

1. 中气下陷证

补中益气汤。

2. 肾气不固证

四神丸加减。

3. 气血两虚证

八珍汤加减。

4. 湿热下注证

葛根芩连汤加减 。

(二) 常用方剂(按笔画顺序排列)

1. 二妙散

方源:《丹溪心法》。

组成:黄柏、苍术。

功效:清热燥湿,消肿止痛。

主治:湿热下注所致的脱肛、肛门湿疹等。

2. 八珍汤

方源:《正体类要》。

组成:党参、白术、茯苓、当归、白芍、熟地黄、川芎、炙甘草。

功效:补气养血。

主治:气血两虚所致的脱肛。

3. 十全大补汤

方源:《太平惠民和剂局方》。

组成:党参、白术、茯苓、川芎、地黄、当归、白芍、黄芪、肉桂、炙甘草。

功效:补气养血。

主治:气血两虚型脱肛及术后体虚等。

4. 七味都气丸

方源:《医宗己任编》。

组成:地黄、山茱萸、山药、茯苓、牡丹皮、泽泻、五味子。

功效:补肾纳气,平喘。

主治:日久喘咳,肾不纳气而致的脱肛。

5. 人参启脾丸

方源:《医宗金鉴》。

组成:人参、白术、茯苓、陈皮、扁豆、山药、木香、谷芽、六曲、甘草。

功效:健脾养胃,益气和中。

主治:脱肛见脾胃虚弱,消化不良,术后食欲不振。

6. 人参黄芪汤

方源:《外科正宗》。

组成:人参、白术、黄芪、麦冬、当归、苍术、甘草、陈皮、升麻、六曲、黄柏、五味子(炒)。

功效:补气养血,扶正托里。

主治:脱肛气血不足,内蕴湿热。

7. 大补元煎

方源:《景岳全书》。

组成：人参、山药、熟地黄、杜仲、当归、山茱萸、甘草、枸杞子。

功效：滋补心肾，培元固本。

主治：肾亏脱肛，腰酸膝软，元气不足，心悸神疲。

8. 大桃花汤

方源：《备急千金要方》。

组成：赤石脂、党参、白术、当归、白芍、龙骨、牡蛎、附子、干姜、甘草。

功效：涩肠止泻，固脱。

主治：脱肛，久泻久痢，便脓血。

9. 大分清饮

方源：《景岳全书》。

组成：茯苓、泽泻、木通、猪苓、枳壳、栀子、五倍子、车前子。

功效：清热利湿。

主治：积热闭结，小水不利，或致腰腹下部极痛；或湿热下利脱肛。

10.《千金》苇茎汤

方源：《备急千金要方》。

组成：鲜芦根、薏苡仁、冬瓜仁、桃仁。

功效：清热化湿，逐瘀排脓。

主治：久咳脱肛，痰多壅肺。

11. 五味消毒饮

方源：《医宗金鉴》。

组成：金银花、野菊花、蒲公英、紫花地丁、紫背天葵。

功效：清热解毒，消散肿痛。

主治：脱肛嵌顿或术后感染。

12. 五君子煎

方源：《景岳全书》。

组成：人参、白术、茯苓、炙甘草、炒焦干姜。

功效：温中健脾，补气升阳。

主治：中寒呕吐，吞酸泄泻，不思饮食，脱肛者。

13. 升阳除湿汤

方源：《兰室秘藏》。

组成：苍术、柴胡、羌活、防风、升麻、六曲、泽泻、猪苓、甘草、陈皮、麦芽。

功效：清热除湿，升提举陷。

主治：治脱肛自下而上者，引而竭之，湿热型脱肛，伴有腹泻，小便黄，四肢困倦等。

14. 升陷回肠汤

方源：《肛肠脱出性疾病诊疗精要》。

组成：党参、升麻、甘草。

功效：补气升阳，固脱。

主治：大肠气虚或久痔而脱肛者。

15. 六柱饮

方源:《重订严氏济生方》。

组成:人参、附子、茯苓、木香、肉豆蔻、诃子。

功效:温阳散寒,健脾止泻。

主治:脾肾阳虚,腹泻肠鸣,泻下清冷久而脱肛。

16. 六味地黄丸

方源:《小儿药证直诀》。

组成:地黄、山药、山茱萸、泽泻、茯苓、牡丹皮。

功效:滋阴补肾。

主治:肾阴不足,肾虚脱肛,头目眩晕,腰膝痿软,遗精盗汗等。

17. 木香厚朴汤

方源:《古今图书集成》。

组成:木香、桂心、桃仁、陈皮、肉豆蔻、赤石脂、皂角子、大附子。

功效:补气升阳,固脱。

主治:治痔瘘脱肛,肠胃间冷,腹胁虚胀,不思饮食。

18. 右归丸

方源:《景岳全书》。

组成:熟地黄、山药、山茱萸、枸杞子、杜仲、菟丝子、附子、肉桂、当归、鹿角胶。

功效:温肾阳,固精气。

主治:肾阳不足而致的脱肛、遗精、早泄、腰酸膝冷等。

19. 左归丸

方源:《景岳全书》。

组成:熟地黄、山药、山茱萸、菟丝子、枸杞子、川牛膝、鹿角胶、龟板胶。

功效:补肾阴,益肾精。

主治:肾阴不足而致的脱肛、头晕耳鸣,腰膝酸软等。

20. 加减除湿胃苓汤

方源:《中医症状鉴别诊断学》。

组成:苍术、厚朴、陈皮、滑石、白术、猪苓、黄柏、枳壳、泽泻、茯苓。

功效:健脾除湿。

主治:湿邪下注大肠,脱出或阴肿等。

21. 加味四物汤

方源:《傅青主女科》。

组成:五味子、熟地黄、麦冬、当归、黄柏、苍术、白芍、川芎、人参、黄连、杜仲、知母。

功效:凉血滋阴,补气养血。

主治:血热阴虚脱肛者。

22. 白头翁汤

方源:《伤寒杂病论》。

组成:白头翁、黄柏、黄连、秦皮。

功效:清热解毒,凉血止痢。

主治：热痢,腹痛,便下脓血,里急后重,肛门灼热、脱肛。

23. 生脉散

方源：《景岳全书》。

组成：人参、麦冬、五味子。

功效：益气生津,敛阴固表。

主治：气阴两亏,久咳短气,因而脱肛。

24. 四君子汤

方源：《太平惠民和剂局方》。

组成：人参、白术、茯苓、甘草。

功效：健脾益气。

主治：脾胃气虚脱肛者。

25. 龙骨散

方源：《备急千金要方》。

组成：龙骨、诃子、没食子、罂粟壳、赤石脂。

功效：温中散寒,涩肠固脱。

主治：产后痢,虚寒脱泄,大肠虚,肛门脱出。

26. 当归郁李仁汤

方源：《兰室秘藏》。

组成：郁李仁、皂角仁、枳实、秦艽、火麻仁、当归、苍术、大黄、泽泻。

功效：润肠通便。

主治：痔瘘,大便硬,努出大肠头下血,苦痛不能忍。

27. 地榆散

方源：《仁斋直指方》。

组成：地榆、茜草、黄芩、黄连、山栀、茯苓、薤白。

功效：清热除湿,止血凉血。

主治：湿热脱肛,腹泻,便血。

28. 地榆芍药汤

方源：《保命集》。

组成：苍术、地榆、卷柏、芍药。

功效：燥湿健脾,收涩止利。

主治：泄利频作,便下脓血,甚或脱肛,舌苔浊腻。

29. 异功散

方源：《小儿药证直诀》。

组成：人参、炒白术、茯苓、炙甘草、陈皮。

功效：健脾理气。

主治：脾胃气虚脱肛者。

30. 收肠养血和气丸

方源：《中国医学大辞典》。

组成：白术、当归、炒白芍、川芎、炒槐角、山药、建莲肉、人参、煅龙骨、炒文蛤、赤石脂。

功效：养血益气,涩肠固脱。

主治：脱肛日久,肠虚,大肠不时脱。

31. 红花桃仁汤

方源：《兰室秘藏》。

组成：黄柏、生地黄、猪苓、泽泻、苍术、当归梢、汉防己、防风、麻黄、红花、桃仁。

功效：清热利湿,活血化瘀。

主治：痔漏经年不愈,因而饱食筋脉横解,肠癖为痔。

32. 约营煎

方源：《景岳全书》。

组成：生地黄、芍药、甘草、续断、地榆、黄芩、槐花、荆芥穗(炒焦)、乌梅。

功效：清肠凉血,收涩固脱。

主治：血热便血,湿热下坠型脱肛。

33. 补中益气汤

方源：《脾胃论》。

组成：黄芪、党参、白术、当归、陈皮、升麻、柴胡、炙甘草。

功效：调补脾胃,升阳益气。

主治：劳倦伤脾,中气不足,清阳不升,而致脱肛。

34. 补中提肛汤

方源：《肛肠脱出性疾病诊疗精要》。

组成：黄芪、党参、白术、当归、陈皮、升麻、柴胡、炙甘草、五味子、五倍子、石榴皮。

功效：补中益气,升提固摄。

主治：中气不足型脱肛。

35. 补阴益气煎

方源：《景岳全书》。

组成：人参、当归、山药、熟地黄、陈皮、炙甘草、升麻、生姜。

功效：补阴益气,升阳固脱。

主治：气阴两虚、脾虚下陷型脱肛。

36. 补肺汤

方源：《永类钤方》。

组成：人参、黄芪、熟地黄、五味子、紫菀、桑白皮。

功效：补肺止咳。

主治：肺虚咳喘,久而脱肛。

37. 连归丸

方源：《古今图书集成》。

组成：全当归、酒黄连、防风、枳壳。

功效：补肺止咳。

主治：痔漏及脱肛便血。

38. 连矾散

方源：《肛肠脱出性疾病诊疗精要》。

组成：枯矾、三七、粟壳①。

功效：清热止血，收涩固肠。

主治：肠炎，脱肛便血。

39. 芜荑丸

方源：《太平圣惠方》。

组成：芜荑、黄连、蚺蛇胆。

功效：清利湿热。

主治：久痢不瘥并脱肛。

40. 皂角散

方源：《丹溪手镜》。

组成：黄牛角②、蛇蜕、穿山甲③、皂角。

功效：软坚散结涩肠。

主治：治痔漏、脱肛。

41. 肾气丸

方源：《金匮要略》。

组成：山药、山茱萸、泽泻、茯苓、熟地黄、牡丹皮。

功效：温补肾阳。

主治：肾阳不足，少腹拘急，小便不利，腰痛膝冷，泄泻脱肛。

42. 固肠散

方源：《景岳全书》。

组成：陈皮、木香、肉豆蔻、粟壳、炮姜、甘草。

功效：散寒止泻。

主治：寒泻肠滑，脱肛不收。

43. 固脱方

方源：《肛肠脱出性疾病诊疗精要》。

组成：人参、白术、黄芪、当归、桑白皮、川贝母、羌活、五味子。

功效：温肺止咳，益气固脱。

主治：肺虚肠寒型脱肛。

44. 参苓白术散

方源：《太平惠民和剂局方》。

组成：党参、茯苓、白术、山药、甘草、炒扁豆、莲子、薏苡仁、桔梗、砂仁。

功效：补气健脾，渗湿和胃。

主治：脾胃虚弱，挟湿之证。见食欲不振，消化不良，四肢乏力，腹胀腹泻，甚或脱肛。

45. 参术芎归汤

方源：《医学六要·治法汇》。

组成：人参、白术、川芎、当归、升麻、茯苓、山药、酒炒黄芪、炒白芍、炙甘草、生姜。

---

① 粟壳，即罂粟壳。下同。

② 黄牛角，即水牛角。下同。

③ 穿山甲，国家保护动物，一般多用相似功效药物代替。下同。

功效：补气行血，止痢固脱。

主治：泻利产育气虚脱肛，脉濡而弦者。

46. 抽薪饮

方源：《景岳全书》。

组成：黄芩、石斛、木通、炒栀子、黄柏、枳壳、泽泻、甘草。

功效：清胃泻火。

主治：湿热下坠，疼痛脱肛。

47. 钓肠丸

方源：《古今医统大全》。

组成：白术、黄连、甘草、白芍、桔梗、人参、茯苓。

功效：涩肠固脱。

主治：脱肛。

48. 养心汤

方源：《证治准绳》。

组成：黄芪、茯神、当归、川葛①、炙甘草、半夏曲、柏子仁、酸枣仁、远志、五味子、人参、肉桂。

功效：养心安神。

主治：虚劳脱肛兼见心悸气短者。

49. 举肛丸

方源：《医方考》。

组成：半夏、天南星、枯矾、鸡冠花、炒白附子、胡桃仁、枳壳、诃子、煨黑附子、刺猬皮、炙栝蒌②。

功效：收涩固脱，温中祛寒。

主治：寒湿泄泻，脾虚脱肛。

50. 举元煎

方源：《景岳全书》。

组成：炙甘草、升麻、炒白术、人参、炙黄芪。

功效：益气升提。

主治：中气下陷，血崩、血脱。

51. 胃关煎

方源：《景岳全书》。

组成：熟地黄、炒山药、炒扁豆、炙甘草、制吴茱萸、焦干姜、炒白术。

功效：健脾补气，温中散寒。

主治：治中寒呕吐，吞酸泄泻，不思饮食，脱肛者。

52. 参术实脾汤

方源：《医学六要·治法汇》。

---

① 川葛，即葛根。下同。

② 栝蒌，即瓜蒌。下同。

组成：土炒白术、人参、煨肉果曲、茯苓、炒白芍、陈皮、炮附子、炙甘草。

功效：温肾实脾。

主治：久泻滑肛、气虚脱肛。

53. 参芪汤(提肛散)

方源：《万病回春》。

组成：人参、蜜炒黄芪、当归、白术、生地黄、酒炒白芍、茯苓、升麻、桔梗、陈皮、炒干姜、炙甘草。

功效：健脾益气，升阳固脱。

主治：肛门虚寒脱出。

54. 莨菪散方

方源：《圣济总录》。

组成：莨菪子(炒黄)、鳖头(烧灰)、铁精(研)。

用法：上三味捣罗为末，每服二钱匕，空心米饮调下，日晚再服。

功效：涩肠止痢固脱。

主治：治痢后脱肛。

55. 诃子人参汤

方源：《古今图书集成》。

组成：诃子(煨，去核)、人参、茯苓、白术、炙甘草、莲肉、升麻、柴胡。

功效：补气健脾，止痢固脱。

主治：泻利产育气虚脱肛，脉濡而弦者。

56. 香荆散

方源：《三因极一病证方论》。

组成：香附、荆芥穗、缩砂。

功效：祛风理气，涩肠固脱。

主治：大人、小儿肛门脱出。

57. 秦艽防风汤

方源：《兰室秘藏》。

组成：秦艽、防风、白术、当归、泽泻、炙甘草、黄柏、大黄、桂皮、柴胡、升麻、桃仁、红花。

功效：清热除湿，疏风和血。

主治：痔疮肿痛，脱出，便血。

58. 真人养脏汤

方源：《太平惠民和剂局方》。

组成：白芍、当归、党参、白术、肉豆蔻、诃子皮、肉桂、甘草、木香、罂粟壳。

功效：补虚温中，涩肠固脱。

主治：久泻久痢，脾肾虚寒，疲倦食少，久而脱肛。

59. 脏连丸

方源：《外科正宗》。

组成：黄连、公猪大肠头。

功效：清肠化痔。

主治：痔疮便血，脱出。

60. 黄土汤

方源：《金匮要略》。

组成：灶心土、甘草、生地黄、白术、附子、阿胶、黄芩。

功效：温中止血。

主治：先便后血，脱肛出血。

61. 黄芪鳖甲汤

方源：《肛肠脱出性疾病诊疗精要》。

组成：黄芪、鳖甲、天冬、地骨皮、秦艽、茯苓、柴胡、紫菀、半夏、知母、生地黄、白芍、桑皮、甘草、人参、桔梗、肉桂。

功效：补阴阳，益气血。

主治：脱肛伴有括约肌无力而门松者。

62. 黄连汤

方源：《备急千金要方》。

组成：石榴皮、当归、阿胶、黄柏、干姜、黄连、甘草。

功效：涩肠止泻。

主治：久泻，久痢脱肛。

63. 黄连除湿汤

方源：《外科正宗》。

组成：黄连、黄芩、川芎、当归、防风、苍术、厚朴、枳壳、连翘、甘草、大黄、朴硝。

功效：清热除湿。

主治：脱肛下焦湿热者。

64. 罂壳散

方源：《外科正宗》。

组成：罂粟壳、当归、陈皮、秦艽、黄芪、生地黄、熟地黄、黄柏、黄芩、人参、苍术、厚朴、升麻、荷叶蒂、甘草、地骨皮。

功效：益气固脱。

主治：气虚型脱肛或痔疮脱出等。

65. 提肛散

方源：《外科正宗》。

组成：川芎、归身、白术、人参、黄芪、陈皮、甘草、升麻、柴胡、黄芩、黄连、白芷。

功效：补中益气，清热固涩。

主治：气虚下陷脱肛、中气不足兼见湿热型脱肛或痔疮脱出。

66. 提气散

方源：《古今图书集成》。

组成：黄芪、人参、白术、当归、白芍、炮干姜、柴胡、升麻、羌活、炙甘草。

功效：健脾益气，升阳固脱。

主治：治气虚下陷脱肛。

67. 黑锡丹

方源:《太平惠民和剂局方》。

组成:沉香、附子、胡芦巴、阳起石、小茴香、补骨脂、肉豆蔻、木香、肉桂、川楝子、黑锡、硫黄。

功效:温肾散寒,降逆定喘。

主治:肾不纳气型喘咳,肠鸣腹痛,滑泄脱肛。

68. 凉血清肠汤

方源:《证治准绳》。

组成:生地黄、当归、芍药、防风、升麻、荆芥、炒黄芩、黄连、炒香附、川芎、甘草。

功效:凉血清肠。

主治:下血脱肛。

69. 萆薢渗湿汤

方源:《疡科心得集》。

组成:萆薢、薏苡仁、黄柏、赤茯苓、牡丹皮、泽泻、滑石。

功效:清热利湿。

主治:湿热下注型脱肛。

70. 猪肝散

方源:《备急千金要方》。

组成:猪肝、黄连、阿胶、芎䓖、乌梅肉、艾叶。

功效:涩肠固脱。

主治:大肠寒应肛门寒则洞泻,肛门凸出。

71. 葛根芩连汤

方源:《伤寒杂病论》。

组成:葛根、黄芩、黄连。

功效:清热利湿。

主治:湿热下注型脱肛。

72. 猬皮散

方源:《世医得效方》。

组成:猬皮(烧存性)一个、磁石(煅碎)、桂心各半两。

功效:涩肠止泻。

主治:肛门或因洞泄,或因用力太过,脱出不收。

73. 温胃饮

方源:《景岳全书》。

组成:人参、炒白术、炒扁豆、陈皮、炙甘草、炒焦干姜、当归。

功效:涩肠止泻。

主治:治中寒呕吐,吞酸泄泻,不思饮食,脱肛者。

74. 锁阳丹

方源:《三因极一病证方论》。

组成:桑螵蛸(瓦上焙燥)、龙骨(别研)、茯苓。

功效：益气健脾,收敛固涩。

主治：脱精,滑泄不禁。

75. 蜗牛散

方源：《圣济总录》。

组成：蜗牛、磁石。

功效：涩肠止痢固脱。

主治：痢后脱肛。

76. 槐角丸

方源：《疡科选粹》。

组成：槐角、地榆、黄芩、防风、当归、枳壳。

功效：清肠利气,凉血止血。

主治：脱肛,痔瘘,肠风下血等。

77. 槐花散

方源：《疡科选粹》。

组成：槐花、槐角(炒香黄)各等分。

功效：凉血止血,固脱。

主治：下血脱肛。

78. 缩砂散

方源：《重订严氏济生方》。

组成：缩砂仁、黄连、木贼各等分。

功效：涩肠固脱、清热化湿。

主治：小儿滑泄,肛头脱出,大肠虚而挟热,脱肛红肿。

79. 薄荷散

方源：《卫生总微》。

组成：薄荷、骨碎补、金樱根、甘草。

功效：补肾固脱。

主治：阳证脱肛。

(三) 外用药方剂

1. 一效散

方源：《肛肠脱出性疾病诊疗精要》。

组成：朱砂、炉甘石、冰片、滑石粉。

功效：燥湿收敛,止痒止痛。

主治：脱肛伴有直肠黏膜糜烂、渗出或内痔脱出。

2. 十熏洗汤

方源：《中国肛门大肠病学》。

组成：车前草、枳壳、五倍子、大黄、无花果、黄柏、薄荷、荆芥、威灵仙、艾叶。

功效：活血祛瘀,解毒消肿,行气止痛。

主治：肛管外翻,肛管水肿,里急后重。

3. 寸金锭子

方源:《东垣十书》。

组成:牡蛎粉、红藤根、干漆、藤黄、雄黄、雌黄、硫黄、轻粉、粉霜、麝香、砒霜、枯黄丹。

功效:清热解毒,涩肠固脱。

主治:痔瘘脱肛,经久不愈者。

4. 五倍子汤

方源:《疡科选粹》。

组成:五倍子、朴硝、桑寄生、莲房、荆芥。

功效:消肿止痛,收敛止血。

主治:脱肛,痔疮,肛瘘等。

5. 五倍子白矾洗剂

方源:《三因极一病证方论》。

组成:五倍子末、白矾。

功效:收涩止敛。

主治:脱肛。

6. 五痔脱肛膏

方源:《备急千金要方》。

组成:槐白皮、薰草、辛夷、甘草、白芷、野葛、巴豆、漆子、桃仁、猪脂。

功效:止痒痛,止敛固脱。

主治:五痔,脱肛。

7. 收肛散

方源:《医宗说约》。

组成:熊胆五分、儿茶五分、冰片二分。

功效:清热解毒,收敛固脱。

主治:热泻脱肛者,并治痔痛。

8. 伏龙肝散

方源:《圣济总录》。

组成:伏龙肝、鳖头骨、百药煎。

功效:补肾固脱。

主治:阴证脱肛。

9. 赤石脂散

方源:《小儿药证直诀》。

组成:赤石脂、伏龙肝。

功效:涩肠固脱。

主治:脱肛。

10. 沥肠散

方源:《古今图书集成》。

组成:诃子、赤石脂、龙骨各等分。

功效：涩肠固脱。

主治：治久利,大肠脱。

11. 针粉散

方源：《古今图书集成》。

组成：针粉一味。

功效：涩肠固脱。

主治：脱肛历年不愈。

12. 苦参清热洗剂

方源：福建省第二人民医院诊疗方,院内制剂,叶玲经验方。

组成：苦参、黄柏、五味子、苍耳子、野菊花。

功效：清热利湿,收敛固涩。

主治：湿热下注型脱肛。

13. 苦固脱洗剂

方源：福建省第二人民医院诊疗方,叶玲经验方。

组成：黄芪、党参、升麻、柴胡、苦参、黄芩、金银花、乌梅、五倍子、五味子、甘草。

功效：补中益气,清热利湿。

主治：脾虚湿阻,虚实夹杂型脱肛。

14. 孩儿散

方源：《医学入门》。

组成：熊胆、孩儿茶、冰片。

功效：清热涩肠固脱。

主治：肛脱热肿。

15. 贴顶升阳膏

方源：《疡医大全》。

组成：蓖麻子四五粒,去壳麝香三分。

功效：清热涩肠固脱。

主治：肛脱热肿。

16. 独虎散

方源：《仁斋直指方》。

组成：五倍子、焰硝、荆芥。

功效：清热祛风,涩肠固脱。

主治：脱肛。

17. 祛毒汤

方源：《医宗金鉴》。

组成：瓦松、马齿苋、甘草、五倍子、川椒①、防风、苍术、枳壳、侧柏叶、葱白、朴硝。

功效：消肿止痛,祛毒收敛。

主治：内痔及直肠脱出伴发炎。

---

① 川椒,即花椒,下同。

18. 枳实熨方

方源:《圣济总录》。

组成:枳实、蜂蜜。

功效:涩肠固脱止痢。

主治:积冷下痢脱肛。

19. 香荆散

方源:《三因极一病证方论》。

组成:香附子、荆芥穗。

功效:祛风理气固脱。

主治:肛门脱出。大人小儿悉皆治之。

20. 痔药膏子

方源:《医学纲目》。

组成:柴灰、草乌、大黄、甘草。

功效:清热解毒,收敛固脱。

主治:外痔及翻花痔,脱肛脚痛,脓水不止。

21. 浮萍散

方源:《回春》。

组成:浮萍。

功效:收敛固涩。

主治:脱肛。

22. 莨菪散

方源:《圣济总录》。

组成:莨菪子(炒黄)、鳖头(烧灰)、铁精(研)。

功效:收敛固涩止痢。

主治:痢后脱肛。

23. 秦艽苍术汤

方源:《兰室秘藏》。

组成:秦艽、桃仁(去皮尖,另研)、防风、苍术(制)、皂角仁(烧存性为末)、当归梢(酒洗)、泽泻、大黄、黄柏(酒洗)。

功效:清热利湿。

主治:痔漏,大便秘涩,肛门疼痛。

24. 脱肛洗方

方源:《丹溪手镜》。

组成:理省藤、桑白皮、白矾。

功效:收敛固涩。

主治:脱肛。

25. 脱肛洗药

方源:《回春》。

组成:苦参、五倍子、陈壁土各等分。

功效：清热解毒,收敛固涩。

主治：脱肛。

26. 脱肛软膏

方源：《本草纲目》。

组成：蜗牛一两,猪脂。

功效：收敛固脱。

主治：大肠久积虚冷,每因大便脱肛。

27. 桃红化瘀洗液

方源：福建省第二人民医院诊疗方,叶玲经验方。

组成：桃仁、红花、川芎、益母草、当归、丹参、苦参、防己、五倍子、乌梅。

功效：活血化瘀,清热解毒。

主治：直肠脱垂嵌顿。

28. 痔漏脱肛敷膏

方源：《孙氏集效方》。

组成：丝瓜烧灰,多年石灰、雄黄各五钱。

功效：清热解毒,收敛固脱。

主治：痔漏脱肛。

29. 痔灵栓

方源：《肛肠脱出性疾病诊疗精要》。

组成：炒黄柏、苍术、乌梅、僵蚕、大黄、五倍子、白矾、三七、冰片、麝香。

功效：清热消肿,止血镇痛。

主治：各期内痔、脱肛、便血。

30. 黑圣散

方源：《圣济总录》。

组成：大蜘蛛。

功效：收敛固涩。

主治：泻痢日久脱肛,疼痛。

31. 熏熨方

方源：《圣济总录》。

组成：枳壳(麸炒)、防风、白矾。

功效：祛风理气,收敛固涩。

主治：气痔脱肛。

32. 槐皮膏

方源：《外台秘要》。

组成：槐白皮二两,薰草、辛夷、甘草、白芷各半两,野葛六铢,巴豆七枚,去皮漆子六枚,桃仁十枚,去皮猪脂半斤。

功效：收敛固涩,止痒痛。

主治：五痔脱肛,止痛痒血出。

33. 蒲黄膏

方源:《千金翼方》。

组成:蒲黄二两,以猪脂和敷肛门上,纳之,日二三愈。

功效:祛瘀止痛。

主治:脱肛。

34. 熊冰膏

方源:《医学入门》。

组成:熊胆、片脑。

功效:清热解毒,清热止痛。

主治:久痔及痔漏脱肛止痛。

35. 蓖麻膏

方源:《六科准绳》。

组成:蓖麻子一两。

功效:收敛固脱,温中。

主治:暴患脱肛,阴证脱肛。

36. 蓖麻膏

方源:《百试百验神效奇方》。

组成:蓖麻子四十九粒。

功效:收敛固脱。

主治:脱肛。

37. 壁土散

方源:《备急千金要方》。

组成:故屋东壁土、皂荚。

功效:收敛固脱。

主治:肛门脱出。

38. 蟠龙散

方源:《活幼心书》。

组成:地龙、风化硝。

功效:补肾固涩。

主治:阳证脱肛。

二、中国知网(CNKI)关于脱肛或直肠脱垂的期刊文献常用方统计分析

中国知网(CNKI)中关于脱肛或直肠脱垂的期刊文献共 2 632 篇,有 267 篇论及中药治疗。采用单纯补中益气汤加减治疗牲畜脱肛病的有 10 篇,治疗小儿脱肛的有 6 篇,治疗成人及老年脱肛的有 22 篇。采用补中益气汤联合手术治疗的共有 8 篇,采用补中益气汤联合外用熏洗坐浴的有 6 篇,采用补中益气汤联合针灸治疗的有 6 篇,采用自拟方有 22 篇。从清热祛湿论治的共有 8 篇,主要涉及的方有白头翁汤、萆薢胜湿汤、葛根芩连汤。

（一）常用方剂

补中益气汤、白头翁汤、萆薢胜湿汤、葛根芩连汤。

（二）首选补中益气汤的用方指征

1. 全身气虚征象

如气短乏力,神疲懒言,易疲倦,头晕,自汗,面色无华。

2. 下坠症状

如气下坠感,少腹坠胀感,肛门有下坠感,久站或走路后加重,直肠指检直肠黏膜脱垂、肛门脱出、阴挺等。

3. 消化系统症状

如胃脘隐痛,或痞闷,饥时尤甚,纳少无味,便溏,或久泄。

4. 舌脉征象

舌胖嫩,边有齿痕,色淡白,或淡暗,或淡红,苔薄,或无苔。脉沉细少力或无力,或缓而无力,或虚软无力,或虚大无力等。

禁忌证:外感及阴虚发热证,肝阳上亢证,气脱、气滞、气逆、气闭证等均不宜;舌红,舌光如镜者不宜;服用本方后舌苔迅速增厚者不宜;外邪未尽,口苦口渴,舌红,苔黄者不宜;胃脘痞满实痛者不宜,误用后可使腹胀,腹痛加剧;直肠或肛门炎症引起的下坠感不宜。

第三节　食疗与验方、单方

一、中医药膳方

中医认为脱肛是由于气虚下陷,不能收摄,以致肛管直肠向外脱出。患有脱肛的患者平时宜进食滋补性食物,如鸡、猪、牛、羊肉,蛋类,黄鳝等,也可以用党参、黄芪、山药、莲子、粳米煮粥经常服食。忌吃辛辣刺激性食物,如辣椒等;戒烟酒;对生冷滑腻及寒冷性食物,亦应尽量少食。在食物调治方面,脱肛的中医药膳方如下。

（一）古医籍药膳方

1. 羊肾粥

来源:《本草纲目》。

组成:羊腰子一对(去油膜切块),草果 6 g,陈皮 6 g,砂仁 6 g,粳米 50 g,盐、姜、葱调料适量。

制法:先用水煮羊腰及草果、陈皮、砂仁(此三味用纱布包扎),汤成取出纱布包,放入粳米及调料煮作粥。

用法:每日晨起作早餐食之,可连食月余。

功效:补肾强身,健脾除湿。

适应证:脾肾阳虚、年老体弱、虚弱羸瘦的脱肛者。

2. 松子仁粥

来源:《本草纲目》。

组成:松子仁 30 g,粳米 100 g,柏子仁 30 g,白糖适量。

制法：如常法做粥，将熟前放入松子仁，柏子仁煮至粥成，加糖。

用法：晨起作早餐食之。

功效：生津润燥。

适应证：津伤液燥而引起的大便秘结，或伴有脱肛者，尤宜于老年人。

3. 韭菜粥

来源：《本草纲目》。

组成：粳米 50 g，韭菜适量（洗净切段）。

制法：如常法煮米做粥，米熟入韭菜微炖即可。

用法：晨起作早餐食之。

功效：温中补虚，暖肾益阳。

适应证：年老体弱、肾气不足，虚寒内生而致的脱肛，或伴有腹中冷痛，腰膝无力，遗精滑泄，阳痿等。

4. 茯苓面

来源：《医学入门》。

组成：茯苓，麻子（去皮）。

制法：上为末和匀，九蒸九晒，入蜜少许。

用法：常食之。

功效：健脾和胃，补中益气。

适应证：治脱肛，久痔。

5. 金樱子粥

来源：《饮食辨录》。

组成：金樱子 30 g，粳米 50 g。

制法：先将金樱子用文火煎煮半小时，然后去渣取出，用汁煮米做粥，亦可放入少许食盐。

用法：每晚睡前当作夜宵食之或供早餐食用。

功效：益肾固脱。

适应证：肾虚不固而引起的脱肛，小便频数、遗精、滑泄，或妇女伴有子宫脱垂者。

6. 扶中汤

来源：《医学衷中参西录》。

组成：白术 30 g（炒），生山药 30 g，龙眼肉 30 g。

制法：三物一起水煮成汤，去渣。

用法：代之以饮，不拘时温饮之。

功效：益气养血，健脾补中。

适应证：久泄不止而致气血俱虚，身体羸弱，而脱肛者。

7. 山药粥

来源：《饮膳正要》。

组成：山药，羊肉 500 g，粳米适量。

制法：羊肉去脂切细，煮肉汤合山药，粳米做粥，亦名山药粥。

用法：煮粥食之。

功效：温补肾阳,健脾益气。

适应证：肾精不足、脾失温煦而引起的泄泻,腰酸膝冷,脱肛等。

(二) 现代医籍与民间药膳方

1. 黄芪蒸鹌鹑

来源:《中国药膳学》。

组成:黄芪 80 g,鹌鹑 2 只,姜、葱、大料、盐等佐料适量。

制法:将鹌鹑褪毛,去掉胃肠洗净,然后每只鹌鹑腹内纳入黄芪 40 g,以及适量的佐料,放入锅内蒸熟。

用法:可作为正餐、主菜食之,以连续常食为佳。

功效:和中止痢,益气升提。

适应证:虚劳赢瘦,气短倦怠,久泻久痢而脱肛者。

2. 人参菠菜饺

来源:《中国药膳学》。

组成:人参 120 g,菠菜适量,豆油、姜、葱、蒜、味精、食盐适量,面粉 500 g。

制法:将人参洗净切碎,连同菠菜一起切碎拌馅,放好佐料,包成水饺。

用法:煮熟食用。

功效:补益气血,下气利肠。

适应证:体质虚弱老人或久病便秘而脱肛者。

3. 升麻芝麻煲猪大肠

来源:《药膳与药粥保健疗法》。

组成:升麻 10 g,黑芝麻 5 g,猪大肠 100 g。

制法:洗净猪大肠,将升麻、黑芝麻纳入猪大肠内,两头用线扎紧,加清水适量煮熟,去升麻、黑芝麻,调味即可。

用法:饮汤吃猪大肠。便秘者,可连黑芝麻吃,每日 1 次。

功效:升阳举陷,润肠通便。

适应证:脱肛伴大便秘结者。

4. 黄芪芡实煲猪大肠

来源:《药膳与药粥保健疗法》。

组成:黄芪 30 g,芡实 30 g,猪大肠 150 g。

制法:将黄芪、芡实、猪大肠共煲汤调味后食用。

用法:每日 1 次,连服 7 天。

功效:补中益气,健脾止泻。

适应证:大便溏泻脱肛者。

5. 泥鳅粥

来源:《药膳与药粥保健疗法》。

组成:泥鳅 250 g,粳米 100 g,火腿末、葱姜末、料酒、食盐、胡椒粉、味精适量。

制法:将泥鳅杀后洗净,放入碗内,加入葱、姜、料酒、精盐、火腿末上笼蒸至烂熟,拣去泥鳅刺及泥鳅头。再把淘净的粳米放进沸水锅里煮成粥,放入泥鳅及味精、胡椒粉、猪油,稍煮即可。

用法：每日早、晚温热服食。

功效：补中益气,祛风利湿。

适应证：肝肾不足之直肠脱垂。

6. 鲫鱼黄芪汤

来源：《药膳与药粥保健疗法》。

组成：鲫鱼 200 g,黄芪 15 g,炒枳壳 9 g,调料适量。

制法：将鲫鱼去鳃、鳞及内脏,水煎黄芪、枳壳约半小时;去渣留汁;下鲫鱼及料酒,中火煮至鱼熟;姜、盐调味。

用法：食鱼,饮汤。

功效：健脾和胃,益气升阳。

适应证：脾气虚弱之脱肛。

7. 猪大肠炖马齿苋

来源：《肛肠病食疗》。

组成：猪大肠 1 段,马齿苋适量,调料适量。

制法：前两味洗净;后者纳猪肠,两端线扎紧;入砂锅,加料酒及水,文火炖肠至熟烂;盐调味。

用法：每日 1 剂,6 日为 1 个疗程。

功效：清热解毒,利水去湿。

适应证：年老体弱者轻度直肠脱垂,症见肿痛、便血者。

8. 黄芪多味饼

来源：《肛肠病食疗》。

组成：炙黄芪 60 g,人参 5 g,升麻 3 g,五味子 10 g,乌梅 15 g,枯矾 4 g,芝麻 100 g,米粉 250 g。

制法：前七味共研细末;与米粉混合,加水揉团;分捏成每个约 50 g 小饼;上笼蒸熟。

用法：每次服半个小饼,每日 3 次,分 4 日服完,计 1 个疗程,连服 2~3 疗程。

功效：补元生津,益气补中。

适应证：中度直肠脱垂,症见全层脱垂,难自行还纳需手托回纳者。

9. 山药面饼

来源：《肛肠病食疗》。

组成：怀山药 50 g,白术、西洋参、益智仁各 5 g,补骨脂、淫羊藿各 3 g,冰糖适量,面粉 200 g。

制法：前七味共研细末;与面粉混合,加适量水揉团,分做 2 g 重小饼;上笼蒸熟。

用法：每次服 1 饼,每日 2 次,5 日为 1 个疗程,连服 3 疗程。

功效：补肾壮阳,温脾止泻。

适应证：中度直肠脱垂,症见全层脱垂,难自行还纳,手托回纳者。

10. 党参海参猪肉汤

来源：《肛肠病食疗》。

组成：党参 10 g,黄芪 15 g,升麻 3 g,海参、甘草各 10 g,猪肉 50 g,调料适量。

制法：前五味洗净、切片；肉洗后切碎。前六味入砂锅，加料酒及水武火煮沸；改文火煮至肉熟；白糖、盐及味精调味。

用法：吃肉喝汤，每日 1 剂；连服 5 剂或酌情。

功效：补肾益精，升阳举陷。

适应证：重度直肠脱垂，症见直肠及部分乙状结肠脱出，手无法回纳，伴疼痛、久泻者。

11. 大蒜烧茄子

来源：《肛肠病食疗》。

组成：大蒜 25 g，茄子 500 g，调料适量。

制法：茄子洗净切块，炒锅注菜油，旺火下茄翻炒；加蒜瓣、姜末、酱油、盐、清汤烧沸；改文火焖 10 min，入味精调味。

用法：佐餐服用。

功效：健脾暖胃，行气活血，散痈解毒。

适应证：重度直肠脱垂，症见直肠及部分乙状结肠脱出，无法回纳，伴感染、肿胀疼痛者。

12. 绿豆糯米酿大肠

来源：《肛肠病食疗》。

组成：猪大肠 300 g，绿豆 200 g，糯米 100 g，调料适量。

制法：浸开绿豆、糯米；纳入洗净猪肠内，两端线扎紧；入瓦锅，加料酒、水，文火煮 2 h；盐调味。

用法：佐餐食用。

功效：补中益气，清热解毒。

适应证：直肠脱垂，痔疮，便血伴肿胀疼痛者。

13. 黄鳝煨猪肉

来源：《肛肠病食疗》。

组成：黄鳝、猪瘦肉各 400 g，黄芪 15 g，调料适量。

制法：鳝常规处置，切段；肉洗净，切块。前三味入锅，加料酒及水，文火煨至肉烂熟；盐调味。

用法：饮汤食肉。

功效：温阳健脾，补气养血。

适应证：脾肾两虚、气虚不足之直肠脱垂或子宫脱垂，症见体倦乏力、气血不足、头晕。

14. 黄芪乌鸡汤

来源：《肛肠病食疗》。

组成：黄芪 50 g，乌鸡 1 只，调料适量。

制法：鸡按常规处置；整鸡与黄芪、姜、酒同入锅，加水武火煮沸；改文火炖煮至肉熟；小葱、盐调味。

用法：佐餐，饮汤吃肉。

功效：补肝肾，益气血。

适应证：久病、年老、体虚者的肛门失禁、直肠脱垂或尿失禁。

15. 升麻乌龟汤

来源:《肛肠病食疗》。

组成:乌龟肉 120 g,升麻 12 g,调料适量。

制法:乌龟肉切块;升麻纱布包裹。两者入砂锅,加料酒及水武火煮开,去浮沫;改文火炖至乌龟肉熟烂;去药袋;盐调味。

用法:饮汤吃肉。

功效:养阴补血,益肾升阳。

适应证:气血虚弱、肝肾不足之直肠脱垂或子宫脱垂。

16. 人参多味饼

来源:《肛肠病食疗》。

组成:人参、黄芪、升麻各 15 g,当归 6 g,米粉 250 g,红糖 30 g。

制法:前四味洗净,切片;与红糖混合共研细末入米粉,加少量水揉团,每 50 g 捏成饼;上笼蒸熟。

用法:每次食半个饼,每日 3 次,分 3~4 日服完 1 剂,连服 10 剂。

功效:补元生津,健脾益肺。

适应证:幼儿轻度直肠脱垂,症见直肠黏膜轻度脱垂,不出血,可自行还纳。

17. 大小米拌豆浆

来源:《肛肠病食疗》。

组成:粳米、小米各 60 g,豆浆 500 g。

制法:以上两米洗净;入锅,加水文火煮至半熟;入豆浆搅匀煮熟。

用法:佐餐,喝豆浆粥。

功效:健脾和胃,补气益肾,清热除湿。

适应证:老幼直肠脱垂者。

18. 芡实大肠汤

来源:《肛肠病食疗》。

组成:黄芪、芡实各 30 g,猪大肠 150 g,调料适量。

制法:肠洗净,前三味入锅,加料酒及水文火煲汤;盐调味。

用法:佐餐,食大肠喝汤,每天 1 剂,连服 1 周。

功效:健脾止泄,固肾升阳。

适应证:脾肾阳虚之直肠脱垂、溏泻者。

19. 甲鱼大肠汤

来源:《肛肠病食疗》。

组成:甲鱼 1 只,猪大肠 500 g,调料适量。

制法:甲鱼常规处置;肠洗净。两者入锅,加料酒及水文火煮至肠鱼熟;盐调味。

用法:佐餐,食甲鱼、肠,喝汤,每日 1 剂,3 次分服。

功效:滋阴益肾,补虚助阳。

适应证:肝肾不足之直肠脱垂者。

20. 黄芪煮猪大肠头

来源:《肛肠病食疗》。

组成：黄芪 30 g,鲜猪大肠头 1 只,调料适量。

制法：肠头洗净,开水焯。黄芪洗净,纱布包裹;与肠头同入锅,加料酒及水,文火慢煮至肠头烂熟;弃药渣;盐调味。

用法：佐餐,食大肠,喝汤。

功效：健脾益气,补虚升阳。

适应证：脾胃虚弱之小儿直肠脱垂者。

21. 地黄粥

来源：《肛肠脱出性疾病诊疗精要》。

组成：粳米 50 g,鲜地黄 15~30 g,酥油、白蜜适量。

制法：鲜地黄切片;待水沸与米同煮,粥欲熟再入酥油,白蜜煮熟。

用法：做早餐食之。

功效：养阴清热,和中益胃。

适应证：虚劳羸弱,咳嗽日久而致脱肛者。

22. 山药粥

来源：《肛肠脱出性疾病诊疗精要》。

组成：生山药 60 g(去皮为糊),酥油适量,白蜜适量,粳米 60 g。

制法：将山药为糊后用酥油和蜜炒,令凝,用匙捣碎,另煮米成粥,放入山药搅匀,亦可加糖少许。

用法：晨起当作早餐食之。

功效：补肾精,固胃肠。

适应证：肾精不足、脾失温煦而引起的泄泻、腰酸膝冷、脱肛等。

23. 黄芪炖母鸡

来源：《肛肠脱出性疾病诊疗精要》。

组成：生黄芪 120 g,母鸡 1 只,姜、葱、大料、盐等佐料适量。

制法：先将母鸡去毛及肚肠洗净,再将黄芪放入母鸡腹中缝合,置锅中加水、葱、大料、盐等佐料炖煮。

用法：做正餐之主菜食之,并多饮其汤。

功效：补气养血益精髓。

适应证：大病、久病、产后失血过多,以及肝肾慢性亏虚而导致的脱肛。

24. 蚯蚓捣烂与升麻同蒸猪肉食

来源：《民间食疗方》。

组成：生黄芪、防风、升麻、蚯蚓。

制法：蚯蚓捣烂与生黄芪、防风、升麻同蒸猪肉。

用法：喝汤食肉。

功效：健脾益气,升阳举陷。

适应证：脾虚气陷之脱肛。

25. 黄芪党参大枣粥

来源：《民间食疗方》。

组成：黄芪、党参、大枣、粳米。

制法：黄芪 30~55 g,党参 20 g,大枣 10 枚,粳米适量,加清水共煮粥。粥成加入白糖调味再煮片刻。

用法：喝粥食大枣。

功效：健脾和胃,补中益气。

适应证：脾胃虚弱,中气不足之脱肛者。

26. 黄芪乌骨鸡汤

来源：《民间食疗方》。

组成：乌骨鸡、黄芪。

制法：乌骨鸡 250 g,黄芪 50 g,加清水适量,共炖至烂熟,盐调味。

用法：常食之。

功效：健脾和胃,补中益气。

适应证：脾胃虚弱,中气不足之脱肛者。

27. 何首乌煲鸡

来源：《民间食疗方》。

组成：何首乌、雌鸡。

制法：何首乌 30 g,雌鸡 1 只(约 500 g)。将鸡宰杀去毛及内脏,布包何首乌末,纳鸡腹内,加清水适量,放入锅内,煲至鸡肉离骨,取出首乌末,加盐、油、姜、酒调味。

用法：饮汤食鸡肉。

功效：健脾和胃,补血益气。

适应证：脾胃虚弱,气血不足之脱肛者。

28. 海参瘦肉汤

来源：《民间食疗方》。

组成：海参、瘦肉。

制法：海参 30 g,瘦肉适量,加清水适量共煲汤,盐调味。

用法：饮汤食肉。

功效：健脾补肾,补中益气。

适应证：脾肾两虚,中气不足之脱肛者。

29. 蓖麻籽炖猪五花肉

来源：《民间食疗方》。

组成：蓖麻籽、猪五花肉。

制法：蓖麻籽(红纹的)20 粒,炖猪五花肉,盐调味。

用法：去蓖麻籽,食汤和肉。

功效：健脾补肾。

适应证：久治不愈的脱肛。

30. 蚯蚓升麻蒸猪肉

来源：四川梁爵平献祖传方。

组成：蚯蚓 2 条(无白圈者佳,寒者炒用,热者免炒),升麻 4.5 g。

制法：把蚯蚓捣烂与升麻同蒸猪肉。

用法：喝汤食肉。

功效：健脾补肾。

适应证：气虚型脱肛。

31. 赤小豆黑芝麻糊

来源：《民间食疗方》。

组成：黑芝麻、赤小豆、炒莱菔子。

制法：黑芝麻，赤小豆，炒莱菔子各 20 g，加水一大碗，放入豆浆机中打浆成糊。

用法：每日 1 碗。

功效：通便止血，止脱。

适应证：脱肛伴便秘便血。

32. 鳝鱼薏苡仁汤

来源：《民间食疗方》。

组成：黄鳝、薏苡仁。

制法：黄鳝 250 g，薏苡仁 50 g。将黄鳝洗净，与薏苡仁同煲汤，盐调味服食。

用法：每日 1 碗。

功效：健脾祛湿，补肾升阳。

适应证：脾虚湿阻之脱肛。

33. 田螺炖猪肉

来源：《民间食疗方》。

组成：田螺肉、猪肉。

制法：将洗干净的田螺肉 120 g、猪肉 120 g 入锅共炖。

用法：喝汤食肉。

功效：滋阴补肾升阳。

适应证：肾阴虚之脱肛。

34. 猪大肠粥

来源：《民间食疗方》。

组成：猪大肠一具洗净，白术 60 g，生姜 45 g，粳米 50 g。

制法：将猪大肠洗净去涎脂，再将白术、生姜为粗末，纳入肠中，两头结扎，加水足量，微火煮熟，取汁入粳米及调味佐料（如茴香椒粉、盐、葱等）煮粥。

用法：当作正餐辅食之。

功效：健脾和胃，补中益气。

适应证：脾胃虚弱，中气不足，伴有消瘦、乏力、食少纳呆的脱肛。

二、古医籍单方与经方

1. 川椒

来源：《救急广生集》。

制法与用法：每日空心嚼川椒一钱，凉水送下，二三日即收。

适应证：痔漏，脱肛。

2. 磁石

来源：《仁斋直指方》。

制法与用法：火煅酢淬七次，为末，每空心米饮服一钱。

适应证：脱肛。

3. 苎根

来源：《太平圣惠方》。

制法与用法：苎根[①]捣烂煎汤，熏洗之。

适应证：脱肛不收。

4. 莨菪子

来源：《太平圣惠方》。

制法与用法：莨菪子炒研敷之。

适应证：脱肛不收。

5. 生韭

来源：《太平圣惠方》。

制法与用法：生韭一斤切，以酥拌炒热，绵裹作二包，更互熨之，以入为度。

适应证：脱肛不收。

6. 蜍皮

来源：《备急千金要方》。

制法与用法：蜍皮一片，瓶内烧烟，熏之，并敷之。

适应证：肠头挺出。

7. 木贼

来源：《三因极一病证方论》。

制法与用法：木贼烧存性为末掺之，按入即止。一方加龙骨。

适应证：脱肛。

8. 紫浮萍

来源：《世医得效方》。

制法与用法：紫浮萍为末，干贴之。

适应证：脱肛。

9. 生莱菔

来源：《摘元方》。

制法与用法：生莱菔捣，实脐中，束，觉有痛即除。

适应证：脱肛。

10. 蜣螂

来源：《医学集成》。

制法与用法：蜣螂烧存性为末，入冰片研匀，搽肛上，托之即入。

适应证：脱肛。

11. 黄皮桑树叶

来源：《仁斋直指方》。

制法与用法：黄皮桑树叶三升，水煎过，带温罨纳之。

[①] 苎根，即苎麻根。下同。

适应证：脱肛。

12. 狗涎

来源：《扶寿精方》。

制法与用法：狗涎抹之。

适应证：脱肛。

13. 女萎

来源：《杨氏产乳方》。

制法与用法：女萎切一升烧煎之。

适应证：久利脱肛。

14. 橡斗子

来源：《仁斋直指方》。

制法与用法：橡斗子烧存性研末，猪脂和敷，擦，并煎汁洗之。

适应证：下利脱肛。

15. 石灰

来源：《太平圣惠方》。

制法与用法：石灰炒热，故帛裹坐，冷即易之。

适应证：虚冷脱肛。

16. 五倍子

来源：《简便方》。

制法与用法：五倍子半斤烧烟熏之，或水煮极烂，盛坐桶上熏之，待温，以手轻托上，内服参芪升麻药。

适应证：脱肛痔疾。

17. 枳实

来源：《备急千金要方》。

制法与用法：将枳实一枚完整者，在石上磨光滑，然后钻一小孔，安一木柄，用蜜涂于表面以火炙热，熨于脱出的肠头上，冷却后更换，以肠头回缩为度。

适应证：积冷利脱肛。

18. 鳖头

来源：《备急千金要方》。

制法与用法：以鳖头炙研，米饮服方寸匕，日二服，仍以末油调涂肠头上托入。

适应证：脱肛，久积虚冷。

19. 五花构叶

来源：《太平圣惠方》。

制法与用法：五花构叶阴干为末，每服二钱，米饮调下，兼涂肠头。

适应证：脱肛不收。

20. 生栝蒌

来源：《肘后备急方》。

制法与用法：生栝蒌捣汁温服之，以猪肉汁洗手，按之令暖，自入。

适应证：脱肛。

21. 皂角

来源：《太平圣惠方》。

制法与用法：不蛀皂角五梃，锤碎水浸，取汁二升浸之，自收上。收后以汤烫其腰肚上下，令皂角气行，则不再作，仍以皂角去皮，酥炙为末枣肉和丸，米饮下三十丸。

适应证：脱肛。

22. 紫堇花

来源：《天宝单方药图》。

制法与用法：春间收紫堇花二斤，暴干为散，加磁毛末七两相和，研细涂肛上，纳入，即使人嚏冷水于面上，则吸入肠中。每日一涂药嚏面，不过六七度，即瘥。又以热酒半升，和散一方寸匕，空腹服之，日再渐加，至二方寸匕，以瘥为度。若五岁以下小儿，即以半杏子许和酒服之。忌生冷陈仓米。

适应证：凡大人小儿脱肛，每天冷及吃冷食，即暴痢不止，肛则下脱，久疗不瘥者。

23. 猬皮、磁石、桂心

来源：《叶氏摘元方》。

制法与用法：猬皮一斤烧，磁石煅五钱，桂心五钱为末，每服二钱，米饮下。

适应证：脱肛。

24. 蜗牛、磁石

来源：《太平圣惠方》。

制法与用法：用干蜗牛一百枚，炒研，每用一钱，以飞过赤汁磁石末五钱，水一盏，煎半盏，调服，日三。

适应证：大肠久积虚冷，每因大便脱肛及痢后脱肛。

25. 白鸡冠花(炒)、棕榈灰、羌活

来源：《永类钤方》。

制法与用法：白鸡冠花(炒)、棕榈灰、羌活各一两。上为末，每服二钱，米饮下。

适应证：下血脱肛。

26. 石耳、白枯矾、密陀僧

来源：《普济方》。

制法与用法：石耳(炒)五两，白枯矾一两，密陀僧半两为末，蒸饼丸梧桐子大，每米饮下二十丸。

适应证：泻血脱肛。

27. 桑黄、熟附子

来源：《太平圣惠方》。

制法与用法：用桑黄一两，熟附子一两。上为末，炼蜜丸梧桐子大，每米饮下二十丸。

适应证：阳虚脱肛。

28. 蒲黄、猪脂

来源：《子母秘录》。

制法与用法：蒲黄和猪脂敷，日三五度。

适应证：脱肛不收。

29. 荆芥、生姜、蚯蚓、相硝

来源:《全幼心鉴》。

制法与用法:用荆芥、生姜煎汤洗患处后,即取蚯蚓(去土)一两,粗硝二钱研为末,调油敷涂。

适应证:阳证脱肛。

30. 铁粉、白蔹

来源:《仁斋直指方》。

制法与用法:铁粉研,同白蔹末,敷上,按入。

适应证:风热脱肛。

31. 乌龙尾*、鼠屎

来源:《外台秘要》。

制法与用法:乌龙尾同鼠屎烧烟于桶内,坐上熏之,数次即不脱。

适应证:大肠脱肛。

32. 大田螺、鸡爪、黄连

来源:《德生堂经验方》。

制法与用法:用大田螺二三枚,将井水养三四日,去泥,用鸡爪黄连研细末,入厴内,待化成水,以浓茶洗净肛门,将鸡翎蘸扫之,以软帛托上。

适应证:大肠脱肛,脱下三五寸者。

33. 蜗牛、猪脂

来源:《太平圣惠方》。

制法与用法:用蜗牛一两烧灰,猪脂和敷,立缩。

适应证:大肠久积虚冷,每因大便脱肛。

34. 蜗牛壳、羊脂

来源:《李廷寿方》。

制法与用法:蜗牛壳去土研末,羊脂熔化调涂,送入即愈。

适应证:脱肛。

35. 故麻鞋底、鳖头

来源:《备急千金要方》。

制法与用法:炙麻鞋底频按入,仍以故麻鞋底、鳖头各一枚,烧研敷之,按入即不出也。

适应证:脱肛。

36. 苦参、五倍子、陈壁土

来源:《医方摘要》。

制法与用法:苦参、五倍子、陈壁土等分,煎汤洗之,以木贼末敷之。

适应证:脱肛。

37. 五倍子、百草霜

来源:《普济方》。

---

* 乌龙尾,即梁上尘。下同。

制法与用法：用五倍子、百草霜等分为末，酢熬成膏，鹅翎扫敷上，即入。

适应证：泻血脱肛。

38. 胡荽子、粟糠、乳香

来源：《儒门事亲》。

制法与用法：胡荽子一升，粟糠一升，乳香少许，以小口瓶烧烟熏之。

适应证：痔漏脱肛。

39. 曼陀罗子橡斗子散

来源：《本草纲目》。

制法与用法：曼陀罗子连壳一对，橡斗子十六个，同锉，水煎三五沸，入朴硝少许，洗之。

适应证：脱肛。

40. 白鸡冠花、防风

来源：《永类钤方》。

制法与用法：白鸡冠花、防风等分为末。糊丸梧桐子大，空心米饮，每服七十丸。

适应证：下血脱肛。

41. 脱肛洗方

来源：《丹溪手镜》。

制法与用法：水煎熏洗。

适应证：湿热脱肛。

42. 蛇床子甘草汤

来源：《经验方》。

制法与用法：蛇床子、甘草各一两为末，每服一钱，白汤下，日三服，并以蛇床末敷之。

适应证：脱肛。

43. 贴水荷叶

来源：《经验良方》。

制法与用法：贴水荷叶，焙研，酒服二钱，仍以荷叶盛末坐之。

适应证：脱肛不收。

三、民间单方与验方*

1. 刺猬皮

猬，《本经》列为中品，一名猬鼠，肉可食，猬皮入药，名刺猬皮。

制法与用法：刺猬皮烧存性，研细末，每服 1 钱，米汤送服，一日 2 次，食前服。

适应证：肠红下血，久痢脱肛。

---

* 1~10 单方、验方来自《食物中药与便方》；11~72 单方、验方来自《肛肠脱出性疾病诊疗精要》。11~35 单方、验方的适应证均为脱肛；36~39 单方、验方的适应证为脱肛初期；42~49 单方、验方的适应证为脾虚、气虚型脱肛；51~54 单方、验方的适应证为肾虚脱肛；59~63 单方、验方的适应证为脱肛、肿胀；64~72 单方、验方的适应证为肿痛、湿热下注型脱肛。

2. 代代橘

代代橘(枳壳、实),一名回青橙,属芸香科植物。

制法与用法:幼小青嫩的代代橘,焙燥研细末,以糖水送服,每服5分,一日3次。

适应证:小儿脱肛。

3. 蕨儿菜

蕨儿菜,一名粉蕨,或呼"拳头菜",属蕨类植物。

制法与用法:全草煎汤,一日分2~3次服。

适应证:脱肛。

4. 香菜

香菜,一名芫荽,或胡荽,通称香荽。

制法与用法:芫荽(或芫荽子)煮汤熏洗,同时用醋煮芫荽子,以湿布温罨患部。

适应证:痔疮肿痛,肛门脱垂。

5. 梧桐

制法与用法:梧桐树皮煎浓汁,熏洗坐浴,一日2~3次。

适应证:脱肛不收,妇女子宫脱垂。

6. 茄子

制法与用法:茄根烧存性,研成极细末,以麻油调涂或煮浓汤熏洗、热熨,轻轻托上。茄根2两,苦参5钱,煎水熏洗,并温罨托上,纳入之。

适应证:痔肿肛垂。

7. 河蚌

制法与用法:活河蚌1个,掺入黄连粉约1分,冰片少许,待其流出蚌水,以碗承接,用鸡毛扫涂患部,一日数次。

适应证:痔疾,脱肛,肿痛。

8. 枳壳、黄芪、甘草

制法与用法:水煎,一日2次分服。

适应证:产后子宫下垂或脱肛。

9. 枳壳、赤石脂(煅研,包)、升麻、黄芪

制法与用法:水煎,一日2次分服。

适应证:脱肛。

10. 橡栎叶、乌梅肉。

制法与用法:水煎去渣,加赤砂糖,一日2次分服。

适应证:下痢脱肛。

11. 人参芦①

制法与用法:研成细末。口服,每天1次。

12. 臭茉莉干根

制法与用法:煎水洗患处。

---

① 人参芦,即竹节参。下同。

13. 臭牡丹叶

制法与用法：煎汤熏洗。

14. 向日葵杆内瓤

制法与用法：烧成灰，加适量红糖搅拌均匀。每日早晚服 1 酒盅。

15. 炒王不留行

制法与用法：研为细末，每早、晚开水送服 9 g。

16. 山沉香

制法与用法：烧烟熏患处。

17. 陈皮 10 g，棉花根 20 g，五味子 6 g

制法与用法：水煎去渣，加赤砂糖，一日 2 次分服。

18. 五倍子、石榴皮、明矾

制法与用法：水煎、煮开后，稍熬一会儿，放凉后，用水洗患处。即把脱出部分用消毒纱布蘸水轻轻地洗，洗后推上去。

19. 煅田螺 30 g，煅咸橄榄核 30 g，冰片 15 g

制法与用法：将上药共研细末，和匀，用油调敷患处。

20. 羽叶丁香适量

制法与用法：用火点燃，以烟熏患处。

21. 刺揪根 15～30 g，五倍子 15～30 g

制法与用法：熬水洗。

22. 鲜天荞麦根 300 g，苦参 300 g

制法与用法：水煎，趁热熏患处。

23. 木槿皮或叶适量

制法与用法：加水煎汤熏洗，后以白矾、五倍末敷之。

24. 葵花叶 30 g，枳壳 15 g，炙甘草 10 g

制法与用法：水煎服，一日 2 次分服。

25. 灶心土 30 g，卷柏炭 15 g，大枣 15 枚

制法与用法：水煎去渣，加赤砂糖，一日 2 次分服。

26. 柿叶 10 g，藕节 30 g，茶叶 6 g，山楂 15 g

制法与用法：水煎服，一日 2 次分服。

27. 牛奶柴 30 g，清水藤 30 g，狗脊 21 g，地苓根 9 g

制法与用法：水煎服，一日 2 次分服。

28. 香附 30 g（焙），桑黄 30 g（微炙）

制法与用法：上药捣罗为末，炼蜜为丸，如梧桐子大。每于食前以粥饮下 20 丸。

29. 倒触伞 15 g，翻背红 15 g，枣儿红（地榆）15 g

制法与用法：水煎服，一日 2 次分服。

30. 天仙果 30 g，勾儿茶根 20 g，金毛狗脊根[①] 20 g，地苓根 9 g

制法与用法：上药捣罗为末，炼蜜为丸，如梧桐子大。每于食前以粥饮下 20 丸。

---

① 金毛狗脊根，即狗脊。下同。

31. 五倍子、葱白

制法与用法：五倍子研末，用两根葱白煎汤温洗脱肛，撒少许五倍子粉敷患处。

32. 木贼 10 g，蝉蜕 6 g，五灵脂 6 g

制法与用法：上述药物任选一种焙干，研细面，用香油调敷患处。

33. 木鳖子 15 g，升麻、乌梅、枳壳各 30 g

制法与用法：把前一味研极细末，再把后三味煎水洗患处，洗后擦半小时。上述药液将木鳖子末调成糊状，涂于患处，送入复位，然后静卧半小时。

34. 瓦片或砖头、甲鱼(鳖)

制法与用法：瓦片(砖头也可)洗净晾干，然后用火烤热(以手背能承受为宜)，再将甲鱼(鳖)的颈部用刀砍掉，将瓦片蘸其鲜血，触及脱垂的直肠，肛门受热刺激后，会本能地收缩，顺势托住直肠缓缓送入。

35. 白石榴花

制法与用法：水煎后分 3 次，饭前服。

36. 杠木

制法与用法：水煎服。

37. 白背叶干根

制法与用法：水煎服。

38. 蝮蛇

制法与用法：骨及肉火焙研末。每日 1 g，每日 3 次，用酒化其末饮服。

39. 诃子

制法与用法：水煎服，每日 1 剂，分 2 次服。

40. 乌梅

制法与用法：火煨，研细末，每服 3 g，每日 2 次，饭后白开水冲服。

适应证：脱肛，也可用于子宫脱垂。

41. 野芥菜

制法与用法：捣烂取汁。用第 2 次淘米的米泔水和适量的白糖调服。

适应证：便秘脱肛及气虚脱肛。

42. 山药 15 g，枳壳 15 g，大枣 10 个

制法与用法：水煎服，每日 2 次分服。

43. 黄芪 30 g，党参 30 g，白术 15 g，枳壳 12 g，白芍 10 g，川芎 10 g，升麻 10 g

制法与用法：水煎服，每日 2 次分服。

44. 黄芪 15 g，当归 10 g，党参 15 g，白术 10 g，柴胡 10 g，升麻 10 g，炙甘草 10 g，樗树皮 10 g，陈皮 10 g，罂粟壳 10 g

制法与用法：水煎服，每日 2 次分服。

45. 党参 30 g，黄芪 30 g，白术 12 g，炮姜 3 g，炙甘草 3 g

制法与用法：水煎服，每日 2 次分服。

46. 雷公根 500 g，蜂房 120 g，万年青 60 g，生葱头 120 g，升麻 15 g

制法与用法：清水浓煎，洗患部。

47. 鳖头 50 g,大象皮 10 g

制法与用法：将鳖头晒干,与象皮焙黄研末,用菜油调匀,每次用 2 g 塞进肛门内。

48. 黄芪 30 g,益母草 30 g,升麻 15 g,桔梗 10 g

制法与用法：水煎服,每日 2 次分服。

49. 党参 6 g,黄芪 30 g,升麻 6 g,五倍子 45 g,乌梅 4 枚,小茴香 3 g

制法与用法：水煎,空腹温服,连服 3 次。

50. 蚯蚓 30 条,红糖 3 汤匙

制法与用法：将上药同时放碗中搅拌化成液体,用药液搽肛门脱出部。

适应证：血虚脱肛。

51. 诃子肉(去油)、花龙骨、赤石脂

制法与用法：以上诸药各等份,共研细末敷肛门脱出部。

52. 蜗牛 30 g,诃子 15 g

制法与用法：将上二味药焙干,研细末,用猪油调匀,敷患处。

53. 赤石脂、伏龙肝

制法与用法：上二味药各等份,研细末,每用 1.5 g 敷于肠头上。

54. 明矾 30 g,石榴皮 25 g,五倍子 15 g,诃子 15 g,生百部 15 g,大黄 15 g,赤石脂 15 g

制法与用法：上药加水煎汁 1 000 mL,将药汁倒入一大盆中,趁药汁热,先熏后洗。

55. 党参 30 g,升麻 12 g,卷柏 9 g,蒲公英 30 g,炙甘草 6 g

制法与用法：水煎服,每日 2 次分服。

适应证：脾虚湿阻脱肛。

56. 蚤休

制法与用法：将蚤休洗净晾干,用食醋磨汁,外涂于患部后,用纱布压送复位。

适应证：大肠久积虚冷性脱肛。

57. 生附子、葱、蒜

制法与用法：将附子研为细末,过筛,同葱、蒜共捣烂,敷于百会穴或囟会穴。

适应证：虚寒型脱肛。

58. 五倍子 9 g,炒浮萍 9 g,龙骨 9 g,木贼 9 g

制法与用法：共研细末,干擦或麻油调敷。

适应证：轻度、中度肛门直肠黏膜脱垂。

59. 万年青

制法与用法：(连根)煎汤洗,以五倍子末敷上。

60. 食醋

制法与用法：取一块砖,放火中烧熟,取出放入地上,将食醋洒于砖上,然后根据砖的热度,铺数层纱布,坐于其上。

61. 胡荽子

制法与用法：取秋冬胡荽子,捣碎,以食醋煎煮,熨于肛门。

62. 鲜土荆芥

制法与用法：煎汤熏洗。

63. 石灰

制法与用法：将石灰在锅内炒熟，以旧棉布包裹，然后坐于其上，冷后更换。

64. 七叶一枝花①

制法与用法：取其根茎用醋磨汁，每日1~3次外涂患部，接着用纱布压送复位。

65. 生南星

制法与用法：烘干，研为细末，过筛，醋调成膏，敷头顶百会穴。

66. 牡蛎50 g，五倍子30 g，滑石30 g

制法与用法：共研细末，洗净患处，撒药面少许。

67. 五倍子、地榆、苦参、芒硝各30 g

制法与用法：将前三味药水煎后，滤出药液。加入芒硝坐浴，用时加热。

68. 石榴皮50 g，明矾25 g，朴硝50 g

制法与用法：水煎外洗。

69. 大皂荚60 g，荔枝草60 g，枳壳60 g，徐长卿60 g

制法与用法：水煎坐浴。

70. 白矾120 g，胆矾15 g，雄黄15 g，鸦胆子仁5 g，龙骨9 g，五倍子9 g

制法与用法：将白矾放在砂锅内，熬化以后加入胆矾、雄黄再熬沸，然后加入鸦胆子仁再熬沸10余分钟，取下放在阴湿处一昼夜，打碎研成细末加入龙骨、五倍子粉即成。棉花包药插入肛门。

71. 钩藤10 g，荆芥穗3 g，滑石10 g

制法与用法：共研末，撒患处。

72. 蜣螂4个，黄柏9 g，刺猬皮5 g，槐花13 g，白芷4.5 g，马齿苋30 g，泽泻9 g，芒硝9 g(冲)，甘草3 g

制法与用法：水煎服，一日2次分服。

（叶玲　吴才贤　张岱虎）

参 考 文 献

艾进伟,杨军,2014.中医膏方辞典[M].太原:山西科学技术出版社:261－513.

芮洪顺,勾振堂,芮冬,2011.肛肠脱出性疾病诊疗精要[M].北京:中国医药科技出版社:65－78.

何永恒,凌光烈,2011.中医肛肠科学[M].北京:清华大学出版社:8－20.

金定国,刘长宝,陈荣,2004.中西医结合肛肠病治疗学[M].合肥:安徽科学技术出版社:52－90.

孙玉信,田力,王晓田,2014.方剂大词典[M].太原:山西科学技术出版社:1－1232.

徐毅,2011.肛肠病食疗[M].合肥:安徽科学技术出版社:225,226.

叶橘泉,1977.食物中药与便方[M].南京:江苏人民出版社:4－266.

郁汉明,田建利,2011.药膳与药粥保健疗法[M].上海:第二军医大学出版社:83－87.

---

① 七叶一枝花，即重楼。下同。

第一节　历代名医名家治疗脱肛病经验

在中医文献中,脱肛之病名首出《神农本草经》,长沙马王堆汉墓出土的《五十二病方》中"人州出"的记载,是世界上最早对脱肛的记载。祖国医学对脱肛的认识历史悠久,我们在第二章收集了大量关于脱肛的文献记载,本章向读者介绍我们收集整理的古医籍中历代名医名家治疗脱肛病验案,并加以病案分析,从而了解古代中医对脱肛病的认知水平,并可从中发掘出宝贵的治疗经验。

一、薛己治痔疮合并脱肛案

案1　一人素有痔,劳役便脱肛,肿痛出水,中气下陷也。用补中益气加茯苓、芍药十余剂,中气复而愈。后复脱作痛,误服大黄丸,腹鸣恶食,几殆。余用前汤加炮姜、芍药渐愈,后去姜加熟地、五味,三十余剂而愈(《薛氏医案》)。

[**病案分析**]某人平素患有痔疮,每当劳累便脱肛,肿胀疼痛明显,渗出较多,痔疮虽多为湿热下注之证,湿热下注结聚肛门,筋脉横解而引起,亦有因气虚而发者或痔病出血日久也可致虚,脱肛病则多为中气不足,气虚下陷,肛门失于固摄所致。本病案脱肛辨证为中气下陷,气虚则脾失运化,水湿不运,湿滞而"肿痛出水",故用补中益气汤加茯苓以升提举陷,健脾祛湿,加芍药缓急止痛,药后中气渐复而病愈。后又脱肛疼痛复作,他医却以大黄丸误治,苦寒伤胃,犯虚虚实实之戒,以致"腹鸣恶食、几殆",出现腹痛、不思饮食,病情危急。经医者薛己用前汤加炮姜温中健脾,白芍缓急止痛而渐愈,见效后再诊时去炮姜加熟地黄养阴,五味子酸收,全方补脾益气,养阴收敛固摄而愈。本案提示我们治疗脱肛、痔疮合病,必须分清寒热虚实,方能取得良效,切忌犯虚虚实实之戒。

案2　一人脾胃素弱,或因劳,或入房,肛门即下,肿痛甚,用补中益气汤加麦冬、五味兼六味丸而愈。后因过饮,下坠肿痛,误用降火消毒,虚证蜂起。余用前汤加炮姜、木香一剂,再用前汤并加减八味丸,两月而安(《薛氏医案》)。

[**病案分析**]某人素脾胃虚弱,或因劳累筋脉横解,或因房劳精气脱泄,致肛门脱出、肿痛剧烈,薛己采用补中益气汤合六味丸升提举陷、健脾补肾,再入麦冬滋阴泄热、五味子酸敛固脱而愈。后因过饮,热毒乘虚流注,再发下坠肿痛,医者误用降火消毒之剂,犯虚虚实实之戒,致虚证蜂起,遵寒者热之之本,薛己于前汤基础上加炮姜、木香温中健脾、行气止痛,体现急则治其标;后再用前汤并加减八味丸,滋阴清热、温补肝肾,待先天之本及后天之本充盛,固摄有力而脱肛愈。

案3 一男子患痔漏,每登厕,则肛门下脱作痛,良久方收,以秦艽防风汤数剂少愈,乃去大黄加黄芪、川芎、芍药而痛止,更以补中益气汤二十余剂后,再不脱(《薛氏医案》)。

[病案分析]一男子患者有脱肛病史(古书痔漏统称肛肠疾病,此处应为脱肛病),每次排便时,肛门下脱疼痛难忍,休息良久方可收回,医者薛己予以秦艽防风汤数剂缓解,再诊时予守方加减,减大黄,加黄芪、川芎、芍药后疼痛消失,后给予补中益气汤二十余剂善后,未见再脱出。便时肛门下脱者,初始多为湿热下注,后则兼有气虚失摄之症;作痛者,有风也,故予秦艽防风汤加减疏风清热、活血止痛。方中以秦艽、泽泻、黄柏清热祛湿,白术、陈皮健脾燥湿,防风祛风;又因治风先治血、血行风自灭,故以当归、川芎、桃仁、红花补血行血;黄芪、柴胡、升麻益气升阳固脱;芍药缓急止痛;炙甘草补气养血。大黄虽有清热利湿之效,然其药性峻猛,有"将军"之称,本病属本虚标实,故不轻用而去之。而后治病应求本,故以补中益气汤善后,待中气复则病向愈。

案4 一男子有痔漏,每登厕,肛脱良久方上,诊其脉细而微,用补中益气汤三十余剂,遂不再作(《薛氏医案》)。

[病案分析]一男子患者有脱肛病史(古书痔漏统称肛肠疾病,此处应为脱肛病),每于排便时肛门脱出,休息良久方可回纳,脉细微,医者薛己给予补中益气汤三十余剂口服后未再发作。脱肛多为脾气虚弱,气虚下陷,肛门失于固摄,而使其肠黏膜下移所致。又见脉细而微,症脉合参,属气虚下陷之证,治疗上以"虚者补其气"为法,故选补中益气汤。方中黄芪味甘、性微温,补中益气,升阳固表,配伍人参、炙甘草、白术,健脾益气;当归养血和营,助人参、黄芪补气养血;陈皮理气和胃,使诸药补而不滞;升麻、柴胡升阳举陷,协助黄芪以升提下陷之中气。诸药合用,共奏健脾益气,升提固脱之功。

二、陈实功治脱肛案

一男子素有内痔便血,常欲脱肛。一朝肛门坠重不收,肿痛突起,光亮紫色,此湿热流注结肿,固难收入,以黄连除湿汤二剂,外用珍珠散,其肿痛渐减。后以补中益气汤加生地、黄连、苍术、天花粉、牡丹皮服之数剂,其肿痛渐减而平(《外科正宗》)。

[病案分析]一男子长期内痔出血,气随血脱,以致气血亏虚,气虚无力,固摄失权,久则见肛门欲脱。一天早晨,肛门脱出,不能还纳,肿胀隆起,黏膜水肿瘀血明显,此乃湿热下注,气血运行不畅所致。究其原因为患者病久脾胃虚弱,运化水湿功能失调,湿热下注肠道肛门,郁久化热以致肛门局部气滞血瘀,脱垂难收,肛门局部肿痛突起,"急则治其标",故急以"黄连除湿汤"清热除湿。方以黄连、黄芩、大黄为君,清利三焦之湿热;臣以苍术、防风、连翘健脾燥湿,祛风散热;佐以芒硝以泻大肠实热,软坚散结;辅以当归、川芎活血化瘀,枳壳、厚朴宽中行气,取气行则血行之意,使肛门局部湿热尽祛,气血调和。外敷珍珠散能清热解毒,活血祛瘀。内服外敷,待急性期局部肿痛消减后,"缓则治其本",再以补中益气汤健脾益气以治其本,加用生地黄、天花粉滋阴补虚、清热生津,黄连、牡丹皮清热凉血,苍术燥湿健脾,共奏健脾益气,升提固脱之功,则诸症必然渐愈。

三、龚廷贤治脱肛案

龚子才治小儿脱肛,因久患泻痢所致。宜用葱汤熏洗令软送上。或以五倍子末敷而托入,又以五倍子煎汤洗亦可。又以鳖头烧存性,香油调敷。一云,此物烟熏之久自收。又以东壁土炮汤先熏后洗亦效(《续名医类案》)。

[病案分析]　小儿脱肛多因久泻久痢所致,该案小儿久患泻痢,而泻痢伤津耗气,气虚无力升举导致脱肛。本病宜急则治其标,治疗上应先使脱垂部分还纳入肛门。案例中以大葱汤熏洗起到温通经络之功效而还纳复位,或以酸涩收敛五倍子研末敷肛而还纳复位,适用于脱肛早期,局部组织炎症水肿较轻者;亦可用五倍子煎汤熏洗,五倍子酸涩收敛,适用于气虚久脱;而鳖头味咸性平,软坚散结,行血活血,以香油调敷,适用于脱肛时间长者,局部色紫暗质硬者;亦可用烟熏、东壁土煎汤熏洗而达效。

四、陆肖愚治阴虚便燥脱肛案

陆肖愚治李安吾侄,年十三。大肠燥结,不时脱肛,鼻中结块,不时出血。平日喜读书,病由辛苦而得,每劳则发,久治不效。诊之骨瘦如柴,面红身热,其脉细数。曰:此天禀火燥之症。若破身后,即成劳怯矣,宜急治之。戒厚味,节诵读,庶可疗也。用天麦冬各一斤,人参四两,即加减三才膏也。服一料,其发甚稀。至三料,将一年痊愈(《续名医类案》)。

[病案分析]　该案患者形体骨瘦如柴,面红身热,脉象细数,结合患者"平日喜读书,病由辛苦而得,每劳则发"等可知其为"天禀火燥"体质,即阴虚兼有气虚,阴液亏损,肺燥失润,气机升降失司,或阴虚内热自生,虚火上灼,精虚血少,必然导致大肠中的津液不足,故大肠燥结,不时脱肛;火无水就燥,阴虚致使虚火上炎,肺与大肠相表里,鼻窍失于濡养,则见面红身热,鼻中结块、不时出血。脱肛是气机升降反常,气虚下陷引起的,中医学名曰"人州出、截肠症",面红身热,脉细数为肾阴虚之象,而肾为先天之本,脾为后天之源,肾精气的充盈有赖于脾胃腐熟水谷,运化气机来滋养,故以加减三才膏治之。方中人参补气升提举陷,天冬、麦冬养阴益肾,滋阴润燥,补肾阴而滋水增液,补益脾气以升提举陷,全方三药,使脾肾相济,阴津得复而治愈。同时嘱患者应忌食辛辣厚味之品,忌久读过劳方可治愈。

五、叶桂治气虚脱肛下血案

孙,面色萎黄,腹痛下血,都因饮食重伤脾胃,气下陷为脱肛,经月不愈。正气已虚,宜甘温益气,少佐酸苦,务使中焦生旺,而稚年易亏之阴自坚,冀有向安之理。人参、川连、炒归身、炒白芍、炙草、广皮、石莲肉、乌梅,又肛翻纯血,不但脾弱气陷,下焦之阴,亦不摄固,面色唇爪,已无华色。此益气乃一定成法,摄阴亦不可少。然幼稚补药,须佐宣通,以易虚易实之体也。共一人参、焦术、广皮、白芍、炙草、归身、五味、升麻(醋炒)、柴胡(醋炒)(《临证指南医案》)。

[病案分析]　该案患者孙某因饮食自倍,肠胃乃伤,致使脾胃虚弱,升降失常,清阳不升,故面色萎黄;气不摄血,故见下血,中气下陷则见脱肛。中医学认为,脱肛与大肠

密切相关,脾胃为后天之本,气血生化之源,一旦脾胃虚弱,气血生化乏源,则肺气不足,而肺与大肠相表里,气虚则下陷。治疗宜补气升提,健脾养血,升提收敛固摄为主,兼以清热除湿,方选补中益气汤加减。方中以人参、焦白术、炙甘草为君,健脾益气;佐以升麻、柴胡,一升脾胃之清气,一升少阳之清气,布散中气,而使阳气升发,协助君药以升提下陷。当归身补血养营止血;陈皮理气和胃,使诸药补而不滞;白芍、乌梅缓急止痛,收敛止血;川黄连、石莲肉清热除湿。全方共奏补脾益气,升清降浊之功,甘温益气之法,使清阳得升,则诸症自愈。

第二节　当代名医专家治疗脱肛病经验

中国知网(CNKI)关于脱肛或直肠脱垂的期刊文献统计分析,截止至2019年5月检索词主题为"脱肛"或"直肠脱垂"的期刊文献共2 647篇。按照发表论文的篇数顺序排列分别为李华山24篇,李国栋15篇,叶玲13篇,韩宝12篇,赵宝明12篇,张燕生9篇,杨向东7篇,刘仍海7篇,刘佃温4篇,张书信4篇。本节向读者介绍我们收集整理的韩宝、李国栋、赵宝明、李华山、叶玲五位专家治疗脱肛病的经验。

一、韩宝

韩宝(1949—),男,主任医师,中国人民解放军总医院(301医院)中医肛肠科主任,北京马应龙长青肛肠医院院长,国家"十五""十一五"肛肠病重点专科学科带头人,国家中医药管理局重点专病(脱肛病)与国家中医药管理局中医医疗技术注射固脱技术组组长,第六届中华中医药学会肛肠分会副会长、秘书长,北京中医药学会肛肠分会副主任委员,首批全国中医肛肠学科名专家,马应龙连锁医院首席专家,《世界中西医结合杂志》常务编委。发表医学论文20多篇,主编《中医肛肠理论与实践》《中国肛肠病诊疗学》等专著5部,出版肛肠疾病电子教学光盘两部,主持的"消痔灵经肛门直肠内外注射方法治疗完全性直肠脱垂360例"科研课题获国家科技成果三等奖,2012年主持制定国家中医药管理局"十二五"重点专科肛肠病诊疗方案,该诊疗方案首次将直肠内脱垂与直肠外脱垂分别制定两个诊疗方案,即直肠黏膜脱垂(脱肛病)诊疗方案与直肠脱垂(脱肛病)诊疗方案。2018年主持制定固脱注射技术操作规范。

从事肛肠外科临床工作40多年,致力于研究运用微创、微痛的方法治疗各种常见肛肠疾病。如采用注射方法治疗直肠脱垂、直肠前突、内痔、静脉曲张型混合痔;采用口服中药及外用灌肠液治疗轻中型慢性结肠炎;采用无痛疗法治疗肛门脓肿、肛瘘、肛裂。尤其是注射方法治疗直肠全层脱垂积累了丰富的临床经验。

(一)韩宝论述直肠脱垂

韩宝认为对直肠脱垂的治疗,中医治疗方案具有优势,在直肠脱垂的中医治疗方案中,消痔灵注射术是主要治疗方法,消痔灵注射术分型分期论治的目的是消除脱出物,使脱肛得到治愈。直肠脱垂辨证分型分为气虚下陷、肾气不固、气血两虚、湿热下注四型;肾气不固证又分为肾阳虚证与肾阴虚证。中医辨证论治的目的在于缓解病情,改善症状,进一步提高生存质量。

1. 直肠黏膜脱垂(脱肛病)诊疗方案

本诊疗方案所论述的脱肛病特指西医直肠黏膜脱垂,又称直肠内脱垂(internal rectal prolapse, IRP),亦可称直肠内套叠(interal proctoptosis),是指直肠黏膜层套叠入远端直肠腔或肛管内而未脱出肛门的一种功能性疾病,又称隐性直肠脱垂、不完全性直肠脱垂。这是导致出口梗阻性便秘最为常见的原因之一,目前病因及发病机制尚未明确,主要与便秘、腹泻、肌肉松弛、直肠及肛门局部病变等因素有关。直肠黏膜脱垂的中医治疗方案包括辨证论治、中成药治疗、外用药治疗、针灸治疗、推拿按摩治疗、消痔灵注射术、直肠黏膜结扎或套扎术。

2. 直肠脱垂(脱肛病)诊疗方案

中医诊断标准:参照2002年中华中医药学会肛肠分会制定的脱肛病(直肠脱垂)诊断标准,即二型三度分类法和中医症候诊断。

一型:不完全性直肠脱垂,即直肠黏膜脱垂。表现为直肠黏膜层脱出肛外,脱出物呈半球形,其表面可见以直肠腔为中心的环状的黏膜沟。

二型:完全性直肠脱垂,即直肠全层脱垂。表现为脱垂的直肠呈圆锥形,脱出部分可以直肠腔为中心呈同心圆排列的黏膜环形沟。

二型根据脱垂程度分为三度:Ⅰ度为直肠壶腹内的肠套叠,即隐性直肠脱垂。排粪造影呈伞状阴影。Ⅱ度为直肠全层脱垂于肛门外,肛管位置正常,肛门括约肌功能正常,不伴有肛门失禁。Ⅲ度为直肠和部分乙状结肠及肛管脱出于肛门外,肛门括约肌功能受损,伴有肛门不全性或完全性失禁。

西医诊断标准:参照《外科学》第七版(吴在德 等,2008)。

直肠脱垂的治疗方案包括辨证选择口服中药汤剂、中成药、手术治疗。

一型直肠脱垂治疗可以选择中药消痔灵注射固脱法,此法分为黏膜下层点状注射法和柱状注射法两种。直肠前壁注射要根据脱垂程度而定,一般中年妇女脱垂多伴有阴道后壁膨出,此时一定要进行直肠前壁注射。

二型直肠脱垂的治疗应从以下几方面考虑:① 脱垂的直肠黏膜及直肠与周围组织的固定;② 直肠及肛管的缩窄;③ 盆底组织的修复与固定。根据分度程度分述如下:① Ⅰ、Ⅱ度直肠脱垂的治疗基本相同,都要进行直肠内外双层注射疗法,将1:1消痔灵稀释液注射到直肠黏膜下层和直肠周围,使局部组织产生纤维化,分离的直肠黏膜与肌层粘连固定,直肠外壁与周围组织产生纤维化,起到粘连固定作用,达到治愈直肠脱垂目的。② Ⅲ度直肠脱垂伴有直肠黏膜过度松弛或肛门功能不全,Ⅲ度直肠脱垂治疗要进行直肠内黏膜下注射,直肠外周注射,还要进行直肠黏膜结扎术和肛门紧缩术。直肠黏膜紧缩术只能作为直肠内外注射治疗直肠脱垂的辅助治疗,单独使用疗效不佳。可在直肠内外注射完成后进行直肠黏膜紧缩术。适应证:脱垂时间长,肛门括约肌功能不良,或伴有混合痔,注射后可见黏膜堆积明显的直肠脱垂患者。肛门紧缩术适用于肛门括约肌功能不全或无肛门括约功能直肠脱垂患者,可在直肠内外注射或直肠黏膜紧缩后,直接进行肛门紧缩术。

3. 注射固脱技术

注射固脱技术是以中医"酸可收敛,涩可固脱"理论为指导,将具有收敛固脱作用的中药药液注射于直肠膜下层及直肠周围间隙,产生无菌性炎症,使直肠黏膜及其周围组织粘连固定,达到治疗脱病的目的。

根据不同的病症,注射固脱技术可分为直肠黏膜脱垂注射固脱技术和直肠全层脱垂注射固脱技术。在实施直肠黏膜脱垂注射固脱技术时,术者可根据偏好选择黏膜下层点状注射或柱状注射方法之一操作。

(二)韩宝治疗直肠脱垂经验

韩宝总结多年治疗直肠全层脱垂经验的基础上,认为直肠脱垂的治疗原则是必须同时纠正可能诱发脱垂的各种解剖异常,这才是确保疗效的关键,并在史兆岐指导下,对消痔灵注射术进行改进,使直肠全层脱垂的治愈率达93%,复发率仅7%;2009~2010年在国家中医药管理局医政司的领导下,采用统一的诊疗方案,更是使近期治愈率达100%,远期疗效在观察中,没有发生任何并发症和后遗症。消痔灵注射术治疗直肠脱垂疗效肯定,但存在术后复发的可能性,术后患者若出现脱出虽有明显好转但效果不满意,仍属于未治愈病例。术后复发治疗仍然可以进行第2次直肠内外注射治疗,一般3个月后治疗最佳。但需要注意的是第1次已经注射过产生纤维化的地方,第2次进针推药都比较困难,此时不宜强行进针推药。第2次注射应该注射到第1次没有注射过的地方,此时进针推药应该与第1次的感觉相同。注药量肯定比第1次少。如果经过第2次治疗效果仍然不好,建议不要进行第3次注射治疗。最好选择开腹悬吊固定手术治疗。直肠脱出因不能及时复位而出现充血、水肿甚至绞窄,形成直肠脱垂急症。这时可用纱条包裹手指,脱出物表面涂以四黄膏等润滑剂,压迫脱出物顶端,持续用力使脱出物复位,必要时可在局部麻醉下操作。复位后以塔形纱布加压包扎固定。口服或静脉滴注抗生素以防感染,并予熏洗或外敷治疗。熏洗法用于减轻症状,控制病情发展,常用苦参汤加明矾、五倍子、石榴皮煎水熏洗;外敷法以五倍子散或马勃散外敷。

韩宝认为直肠脱垂的治疗仍是一个较为棘手的问题,目前仍没有明确有效的治疗方式。在国外,手术仍是目前治愈本病的主要手段。直肠脱垂治疗方案选择应分成三级治疗。一级治疗适用于儿童、年龄大、体衰、多病患者,以控制诱因,改善症状为目标。可选择中医药辨证论治,中药外敷,熏洗,针灸等。二级治疗适用于一型的黏膜脱垂和二型的Ⅰ、Ⅱ、Ⅲ度脱垂。常用方法有消痔灵注射液在直肠黏膜下高位多点注射、直肠周围注射、黏膜结扎、肛门紧缩等以会阴部微创治疗为主。上述方法可以单独使用也可以联合应用。Ⅲ度脱垂的患者上述几种方法应联合应用。三级治疗主要以手术为主,包括经腹、会阴、骶前等切除或修补固定的方法,适用于二级治疗失败的病例,或Ⅲ度脱垂脱出物过长并伴有内脏,如小肠、乙状结肠、子宫、膀胱等一并脱出的病例。手术治疗的基本原则:① 切除脱垂的冗长肠管;② 缩小肛门;③ 重建或加强盆底;④ 经腹悬吊或固定脱垂肠管;⑤ 消除直肠子宫陷凹或直肠膀胱陷凹;⑥ 修补会阴滑动疝。注射疗法存在的问题:一是远期复发,目前存在着一定的复发率,特别是Ⅲ度直肠脱垂患者,因其脱出严重,伴有肛门功能不全,如单纯采用直肠内外注射,治疗后3年复发率约34%。如果同时进行黏膜结扎术和肛门紧缩术,复发率可以降低。但目前只有病例数量和临床结果,尚缺乏大样本的临床研究,也没有基础理论试验研究的报道。二是标准化,因注射疗法的疗效与药物剂量、浓度、注射方法、注射次数等密切相关,目前采用的直肠脱垂注射治疗方法较为烦琐,需要进一步简化和优化注射治疗方案,制订统一的直肠内外注射疗法标准,完善疗效评估体系。例如,注射药物剂量多少合适,并没有严格的客观指标,目前只是根据个人临床经验,一般一次注射消痔灵注射液 20~60 mL,这对初学者来说难以掌握;又如注射部位和进针深浅,推药多少,也是凭经验操作,这样必然无法确保疗效。因此,选择性配合应用各种疗法较单用种术式能大大提高疗效。由此可见,进一步研究直肠脱垂的发病机制,区别不同类型的直肠脱垂,建立个体化诊疗方案,可能是今后研究的重要方向。

二、李国栋

李国栋(1951—),男,教授,主任医师,博士生导师。中国中医科学院广安门医院肛肠科原主任,北京马应龙长青肛肠医院业务院长,国家中医药管理局全国中医肛肠重点专科与重点学科学术带头人,中国民族医药学会肛肠分会会长,第六届中华中医药学会肛肠分会副主任委员,北京中医药学会肛肠分会原主任委员,首批全国中医肛肠学科名专家,中国青年科技工作者协会理事,1979 年国内首批中医肛肠学硕士研究生,1995 年被评为全国百名杰出青年中医。主编《中西医临床肛肠病学》《中医外科临床手册》《基层中医临证必读大系·肛肠科分册》3 部专著;参编《实用中医手册》《中医诊疗常规》《实用中医外科学》等专著,发表《中药灌肠方治疗溃疡性结肠炎临床观察及实验研究》《中西医结合治疗肛肠病的进展第三讲直肠脱垂的治疗现状》等20 多篇论文。

从事肛肠疾病的中西医结合治疗研究工作 40 多年,潜心研究专业理论,不断进行临床验证,在中西医结合治疗肛肠科常见病和疑难病的诊治上取得很大成绩,采用新技术应用至临床中取得显著疗效,使一些疑难病的诊治方法达到领先水平。硕士研究生阶段师承消痔灵注射液发明者史兆崎教授,研究消痔灵注射液对血管作用,证明了消痔灵注射液治痔的新理论,论文获卫生部孙氏医学二等奖,对中药治疗溃疡性结肠炎、注射疗法治疗直肠全层脱垂、切开挂线术治疗高位复杂性肛瘘、中药局部注射治疗直肠癌等均取得显著进展,尤其是在中药治疗溃疡性结肠炎、注射疗法治疗直肠全层脱垂上积累了丰富的临床经验。李国栋教授自 20 世纪 90 年代开始担任科主任,20 多年来带领科室深入开展中医药治疗肛肠疾病的研究,形成了 3 个长期稳定的研究方向:一是痔病的病因病理与治疗方法的研究;二是注射治疗直肠脱垂的研究;三是中西医结合治疗肛管直肠周围脓肿肛瘘的研究。诊治病种也由肛门病不断向结肠病拓展,使中医、中西医结合诊治肛肠疾病达到了一个新的高度。经过不懈努力,中国中医科学院广安门医院肛肠科 1997 年成为国家中医药管理局全国中医肛肠医疗中心,1999 年成为全国中医肛肠重点专科,2000 年成为全国中医肛肠重点学科。作为中医肛肠科的领军单位带头人,李国栋教授注重加强国内、国际技术交流与合作,采用定期举办和参加国际、国内学术交流活动,与美国、英国、意大利、法国、日本、韩国、泰国、马来西亚等多个国家的专业技术人员建立了良好的沟通渠道,为中医与西医、国内与国外、传统医学与现代医学的沟通架构了桥梁和纽带,为中医国际化做出贡献。

(一) 李国栋论述脱肛

直肠脱垂是一种原因不明的肛肠疾病,病程进展缓慢,常达数年。临床表现为排便用力时直肠脱出肛外,有些患者还伴有黏液血便、便秘和肛门部坠胀等症状。过去对本病的病因和病理生理改变缺乏足够的认识,临床常以手术治疗为主,且各种手术的并发症、后遗症较多,复发率也较高。直肠全层脱垂好发于 40~70 岁成人,男性以 40~50 岁时发病较多,女性以 50~70 岁为发病高峰期,平均发病年龄为 43.4 岁。如直肠黏膜脱垂得不到及时治疗,可逐步发展成直肠全层脱垂。直肠黏膜脱垂好发于 6 个月至 3 岁的婴儿,骶骨曲未形成,这是婴幼儿发生直肠黏膜脱垂的一个重要原因。在新生儿期,骶骨曲尚未形成,骨盆和直肠几乎笔直,以致直肠和肛管呈一条直的管腔。当腹压增加时,压力从上而下集中在直肠上,易造成直肠黏膜脱垂和直肠全层脱垂。随着骶骨曲发育完善,发病率也随之降低。而老年人发生直肠黏膜脱垂则与肛门括约肌无力和直肠周围脂肪含量过少有关,体弱无力,括约肌松弛,骨盆直肠、坐骨直肠窝中脂肪量减少,由于骨盆底肌群和肛管松弛,失去了支持固定直肠的作用。腹压增高时,直肠发生移动即可引起脱垂。肛门直肠部手术也是引起直肠黏膜脱垂的原因,三期内痔足以引起直肠下段黏膜的脱垂,痔环切术后直肠黏膜脱垂也很常见。直肠黏膜脱垂也经常发生在肛瘘切开术后,当括约肌被切开,其相反一侧的直肠黏膜失去支持,必然脱垂进入肛门裂隙。其他一些破坏肛门直肠环的手术也经常造成直肠黏膜脱垂。

现代治疗直肠脱垂的方法很多,归纳起来可分为保守治疗和手术治疗两大类。对小儿直肠黏膜脱垂患者常用非手术疗法治疗,如纠正便秘、腹泻,建立良好的排便习惯,以及用绷带将纱布垫固定在肛门两侧,阻止肛门下移,可使部分患者病愈。小儿直肠全层脱垂、成人直肠黏膜脱垂可采用直肠黏膜下注射治疗;成人直肠全层脱垂采用消痔灵双层四步注射法治疗;结扎 3 个母痔区的直肠黏膜也能起到防止黏膜脱垂的作用;若肛门括约肌松弛,还可采用括约肌折叠术或括约肌电刺激疗法。国外治疗成人直肠全层脱垂主要采用手术方法归纳起来可分七类:肛门或直肠紧缩术,直肠黏膜结扎术,切除过长的直肠、乙状结肠术,封闭直肠膀胱陷凹(或直肠子宫陷凹)术,骨盆底成形术或加强术,直肠固定术,直肠、乙状结肠悬吊术。手术的途径有经腹部、经会阴、经腹会阴及经骶部、肛门等多种方式。每种手术都有一定的优缺点和适应证。因此,治疗时应根据患者病情选择合适的手术方法。消痔灵注射液根据"酸可收敛""涩可固脱"的理论,采用中药五倍子、明矾等有效成分研制而成的,它不仅对内痔出血有明显的止血作用,而且对三期内痔及静脉曲张性混合痔造成的痔脱出有良好的疗效,因此,作为一种更稳定、更安全的硬化剂被应用到直肠脱垂的治疗中。其中五倍子的主要成分是鞣酸,对组织有较强的收敛作用,使蛋白质凝固,血管收缩;还可抑制多种细菌;抗渗出能力也较强,加之明矾的硬化粘连作用,故临床上注射治疗直肠脱垂疗效可靠。

(二)李国栋治疗脱肛病经验

1. 消痔灵注射术治疗直肠脱垂

直肠脱垂包括直肠与周围支持组织的分离,以及直肠黏膜与直肠肌层的分离,因此需要直肠与直肠侧韧带粘连加强固定,需要直肠与骶前筋膜粘连固定,需要松弛的直肠黏膜与肌层粘连固定,才能达到治疗目的。治疗采用消痔灵双层四步注射法。将消痔灵注射液注射于双侧骨盆直肠间隙、直肠后间隙、直肠黏膜下层,使直肠黏膜与肌层、直肠肌层与周围组织粘连固定,经实验证明消痔灵注射液具有急性炎症期起效时间短、炎性反应轻的优点,其机制是由于五倍子、鞣酸和硫酸铝钾有协同作用,从而取得较好的临床疗效。检索以消痔灵注射液注射治疗直肠脱垂的文献有近百篇,普遍取得了较好疗效,但仍存在着以下问题:首先是对消痔灵注射液的用量与浓度不统一,消痔灵注射液的使用量由 10~100 mL 不等;其次是注射方法不规范,部分医院注射疗法常与肛门紧缩术、直肠黏膜结扎术并用;再者是临床报道病例数均较少,缺乏大样本多中心随机对照的前瞻性临床试验,特别是缺乏与手术的同期随机对照研究;最后是由于直肠全层脱垂的病因复杂,常合并有便秘、肛门失禁、盆底解剖与功能异常,临床上尚未制定出针对其合并病变的综合治疗方案。因此,有必要对消痔灵注射术治疗直肠全层脱垂的作用机制、适应证、禁忌证、注射药量与浓度、注射方法等进行更加深入的研究。针对上述问题,李国栋等采用多中心、分层随机对照、前瞻性临床研究方法对 101 例直肠全层脱垂患者分别采用消痔灵注射液或 1∶1 消痔灵稀释液行双层四步注射疗法。结果表明,消痔灵注射液注射治疗直肠脱垂的近期总有效率为 100%,其中高浓度组临床控制(直肠恢复正常位置,大便或增加腹压时直肠不脱出肛门外;排粪造影正常,无直肠黏膜脱垂与直肠套叠发生)率为 100%,低浓度组临床控制率为 94.44%。

2. 经腹补片修补结合直肠悬吊固定治疗

重度直肠全层脱垂严重影响患者的生活质量,唯一治疗的方法是外科手术。随着盆底影像学检查新技术的不断涌现,如盆腔造影结合排粪造影术、多重联合盆腔器官造影术及盆底动态 MRI 的推广应用,发现重度直肠脱垂很少单独出现,常伴随着盆腔其他器官脱垂或盆底病变,而以直肠脱垂合并盆底疝最为常见。可采用经腹补片修补结合直肠悬吊固定治疗,其手术优点:① 根据肠套叠学说将直肠加以固定,矫正了直肠脱垂解剖学的弱点;② 悬吊了直肠侧、后壁,以达到支撑、固定松弛的直肠组织,使直肠不再脱垂;③ 修复了盆底,恢复低深的直肠膀胱陷凹(或直肠子宫陷凹),对伴有盆腔脏器脱垂的女性患者,可起到加固盆底筋膜的作用;④ 使用补片不必从自体取材,减少了手术创伤。同时,聚丙烯补片,刺激纤维组织增生作用明显。其网眼结构易被纤维生长穿过,能够早期固定于组织中。植入后能保持较高的抗张强度,不与机体发生化学反应,组织相容性好,不引起机体细胞突变或畸变。柔软、弹性好,有良好的坚韧度和机械张力,具有诱导成纤维细胞生长的作用,促进结缔组织长入网的孔隙,以增强局部组织的应力。易于制备,可根据缺损的大小任意剪裁,并有一定的抗感染性。

三、赵宝明

赵宝明(1951—),男,教授,主任医师,博士生导师,北京中医药大学东直门医院肛肠诊疗中心主任,国家"十一五"重点专科学术带头人,全国名医理事会副理事长,世界中医药学会联合会固脱疗法研究专业委员会会长,第六届中华中医药学会肛肠分会副会长,中医药高等教育学会肛肠分会副会长,中华中医药学会外科分会常务委员,北京中医药学会肛肠专业委员会主任委员,北京中西医结合肛肠专业委员会副主任委员,首批全国肛肠学科名专家,第四批北京市老中医药专家学术经验传承人,北京中医药大学名中医,北京市肛肠病诊疗中心负责人。

赵宝明从事中医及中西医结合大外科工作 50 年,祖传中医世家,自幼庭训,酷爱医学,师承授受,先后师从史兆岐、张殿文、丁泽民、王沛等著名医家。曾受到美国、日本、新加坡、马来西亚等国家邀请进行学者访问、学术交流及技术指导。赵宝明具有丰富的临床、科研、教学经验,研究大肠肛门病积累了丰富的临床经验,参加"七五"期间国家癌症攻关重点课题。1992~1998年承担国家中医药管理局重点课题2项,国家重大课题1项,国家自然基金1项,首都发展基金1项,北京市重点学科2项,主编学术专著6部,国内外发表学术论文30余篇。获得国家中医药管理局科技进步奖、中华中医药学会科学技术著作(部级)优秀奖、北京中医药大学自然科学奖等7项。

(一)赵宝明论述脱肛

基于对直肠脱垂病因、病机的认识,根据祖国医学中"酸可收敛""涩可固脱"的理论,运用收敛固涩药剂注射,使局部组织纤维化,产生固定粘连作用,在治疗过程中应注重标本同治,达到内治固本、外治固脱治愈直肠脱垂的目的。中医外治固脱法的作用机制是应用消痔灵注射液中没食子酸与明矾对蛋白质的沉淀作用,与皮肤、黏膜的溃疡面接触后,其组织蛋白质即被凝固,形成一层被膜而达收敛作用。注射到松弛脱垂的直肠黏膜下层后,部分药液会从直肠内环肌纤维的间隙中往外渗透,弥散到直肠内环肌与外纵肌之间,引起化学性炎性反应,逐步形成异物胶原纤维化,使松弛脱垂的组织萎缩硬化粘连固定。在脱垂组织的上部注射适量药物,目的是起到高位悬吊固定作用,以减少复发机会,并且不易破坏直肠解剖结构和形态,保护直肠生理功能。采用消痔灵注射液双向高位多点扇形固定注射法治疗直肠黏膜松弛,包括直肠脱垂(外脱垂、内脱垂)、内痔脱出等疾病,文献与临床研究证实中医固脱方法疗效显著。

(二)赵宝明治疗脱肛经验

赵宝明采用固脱法联合PPH治疗脱肛。中医外治固脱法(消痔灵注射术)与PPH联合应用,既克服了PPH切除直肠黏膜长度的局限性,同时又应用了硬化剂的固定作用,通过消痔灵注射液在吻合口以上范围直肠黏膜下注射,对吻合口上方的直肠黏膜起到了很好的固定,两者相互协同,可以使吻合口上下较大范围的直肠黏膜恢复正常位置,扩大直肠内空间,增加粪便有效通过面积,从而有效改善临床症状。

固脱法联合PPH:一般先行PPH再行消痔灵注射术,消痔灵注射固脱法采用高位点状黏膜下注射法,分为脱出暴露下注射法(用于Ⅲ度脱垂)和肛门镜下注射法(用于Ⅰ度及Ⅱ度脱垂)。

1. 脱出暴露下高位注射法

使肠管全层脱出(相当于术前脱出长度),碘伏消毒黏膜表面,再用温盐水冲洗,温盐水纱布温敷暴露的肠黏膜,术者手托进行操作。注射先从脱出肠腔最远端开始,向末脱出显露的腔内黏膜下注射,分3点逐步向近端叠状塔形注射,环绕一周渐渐向上方推进,黏膜下层注入1:1消痔灵稀释液,每点2 mL,用5号细长针头注射,注射总量依脱垂程度不同而定,一般控制在30~90 mL之间,每点、区之间相隔1 cm,注射后将脱出肠管还纳复位。再消毒肛周皮肤,进行经直肠周围注射法。

2. 肛门镜下注射法

肛门镜进入位置较高,有利于在松弛的黏膜上方注射药物。注射从镜内口前方最高点进针,黏膜下方注药,每点约2 mL,平均注射量40 mL,注射后多形成柱状分布于肠腔内。要求尽量一次性进针,从上至下,由近端至远端(齿状线上)一次完成注射。

3. 直肠周围扇形三点注射方法

分别于肛门截石位3、6、9点,肛缘外1.5~2 cm以内定位。选用腰穿针,20 mL针管,并更换手套以严防感染。药物选用1:1或1:2消痔灵稀释液药量15~45 mL,每点区域内注射 5~15 mL。进针 3 cm 后术者用示指进入肛内,于齿状线上方黏膜区与腰穿针方向一致,摸清针尖端位置未穿破直肠壁,针尖与手指尖相距 1 cm 之间为宜。进针深度为 8 cm,边推药边退针,缓慢退至 3 cm 处,约在肛提肌部位上方将药推注 7 mL,然后由本点向外退针至皮下,再分别向上、下两个方向进针,构成扇形,分别注药 4 mL,每点区域共 15 mL。

四、李华山

李华山(1962—),男,主任医师,博士生导师,医学博士,博士后。中国中医科学院广安门医院肛肠科主任医师,科主任,学科带头人,全国中医肛肠学科名专家,中国中医科学院中青年名中医,设有李华山全国中医肛肠名医工作室。中国中西医结合学会大肠肛门病专业委员会副主任委员,中国医师协会肛肠医师分会中西医结合专业委员会副主任委员、秘书长,中华中医药学会肛肠分会常务委员兼青年委员会副主任委员,中医药高等教育学会临床教育研究会肛肠分会常务委员兼副秘书长,北京中西医结合学会大肠肛门病专业委员会副主任委员,北京中医药学会肛肠分会副主任委员兼秘书长。《结直肠肛门外科》杂志常务编委,《世界华人消化杂志》《北京中医药》杂志编委,《中华临床医师杂志(电子版)》审稿专家。主持研究课题 11 项,其中国家自然科学基金课题 3 项,参与研究的各级课题 8 项;发表论文 70 余篇,其中核心期刊发表学术论文 50 余篇,SCI 收录 1 篇;主编及参编著作 6 部。

李华山从事肛肠专科临床 30 多年,对肛肠常见疾病的诊断与治疗有独到见解,硕士研究生阶段师承《中国肛肠病杂志》主编黄乃健教授,主要从事肛门直肠疾病的临床与研究工作。李华山是我国首位攻读博士学位的中医肛肠专业人员,导师为著名中医外科专家、东直门医院外科主任王沛教授,副导师为广西医科大学高枫教授。博士毕业后到中国中医科学院广安门医院肛肠科工作,向前辈史兆岐主任学习,认真开展相关研究,在行消痔灵注射术治疗直肠脱垂方面取得了长足进步,形成了长期稳定的三个临床研究方向:一是痔的病因病理与手术技巧的研究,注重肛门衬垫与肛管上皮的保护,总结出从美学角度探讨痔的分型论治新方法。二是直肠脱垂的发病机制与消痔灵注射术的研究,首次提出"双层四步注射疗法治疗直肠脱垂"并进一步发展为"直肠周围'米'字形注射治疗直肠脱垂"。该项研究得到了国家中医药管理局及国家自然科学基金课题等的资助,在国内外具有较大影响力,并取得了阶段性成果。三是结直肠癌的手术开展与围手术期中医药治疗的研究。

(一)李华山论述脱肛

1. 直肠脱垂的盆腔双重与三重造影检查

全消化道小肠造影与排粪造影相结合,称为直肠脱垂的双重造影检查。方法是在行全消化道造影时,待小肠全部显影后再进行排粪造影,令患者侧坐行排便动作,此时乙状结肠和直肠显影,随着排便动作,钡剂排出,可见直肠脱出于肛门外,甚至乙状结肠与小肠亦脱出肛门外。对于男性患者,双重造影即可显示直肠脱垂是否伴有小肠脱垂,以此判断直肠脱垂的类型是滑动疝型还是肠套叠型,对直肠脱垂的治疗具有重要意义。如直肠脱垂不伴小肠脱出者,予以常规的注射治疗即可取得较好疗效,远期复发率较低;如伴有小肠脱出者,采取直肠前壁黏膜的结扎或强化注射,以加强治疗效果,降低远期复发率。李华山认为盆腔双重造影应作为直肠脱垂患者的常规检查方法。

盆腔三重造影可作为女性直肠脱垂患者的重要检查方法,对于女性患者,三重造影将双重造影与阴道造影相结合,克服了单一盆腔器官造影术在诊断上的一些缺陷,特别是对女性盆腔多器官脱垂的诊断帮助更大。女性直肠脱垂患者常伴有子宫脱垂,由于盆底支持系统对盆底器官均具支持作用,肛提肌收缩能力的减弱使女性直肠脱垂患者常伴有子宫脱垂。阴道造影为子宫脱垂的诊断提供影像学依据。

盆腔双重及三重造影的不足之处:一是该检查操作较复杂,检查时间较长;二是该检查需要长时间透视观察及多次点片,增加了患者的放射线辐射;三是盆腔双重及三重造影仅仅显示盆腔器官的影像,不能观察软组织结构,将影响部分病变的诊断,如诊断子宫颈脱垂只能依靠阴道标志物的移动进行推断。此外,由于盆部侧位组织较厚,难以保证肥胖患者的 X 线片质量,难以清楚显示骨性标志,所以,还必须进一步开展其他盆底影像学检查方法,如盆底 CT 与 MRI 检查,以丰富直肠脱垂的形态学诊断。

2. 直肠脱垂 MRI 检查

直肠脱垂分为直肠黏膜脱垂和直肠外脱垂。若肠壁全层脱入到直肠或肛管内为直肠黏膜脱垂,如直肠(包括直肠黏膜和直肠肌层组织)低于肛管水平则为外脱垂,MRI 影像上直肠位于 H 线以下诊断为脱垂。Fuchsjager 等认为直肠套叠是脱垂发生的机制,MRI 上可以看到排便开始时肠壁内折,继续用力则套叠的肠壁进入肛管,通过肛管开口形成完全的脱垂。有文献报道认为尽管排粪造影是诊断的一线方法,但是必须与 MRI 动态造影相结合,因为 MRI 可显示肠黏膜并区分黏膜套叠和全层肠壁套叠,还可术前帮助确定共存的其他器官的病变。

有文献报道采用动态 MRI 对盆底脱垂性疾病研究表明,对于直肠膨出的诊断,动态 MRI 表现与临床症状具有高度的一致性。目前,MRI 检查所采用的体位为仰卧位,不符合人体正常直立状态下同时受地球引力和腹压影响下得到最大程度的松弛,脱垂器官得以充分显露。但研究表明用力排便时,会阴下降的程度,仰卧位与坐位无明显差异,支持检查体位不影响诊断结果。但随着开放性 MRI 的应用,这一影响将不复存在。另外,动态 MRI 在观察排泄时盆腔器官和盆底的位置及形态变化时受到一定的限制,由于未用造影剂使直肠黏膜显影,有时肠管与病变难以区分。有文献报道未使用造影剂的 MRI 检查与 X 线造影的结果近似,未使用造影剂的动态 MRI 没有更高的空间分辨率来显示直肠黏膜。因此在盆底功能性疾病的诊断中不能显示直肠黏膜的脱垂或套叠。并且动态 MRI 检查时间稍长(摄影时间长)可导致伪影。伪影可致使图像质量不恒定为其缺点。

(二)李华山治疗脱肛病经验

直肠脱垂仍是一个较为棘手的问题,因其发病是多种因素综合作用的结果,尚没有指南性的治疗方式选择,手术仍是治疗本病的重要手段。手术的基本原则大体包括六点:① 切除脱垂的冗长肠管;② 缩小肛门;③ 重建或加强盆底;④ 经腹悬吊或固定脱垂肠管;⑤ 消除直肠子宫陷凹或直肠膀胱陷凹;⑥ 修补会阴滑动疝。各种手术治疗直肠脱垂的结果各异。手术方式的多样性恰恰也证明了没有一种方法适合于所有的患者。对于每一种方法的优劣的评价,我们仍需要大量的随机对照试验来证明。消痔灵注射术治疗成人直肠全层脱垂具有简、便、廉、验的优势。

1. 消痔灵双层四步注射法

该注射法指直肠外层(直肠周围间隙)与直肠内层(直肠黏膜下层)分四步进行注射,使直肠黏膜与肌层、直肠肌层与周围组织粘连固定,从而取得了较好的临床疗效。即将消痔灵注射液分别注射于: ① 两侧骨盆直肠间隙,使直肠与直肠侧韧带粘连固定。② 直肠后间隙,使直肠与骶前筋膜粘连固定。③ 直肠黏膜下层,使松弛的直肠黏膜与肌层粘连固定。

2. 直肠周围八点注射法

该注射法指截石位 12 点、6 点、3 点、9 点、1~2 点间、4~5 点间、7~8 点间、10~11 点间共八点,距肛缘 1~2 cm 处采取直肠周围八点注射,每点注射消痔灵注射液约 20 mL,使药液重点分布在两侧骨盆直肠间隙、直肠后间隙、直肠前间隙等部位。

双层四步注射疗法时直肠前方是不予注射的。但是临床中观察到直肠前壁不注射而使脱出物呈水牛角样弯向直肠后方。为解决此问题采用直肠周围四点注射法强化了直肠前壁的注射,在此基础上进一步发展演化为直肠周围间隙八点注射法,全方位地增加了直肠周围的注射量,增强了直肠与周围组织的粘连效果。

3. 对注射术复发原因的思考

基于对消痔灵注射术治疗成人直肠全层脱垂的疗效随访,发现复发的高峰时间是术后 3~6 个月,绝大多数病例复发时间为术后 1 年内,而大部分患者脱出长度比注射治疗前缩短。复发有关的高危因素: ① 病程长,超过 20 年者复发率明显增高;② 年龄大,近半数复发患者年龄超过 70 岁;③ 脱垂程度重,合并盆腔其他脏器脱垂或小肠脱垂者;④ 女性患者复发率明显高于男性,可能与女性患者产后更易出现盆底支持系统松弛及其他盆腔脏器脱垂有关;⑤ 注射部位掌握不准确,有合并子宫脱垂患者,术前表现为直肠圆柱状脱垂,采用双层四步注射法,复发表现为直肠呈向后方的"弯牛角"状脱垂,考虑复发原因为直肠前壁未注射、子宫脱垂未有效控制引起;⑥ 注射剂量不足,分析复发病例,发现注射剂量较小患者复发率相对较高,可能与药液剂量小,引发的无菌性炎症反应范围不足所致。

4. 对注射治疗的认识

注射疗法尚存在以下问题有待解决。一是缺少完美的注射药物,常用的注射药物有乙醇溶液、50%葡萄糖、石碳酸杏仁油、5%鱼肝油酸钠、明矾注射液、芍倍注射液、消痔灵注射液等。目前国内能够使用且效果较好的就只有消痔灵注射液,而硬化效果更好、并发症少的药物则有待开发。二是注射方法尚不完善,目前的注射方法主要包括两大部分,即黏膜下层注射与直肠周围间隙注射。有些患者注射部位或仅限于黏膜,或仅限于直肠周围间隙的两侧与后侧。对于直肠前方,男性因有前列腺与精囊腺,女性因有直肠阴道隔,怕误伤直肠前方这些组织而不敢注射。三是现有的直肠脱垂分类与分度标准,对指导直肠脱垂的治疗针对性不强。因为直肠脱垂往往合并盆腔其他功能障碍性疾病,如子宫脱垂、膀胱脱垂、便秘与大便失禁等。四是现有的临床研究样本量偏少,随访时间偏短,尚缺少大样本、前瞻性、长期的随机对照或队列研究。五是注射疗法治疗直肠脱垂的作用机制尚不明了,导致医师对注射方法、注射部位、药物浓度与用量及其与疗效的关系把握不准,从而影响临床疗效,甚至会出现一些并发症。六是复发,尤其是对于女性合并子宫脱垂的患者。七是注射后的后遗症问题,如大便失禁、肛门直肠坠胀与疼痛、便秘等。

五、叶玲

叶玲(1957—),女,主任医师,硕士生导师。第六批全国老中医药专家学术经验继承工作指导老师,中华医学科技奖评审委员会委员,国家中医药管理局重点专病(脱肛病)与国家中医药管理局中医医疗技术注射固脱技术组副组长,国家中医药管理局"十二五"中医肛肠重点专科学术带头人,第四批全国中医肛肠学科名专家,福建省名中医,第二批全国老中医药专家学术经验继承工作指导老师谢宝慈学术经验继承人,福建邓氏痔科流派第五代主要传承人,第一批福建省中医优秀临床人才,第二批福建省基层老中医药专家师承带徒工作指导老师,《福建中医药》杂志审稿专家,美国中医药学会高级顾问,中国女医师协会肛肠专业委员会副主任委员,世界中医药学会联合会肛肠专业委员会常务理事,第六届中华中医药学会肛肠分会常务理事,中国中医药研究促进会肛肠分会常务理事,中医药高等教育学会临床教育研究会肛肠分会常务理事,世界中医药学会联合会盆底医学专业委员会理事,福建省中医药学会肛肠分会副主任委员,福建省中西医结合学会肛肠分会副主任委员,福建省中医药学会外治法分会副主任委员。设有叶玲福建省名老中医药专家传承工作室、全国中医肛肠学科叶玲名医工作室。

从事肛肠专科临床工作36年,形成了独特的肛肠病学术见解和临床诊疗思维,在治疗方案与术式设计上均有显著的个人特色,尤其是对直肠脱垂、出口梗阻性便秘的治疗有独到的见解,积累了丰富的临床经验。自拟系列中医肛肠病经验方并制成院内制剂,如紫及、苦参、桃红系列方等,并主持制定中医肛肠病诊疗方案应用于临床,同时擅长采用中医特色疗法治疗各种常见及复杂疑难肛肠疾病,常应用灌肠、熏洗、敷贴、针灸、结扎、挂线、热疗等中医特色外治疗法,并参以现代医疗仪器如生物反馈测评与治疗仪等,对各种肛肠疾病进行治疗。手术方面,以中西医结合手术方式为主,不断改进传统手术方式,注重研究无创、微创疗法,提倡人性化的无痛、微痛手术。多年来注重研究直肠脱垂,作为重点专病(脱肛病)组副组长,协助韩宝组长制定直肠脱垂诊疗方案,学术地位和专业技术水平达到省内领先,同时在国内肛肠学术界亦有较高的声望和影响力,是福建省具有浓厚中医特色的著名肛肠病专家。

(一)叶玲论述脱肛

中医对于直肠黏膜脱垂与直肠全层脱垂的治疗主要有注射术、结扎套扎术、中药内服、穴位贴敷、熏洗固脱、穴位埋线、针灸、中药灌肠、中药栓剂等。中医外治法首选熏洗疗法,熏洗坐浴疗法借助药力和热力的综合作用,发挥药效功用;中药保留灌肠可使药力直达病处,使药物的有效成分不被消化液破坏,且药物的吸收总量、吸收速度、生物利用度均比口服明显提高,使药力直接发挥作用;中药辨证论治口服可达到内治固本、术后防复发的目的。在治疗脱肛病包括直肠脱垂、直肠黏膜脱垂全过程应遵循"急则治标""缓则治本"的原则,注重采用中医中药标本同治,达到内治固本、外治固脱、术后防复发治愈脱肛病的目的,宜根据不同病情采用综合治疗方案以期达到更理想的治疗效果。

1. 发表的脱肛病相关论文

论文主要有《脱肛病综合治疗方案简介》《直肠内脱垂型便秘病综合治疗方案》《消痔灵注射治疗直肠内脱垂型便秘 148 例临床观察》《直肠黏膜下注射消痔灵联合肛肠内腔治疗仪治疗直肠内脱垂 32 例》《兔直肠黏膜内脱垂模型的建立》《吻合器直肠黏膜切除吻合术联合中药口服治疗直肠内脱垂性便秘 128 例》《消痔灵注射合补中益气汤口服治疗脾虚气陷型直肠内脱垂临床研究》《基于有限元模型评价消痔灵注射治疗直肠黏膜内脱垂的疗效》《消痔灵注射治疗兔直肠黏膜内脱垂实验研究》《不同受力方向条件下兔直肠黏膜位移量的有限元模型分析》《肛门直肠有限元模型黏膜节点位移量评价消痔灵注射的效果》《紫及清解灌肠液治疗直肠黏膜内脱垂 30 例》《中药保留灌肠治疗 IRP 的临床疗效与盆底表面肌电图相关性的探讨》《补中益气汤治疗直肠内脱垂 60 例》。

2. 开展的脱肛病相关研究课题

研究课题主要有《消痔灵注射治疗直肠黏膜内脱垂所致便秘的临床研究》(福建省教育厅课题),《脱肛病临床治疗优化方案的探讨》(福建省教育厅课题),《直肠脱垂分型分度综合治疗优化方案的研究》(福建省中医临床研究基地重点专科项目课题),《基于有限元模型研究消痔灵注射治疗直肠黏膜内脱垂的机制》(国家自然科学基金课题),《紫及清解灌肠液对直肠黏膜内脱垂黏膜炎症和氧自由基的影响》(福建省自然科学基金课题),《中药熏洗疗法配合生物反馈应用于直肠内脱垂 PPH 术后康复的临床研究》(福建省康复重点实验室课题),《固脱苦参清热洗剂熏洗坐浴治疗小儿脱肛的临床疗效》(福建省中医药大学附属第二人民医院课题),《消痔灵注射合加味补中益气汤治疗脾虚气陷型直肠内脱垂性便秘》(福建中医药大学研究生课题),《中药保留灌肠联合消痔灵注射治疗直肠内脱垂的临床研究》(福建中医药大学研究生课题),《紫及清解灌肠液治疗湿热下注型直肠黏膜内脱垂的临床疗效观察》(福建省中医药大学研究生课题)。

(二)叶玲治疗脱肛病经验

叶玲主持制定了福建省中医药大学附属第二人民医院脱肛病(直肠脱垂)诊疗方案,治疗脱肛病经验具体体现在治疗下列诊疗方案中。

1. 内治(辨证分型论治)

(1)气虚下陷证采用补中益气汤、补气乙字汤(叶玲经验方)。

(2)肾气不固证采用四神丸加减。

(3)气血两虚证采用八珍汤加减。

(4)湿热下注证采用萆薢渗湿汤、化湿乙字汤(叶玲经验方)。

2. 中医特色外治疗法

(1)熏洗疗法:虚证采用苦参固脱洗剂熏洗;实证采用苦参清热洗剂熏洗。每日 1 次,每次熏洗 20 min。

方 1:苦参固脱洗剂(叶玲经验方)。

方 2:苦参清热洗剂(福建省第二人民医院院内制剂,叶玲经验方)。

(2)保留灌肠疗法:虚证采用补气紫及灌肠;实证采用紫及方灌肠。中药每剂浓煎为 100 mL,于便后或睡前保留灌肠。

方1：补气紫及方（叶玲经验方）。

方2：紫及清解灌肠液（福建省第二人民医院院内制剂，叶玲经验方）。

（3）中药贴敷疗法：将中药粉末与紫及油或茶油、茶水调配成糊状，用穴位贴贴敷于神阙穴，每日1次，贴敷时间2~4 h。

方1：补中益气贴。

方2：六磨理气贴。

（4）物理疗法：采用肛肠腔内治疗仪治疗，将治疗仪的腔内探头置入肛内8 cm左右，探头直接作用于脱垂的黏膜部分，起到活血通络、收敛固托的作用，从而使松弛脱垂的黏膜复位，恢复正常状态，达到治疗目的。

3. 手术疗法

消痔灵直肠黏膜下注射术是通过注射消痔灵注射液使直肠黏膜与肌层及周围组织粘连固定；弹力线胶圈套扎术（Ruiyun procedure for hemorrhoids, RPH）是通过套扎松弛的直肠黏膜致其坏死脱落，从而缩短拉紧松弛的直肠黏膜达到治疗直肠脱垂的目的。此两种术式适用于直肠黏膜脱垂，二型Ⅰ度、Ⅱ度直肠脱垂。消痔灵直肠黏膜下分段柱状注射+环状回形缝扎法适用于治疗直肠全层脱垂，通过采用注射疗法+手术方式能取得更为理想的疗效。

PPH系采用经肛吻合器通过对直肠黏膜及黏膜下层组织进行环形切除吻合；TST是利用特制的肛肠镜形成不同的开环式窗口，有针对性地对脱垂的黏膜及黏膜下层组织进行选择性切除吻合。此两种术式适用于各型直肠脱垂，均是通过采用吻合器切除直肠黏膜，缩短拉紧松弛的直肠黏膜而达到治疗直肠脱垂的目的。

上述各种术式各有所长，临床上可根据脱垂的严重程度不同，采用双联疗法或三联疗法的综合治疗方案以期达到更理想的治疗效果。

（三）临床病案

案1　中药口服+中药灌肠治疗直肠黏膜内脱垂

张某，女，78岁，2016年2月8日初诊。

【主诉】排便不尽感2年多。

【现病史】患者排便不尽感2年多，肛门坠胀，大便艰难，便出不爽，排便努挣，欲便不能，日临厕五六次，每次排便时间10~20 min，大便黏滞腥臭，便池不易冲净，伴口腻纳呆，舌质淡红，苔黄腻，脉弦滑。

【专科检查】肛门视诊示肛缘外观平整。直肠指检示直肠下端黏膜松弛堆积有绕指感。肛门镜检示齿状线上方黏膜下移堆积折叠于直肠末端（图7-1）。盆底表面肌电评估示盆底肌肉收缩能力较弱，最大收缩力14.24，平均波幅5.97，变异系数0.29。

【诊断】中医诊断：脱肛、便秘（湿热下注证）。

西医诊断：直肠黏膜脱垂、排便障碍性便秘。

【治法】化湿清热导滞，升阳举陷。

【处方】紫及清解灌肠液（灌肠）：紫草、白及、蒲公英、败酱草、紫花地丁。

化湿乙字汤（口服）：茵陈、佩兰、白扁豆、大黄、升麻、柴胡、黄芩、当归、甘草。

【疗效】4周后复查：排便不尽感、肛门坠胀感明显缓解，日排2~3次。直肠指检示黏膜堆积绕指感减轻。肛门镜检示折叠堆积的直肠黏膜明显减少（图7-2）。

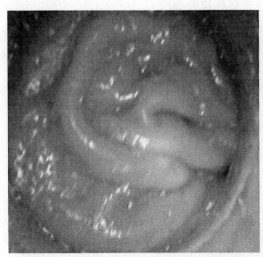 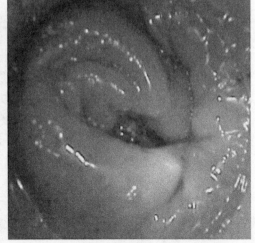

图7-1　治疗前　　　　　　　　　　　图7-2　4周后复查

8周后复查:排便不尽感、肛门坠胀感消失,大便质软成形,日排便1~2次,每次排便时间约5 min。直肠指检示无黏膜堆积绕指。肛门镜检示折叠堆积的直肠黏膜消失。

12周后复查:无排便不尽、肛门坠胀感,大便质软成形,日排便1次,每次排便时间约5 min。直肠指检示无黏膜堆积绕指。肛门镜检示无折叠堆积的直肠黏膜。盆底表面肌电评估示盆底肌肉收缩能力较前明显增强。最大收缩力25.33,平均波幅15.72,变异系数0.29。

【病案分析】

本案患者由于嗜食肥甘厚味、辛辣刺激之品,致脾失健运,湿浊内生,蕴而化热,则大便黏滞腥臭,便池不易冲净;湿性黏腻停滞,则排便不畅;湿热胶结滞留体内,阻碍气机,则排便不尽、肛门坠胀;脏腑气机升降失常,不能宣达、通降,影响肠道传导功能,遂成湿热秘。患者由于湿热下迫大肠致直肠黏膜脱垂而出现排便不尽感,肛门坠胀,大便艰难,黏滞不下,欲便不能;口腻纳呆,苔黄腻,脉弦滑均为湿热之象;中医辨证分型为湿热下注型脱肛,排便障碍性便秘;本病病位在大肠,病机为湿热下迫大肠,湿阻气滞热蕴,大肠传导失司。李时珍《本草纲目》中云:“邪热在内,能损中气,邪热散即能补中益气”,紫及清解灌肠液系笔者长期使用的临床经验方,现为福建省第二人民医院院内制剂。方中紫草清热除湿利窍通便为君药;肺与大肠相表里,臣药白及补肺生肌,增强肌肉收缩力;蒲公英、紫花地丁清热利湿得以热散湿除为佐药;使药败酱草清热利湿兼补虚损,全方合用寓补益于清降之中,祛邪而不伤正,共奏清热化湿,益气升提,补虚损通便之功。中药保留灌肠治疗可使药物直达病所,提高药物吸收度。

化湿乙字汤系笔者在乙字汤的基础上加清热化湿药组成的临床经验方,临床上用于治疗湿热下注型脱肛引起的排便不畅及习惯性便秘。化湿乙字汤以清热化湿药为君药,茵陈苦平微寒,寒能清热,苦能燥湿;黄芩清泄邪热并能燥湿;大黄苦寒泄热,荡涤胃肠,具有降瘀泄热,通利二便的作用。臣药白扁豆健脾化湿和中;佩兰芳香化湿;当归养血行血,润肠通便。佐药柴胡、升麻的升阳举陷之功则助下移的肛管复位;甘草调和诸药。众药合用共奏清热化湿,升阳举陷之功,使湿热除、气机畅,排便通畅则脱肛自消,排便不尽、坠胀感尽除。

案 2　消痔灵注射+补中益气汤口服治疗直肠黏膜脱垂

黄某,男,89 岁,2008 年 6 月 22 日初诊。

【主诉】肛门坠胀感 4 年。

【现病史】患者 4 年前出现肛门坠胀,排便不畅,伴排便时下腹部及骶尾部疼痛感,劳累时会阴部酸胀感,大便 1 日 2~3 行,质软成形,但排便时间长,每次排便需 20~30 min,神疲乏力,舌质淡,苔薄白,脉弱无力。

【专科检查】肛门视诊示肛缘外观平整。直肠指检示直肠下端黏膜松弛堆积有绕指感。肛门镜检示直肠下端黏膜下移折叠堆积(图 7 – 3)。

【诊断】中医诊断:脱肛(脾虚气陷证)。

　　　　西医诊断:直肠黏膜脱垂。

【治法】补中益气,升阳举陷。

【治疗方案】(1)消痔灵直肠黏膜下注射术(图 7 – 4)。

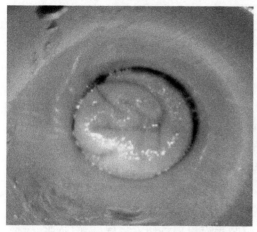
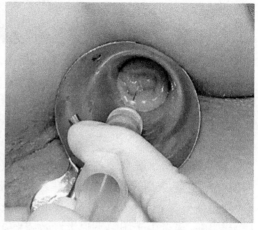

图 7 – 3　治疗前肛门镜检直肠黏膜折叠堆积　　　　图 7 – 4　消痔灵直肠黏膜下注射术

(2)补中益气汤口服。

【处方】黄芪、党参、白术、升麻、柴胡、当归、陈皮、炙甘草、大枣。

【疗效】术后 1 周复查:肛门坠胀感及诸症消失,排便通畅,质软成行,每次排便5 min,日排 1 次。肛门镜检示无黏膜折叠堆积。

【病案分析】

消痔灵注射术治疗直肠黏膜脱垂的作用机制系将消痔灵注射液注射于直肠黏膜下,通过药物的致炎作用和异物刺激作用,使直肠黏膜与肌层之间或直肠与周围组织间产生纤维化而被粘连固定从而达到治疗直肠黏膜脱垂的目的。

"治未病"防复发采用补中益气汤口服,祖国医学认为本病与脾胃功能的强弱有着密切关系,认为本病由于禀赋不足,妊娠生产,久痢便秘,多食不节而致脾胃虚弱,中气下陷,固摄乏力。《诸病源候论》记有"脱肛者,肛门脱出也,多因久痢,大肠虚冷所致"。针对该病以虚为主的病理改变,"治未病"防复发当从气虚下陷着手,《本草备要》中记载了"下者举之""酸可收敛""涩可固托"的治则,采用补中益气汤健脾益气,使之气血充盛,升举有力。经曰:"病之虚实,入者为实,出者为虚,肛门脱出,非虚而何?"是因感受外邪,内伤饮食损伤脾胃,致脾胃虚弱,脾虚下陷,升举无力而出现直肠脱垂、肛内堵塞、坠胀不适、排便不畅等症,故循健脾益气,升阳固涩为原则。方中黄芪、党参、白术补中益气;升麻、柴胡升阳举陷;当归活血通络,润肠通便;陈皮健脾理气;炙甘草调和诸药。依据补中益气,升提固涩的中医法则,诸药合用从而有效起到"治未病"防复发的作用。

案3　RPH+固脱苦参洗剂熏洗治疗直肠内脱垂

张某,女,78岁,2016年2月8日初诊。

【主诉】便时肛内有物脱出1年。

【现病史】便时肛内有物脱出,需用手法还纳复位,伴肛门坠胀,排便不畅,大便质软成形,日排1次,排便时间长,每次排便需15 min左右,神疲乏力,舌质淡,苔薄白,脉缓。

【专科检查】肛门视诊示直肠黏膜脱出约2 cm(图7-5)。直肠指检示直肠下端黏膜松弛堆积有绕指感。肛门镜检示直肠下端黏膜下移折叠堆积(图7-6)。

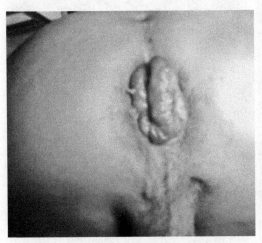
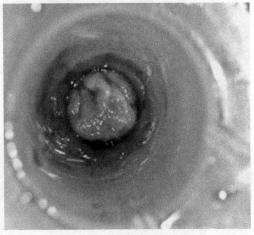

图7-5　术前肛门视诊　　　　　　　　图7-6　术前肛门镜检

【诊断】中医诊断:脱肛(脾虚气陷型)。

　　　　西医诊断:二型Ⅰ度直肠脱垂。

【治法】健脾益气,升阳举陷。

【治疗方案】

(1) RPH(图7-7,图7-8)。

(2) 固脱苦参洗剂熏洗。

【处方】固脱苦参洗剂:黄芪、党参、升麻、柴胡、苦参、黄芩、金银花、乌梅、五倍子、五味子、甘草。

【疗效】2周后复查(图7-9,图7-10):便时无脱出,排便通畅,日排1次,时间5 min左右。

【病案分析】

RPH通过套扎松弛的直肠黏膜致其坏死脱落,套扎后黏膜皱缩上提,局部炎症反应致黏膜、黏膜下层与浅肌层粘连固定,直肠黏膜环部分纤维化,从而缩短拉紧松弛的直肠黏膜达到治疗直肠脱垂的效果。手术时采用肛镜显露直肠黏膜,将吸引式套扎器的吸筒对准并顶在欲套扎的黏膜上,借助套扎器的负压作用,将黏膜吸入套扎器的吸筒内,

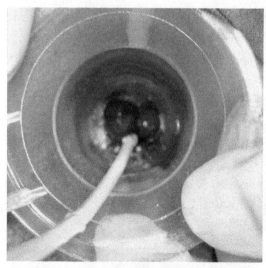

图7-7 RPH术中

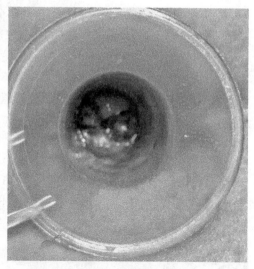

图7-8 RPH套扎后

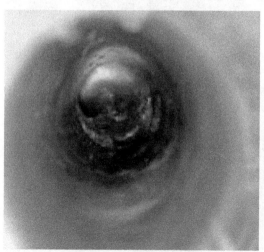

图7-9 术后2周肛门镜复查

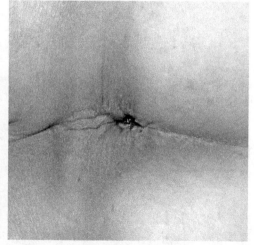

图7-10 术后2周肛门视诊

同时扣动扳机将胶圈推出并套扎在黏膜基底部。弹力线胶圈套扎术由于负压的作用可吸引入较多的直肠黏膜,与普通套扎术相比,能套扎更多的直肠黏膜,从而达到更好的治疗直肠脱垂的效果。

固脱苦参洗剂系笔者长期使用的临床经验方,本方以黄芪、党参健脾益气为君;臣以升麻、柴胡升阳举陷;佐以苦参、黄芩、金银花、野菊花清热解毒,乌梅、五味子、五倍子酸涩收敛固脱,甘草调和诸药,全方合用共奏健脾益气、升阳举陷、收敛固脱之功,用于熏洗坐浴治疗脾虚气陷型脱肛。

案4 消痔灵直肠黏膜下柱状注射+环形缝扎法治疗直肠全层脱垂

赖某,女,69岁,2018年6月23日就诊。

【主诉】便时或行走后肛内有物脱出需手法复位3年。

【现病史】便时或行走后肛内有物脱出需手法复位3年,脱出物呈圆柱状,常有黏液附着,需卧床休息后用手法还纳复位,伴便时出血,色鲜红,肛门坠胀,排便不畅,大便质软成形,日排 1 次,大便溏薄时无法控便常不自主排出,面色无华,神疲乏力,舌质淡,苔薄白,脉细弱。

专科检查:肛门视诊示截石位见肛门外观正常,下蹲用力努挣后可见直肠全层呈圆柱状脱出长约 12 cm,直肠黏膜充血水肿,伴有轻度糜烂(图 7 - 14);复位后直肠指检示肛门括约肌松弛,收缩无力,直肠下端黏膜绕指感明显;肛门镜检示直肠下端黏膜折叠堆积,黏膜充血水肿,伴有轻度糜烂。肛门直肠测压见表 7 - 1。

表 7 - 1　术前肛门直肠测压

活　动	测试指标	测试值(uV)	参考值(uV)
① 测试前基线	Mean A(平均值)	0.78	2~4
	Variability A(变异性)	0.234	<0.2
② 快速收缩	Maximum A(最大值)	3.567	男:70~100　女:50~80
	AVG REL(放松时间)	2.567	<0.5 s
③ 收缩放松	Mean A(平均值)	1.378	男:50~80　女:40~60
	Variability A(变异性)	0.246	<0.2
	AVG REL(放松时间)	4.567	<1 s
④ 耐受测试	Mean A(平均值)	2.448	男:40~60　女:30~50
	Median Frequency A(中值频率)	83	
	Variability A(变异性)	0.478	<0.2
⑤ 测试后基线	Mean A(平均值)	1.225	2~4
	Variability A(变异性)	0.384	<0.2

【诊断】中医诊断:脱肛(脾虚气陷型)。

　　　　　西医诊断:二型Ⅲ度直肠脱垂。

【治法】补中益气,升提固涩。

(1) 消痔灵直肠黏膜下柱状注射+环形缝扎法(图 7 - 11~图 7 - 14)。

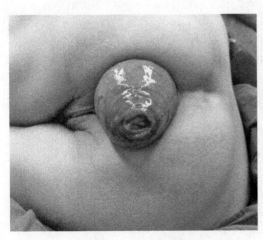

图 7 - 11　术前Ⅲ度脱垂

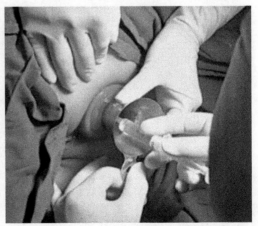

图 7 - 12　分段肛门镜下柱状注射

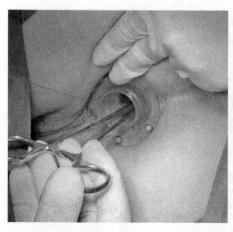

图 7－13　DG－HAL 肛门镜下缝扎

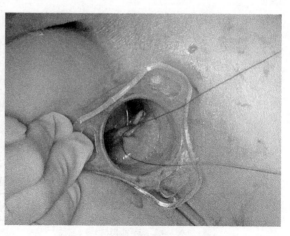

图 7－14　TST 开窗肛门镜下缝扎

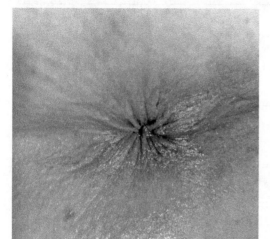

图 7－15　术后 3 周便后复查

（2）固脱苦参洗剂熏洗。

（3）补中益气汤口服。

【处方】

（1）补中益气汤：黄芪、党参、白术、升麻、柴胡、当归、陈皮、炙甘草、大枣。

（2）固脱苦参洗剂：黄芪、党参、升麻、柴胡、苦参、黄芩、金银花、乌梅、五倍子、五味子、甘草。

【疗效】术后第 5 天排便，未见直肠脱垂，术后 3 周便后复查（图 7－15）。术后 5 个月复查便时未再脱出，肛门直肠测压指标明显好转（表 7－2）。术后 1 年随访，便时未再脱出。

表 7－2　术前与术后 5 个月肛门直肠测压比较

活 动	测 试 指 标	术前测试值(uV)	5 个月后测试值(uV)
① 测试前基线	Mean A(平均值)	0.78	2.707
	Variability A(变异性)	0.234	0.168
② 快速收缩	Maximum A(最大值)	3.567	11.634
	AVG REL(放松时间)	2.567	1.115
③ 收缩放松	Mean A(平均值)	1.378	7.619
	Variability A(变异性)	0.246	0.187
	AVG REL(放松时间)	4.567	3.475
④ 耐受测试	Mean A(平均值)	2.448	7.441
	Median Frequency A(中值频率)	83	98
	Variability A(变异性)	0.478	0.231
⑤ 测试后基线	Mean A(平均值)	1.225	3.201
	Variability A(变异性)	0.384	0.138

【病案分析】

直肠脱垂是指肛管、直肠黏膜、直肠全层和部分乙状结肠向下移位,脱出肛门外的一种疾病。本病任何年龄均可发生,但多发于小儿、老人、经产妇及体弱的青壮年。中医称"脱肛"或"截肠症"。乃因小儿气血未旺,妇女分娩用力耗气,气血亏损,老年人气血衰退,中气不足,气虚下陷,固摄失司所致。直肠全层脱垂是一种相对少见的盆底外科疾病,属于疑难病症,国外多采用手术治疗,手术方式分为经肛门(会阴)入路和经腹入路,但术后复发率较高,经多次手术仍不能治愈的病例不少。

在祖国医学的直肠脱垂治疗中,直肠全层脱垂采用单一的注射方法治疗近期虽有疗效,但远期疗效欠佳,有的患者甚至在较短的时间内又复发。故我们常采用注射疗法+手术方式以期取得更好的疗效,直肠全层脱垂注射治疗技术含量较高,应使用 12 cm 长喇叭状肛门镜(图 7-16)注射,且注射药物剂量多少没有严格客观指标规定,只能根据个人临床经验一次注射一定量的注射液,注射部位和进针深浅、注药多少,也是凭医者经验。本案采用直肠黏膜下分段柱状注射+直肠黏膜环状双层缝扎法治疗直肠全层脱垂,简化和优化了原有的注射治疗方法,更适合初学者操作,镜下直肠黏膜下分段柱状注射与直肠脱出点状注射相比具有操作简便、进针点位少、感染概率小且收缩力强的特点。术中加用直肠黏膜环状双层缝扎法,采用操作简便的 DG-HAL 肛门镜与 TST 开窗肛门镜(图 7-16)下缝扎,以环形固定直肠黏

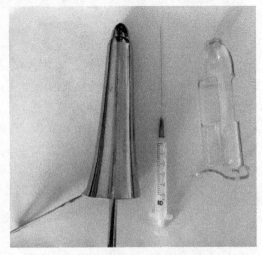

图 7-16　12 cm 喇叭状肛门镜、开窗肛门镜

膜缩窄直肠肠腔,并使其术后产生柱状瘢痕,使注射后直肠壁与周围组织有较完全的黏合牢固的柱状组织,其原理类似钢筋混凝土的固定作用,缝线类似钢筋的作用,消痔灵注射液类似水泥的作用,从而可以较长时间起着框架支撑作用,达到较理想的效果。

围手术期处理术前清洁灌肠,备皮,禁食;术后禁食 4~5 天,静脉营养,抗生素预防感染;术后服用中药补中益气汤,外用固脱苦参洗剂熏洗治疗以健脾益气,收敛固脱,采用中医中药标本同治,达到内治固本、外治固脱、术后防复发治愈脱肛病的目的。

附　福建省中医药大学附属第二人民医院脱肛(直肠脱垂)诊疗方案(2019 版)

脱肛,指肛管、直肠黏膜、直肠全层,甚至部分乙状结肠向下移位,脱出或不脱出肛门外的一种疾病,是肛肠科的难治性疾病之一。此病相当于西医的直肠脱垂。

一、诊断

(一)中医诊断标准

本病种参照 2002 年中华中医药学会肛肠分会制定的直肠脱垂诊断标准进行诊断(即二型三度分类法)。

一型：不完全性直肠脱垂,即直肠黏膜脱垂。

表现为直肠黏膜层脱出肛外,脱出物呈半球形,其表面可见以直肠腔为中心的环状的黏膜沟。

二型：完全直肠脱垂,即直肠全层脱垂。

脱垂的直肠呈圆锥形,脱出部分可以直肠腔为中心呈同心圆排列的黏膜环形沟。

二型又根据脱垂程度分为三度：Ⅰ度为直肠壶腹内的肠套叠,即隐性直肠脱垂。排粪造影呈伞状阴影。Ⅱ度为直肠全层脱垂于肛门外,肛管位置正常,肛门括约肌功能正常,不伴有肛门失禁。Ⅲ度为直肠和部分乙状结肠及肛管脱出于肛门外,肛门括约肌功能受损,伴有肛门不全性或完全性失禁。

（二）西医诊断标准

参照《外科学》第七版(吴在德 等,2008)。

根据脱垂程度,分不完全脱垂和完全脱垂两种。

（1）不完全脱垂：脱出部仅为直肠下端黏膜,故又称黏膜脱垂。脱出长度为2~3 cm,一般不超过3 cm,黏膜皱襞呈放射状,脱垂部为两层黏膜组成。脱垂的黏膜和肛门之间无沟状隙,直肠指检仅触及两层折叠的黏膜;直肠指检时感到肛门括约肌收缩无力,嘱患者用力收缩时,仅略有收缩感觉。

（2）完全脱垂：为直肠的全层脱出,严重者直肠、肛管均可翻出至肛门外。脱出较长,长度常超过10 cm,甚至20 cm,呈宝塔形。黏膜皱襞呈环状排列,脱垂部为两层折叠的肠壁组成,触之较厚,两层肠壁间有腹膜间隙。直肠指检时见肛门口扩大,感到肛门括约肌松弛无力。排便造影检查时可见到近端直肠套入远端直肠内。

二、治疗方案

（一）内治(辨证分型论治)

1. 气虚下陷证

症状：便后肛门有物脱出,直肠脱垂呈半球形或圆锥形,甚则咳嗽,行走,排尿时脱出,劳累后加重,伴有脘腹重坠,纳少,神疲体倦,气短声低,头晕心悸,舌质淡体胖,边有齿痕,苔薄白,脉弱。

治法：补中益气,升提固脱。

方药：补中益气汤、补气乙字汤。

方1：补中益气汤。黄芪15 g,白术9 g,陈皮6 g,升麻6 g,党参6 g,当归3 g,柴胡6 g,炙甘草6 g。

方2：补气乙字汤(叶玲经验方)。黄芪15 g,白术18 g,陈皮6 g,党参9 g,大黄1 g,升麻6 g,柴胡6 g,黄芩3 g,当归6 g,炙甘草6 g。

气虚明显者,宜重用党参12 g、黄芪15 g、升麻15 g;气阴两虚,津枯肠燥者,加生地黄9 g、麦冬12 g、玄参12 g;肠道气滞无便意感者,加厚朴6 g、枳实9 g、大腹皮9 g。

2. 肾气不固证

症状：直肠滑脱不收,伴有面白神疲,听力减退,腰膝酸软,小便频数或夜尿多,久泻久痢,舌淡苔白,脉细弱。

治法：健脾益气,补肾固脱。

方药：四神丸加减。补骨脂24 g,肉豆蔻12 g,五味子12 g,吴茱萸6 g。

3. 气血两虚证

症状：直肠脱出，伴有面白或萎黄，少气懒言，头晕眼花，心悸健忘或失眠，舌质淡白，脉细弱。

治法：益气养血。

方药：八珍汤加减。党参9g，白术15g，茯苓12g，当归9g，白芍9g，熟地黄12g，炙甘草6g。

4. 湿热下注证

症状：直肠脱出，嵌顿不能还纳，脱垂的直肠黏膜有糜烂、溃疡，伴有肛门肿痛，面赤身热，口干口臭，腹胀便结，小便短赤，舌红，苔黄腻，脉滑数。

治法：清热利湿，收敛固涩。

方药：萆薢渗湿汤、化湿乙字汤。

方1：萆薢渗湿汤。萆薢9g，薏苡仁15g，黄柏9g，赤茯苓9g，牡丹皮9g，泽泻9g，滑石9g。

方2：化湿乙字汤（叶玲经验方）。茵陈9g，佩兰9g，白扁豆12g，大黄1g，升麻6g，柴胡6g，黄芩9g，当归6g，甘草3g。

（二）特色中医外治疗法

1. 熏洗疗法

采用中药熏洗治疗，虚证采用固脱苦参汤熏洗；实证采用苦参清热洗剂熏洗。熏洗方法包括超声雾化熏洗治疗椅熏洗与传统坐浴熏洗两种。

（1）超声雾化熏洗治疗椅熏洗：将超声雾化熏洗椅开机预热10 min，将雾化罐中加入固脱苦参汤或苦参清热洗剂浓缩液150 mL，将雾化罐道连好，铺上一次性漏斗和垫单，当机器温度显示与设定温度相同，即39℃时患者可坐到熏洗椅上，肛门对准冲洗口，先按开关，指导患者从左向右按第一个开关冲1 min，再开第二个开关熏10～15 min，熏洗完毕先关总开关再起身。连续熏洗1周为1个疗程，每日1次。

（2）传统坐浴熏洗：将固脱苦参汤、加味苦参汤煎汤2 000 mL置盆中，先利用热气熏蒸肛门，待药液稍凉后再直接坐浴，温度以38～42℃为宜，时间约20 min。每日1次，连续熏洗1周为1个疗程。

方1：苦参固脱洗剂（叶玲经验方）。黄芪12g，升麻9g，柴胡12g，苦参9g，黄芩9g，金银花9g，乌梅9g，五倍子9g，五味子9g，甘草3g。

方2：苦参清热洗剂（院内制剂，叶玲经验方）。苦参20g，黄柏15g，苍耳子15g，五味子15g，野菊花10g。

（3）保留灌肠疗法：采用中药保留灌肠，虚证采用补气紫及方灌肠，实证采用紫及方灌肠。中药每剂浓煎为100 mL，于排便后或睡前保留灌肠，每日1次，每次100 mL，症状严重者可用200 mL，2周为1个疗程。

方1：补气紫及方（叶玲经验方）。黄芪30g，升麻12g，柴胡9g，五倍子9g，乌梅15g，诃子9g，紫草15g，白及15g，蒲公英15g，败酱草15g，紫花地丁15g。

方2：紫及清解灌肠液（院内制剂，叶玲经验方）。紫草30g，白及30g，蒲公英30g，败酱草30g，紫花地丁30g。

2. 中药贴敷疗法

（1）补中益气贴

用法：将药粉与紫草油或茶油、茶水调配成糊状，用穴位贴贴敷于神阙穴（肚脐），每日 1 次，贴敷时间 2~4 h。

适应证：气虚便秘、肛门坠胀、排便不畅。

（2）六磨贴

用法：将药粉与紫草油或茶油、茶水调配成糊状，用穴位贴贴敷于神阙穴（肚脐），每日 1 次，贴敷时间 2~4 h。

适应证：气滞便秘、腹胀、排便不畅。

3. 烫熨治疗

术后当日予以莱菔子烫熨包下腹部治疗以理气利尿，以利于预防术后尿潴留。

4. 物理疗法

采用肛肠腔内治疗仪治疗，将治疗仪的腔内探头置入肛内 8 cm 左右，探头直接作用于脱垂的黏膜部分，起到活血通络、收敛固托的作用，从而使松弛脱垂的黏膜复位，恢复正常状态，达到治疗目的。每日便后治疗 1 次，每次 20 min，5 天为 1 个疗程。

（三）手术疗法

1. 注射疗法

采用消痔灵直肠黏膜下注射法，患者取侧卧位，碘伏消毒后铺巾，局部浸润麻醉后，用 5 mL 注射器抽取 1∶1 消痔灵稀释液 5 mL（消痔灵注射液与 0.5% 利多卡因按 1∶1 比例配置），以 5 号针头在喇叭状肛门镜下，分别于距肛缘 8 cm 的镜底松弛黏膜的上方及齿状线上方 2 cm 处作为 2 个注射平面，选择 3、7、11 三个点，每点注射药液 3~5 mL，总量一般 20~30 mL，脱垂严重者药量可加大至 40 mL。注射完毕食指伸入肛内进行反复按摩，使药液均匀分布充分吸收，以注射局部无硬结为度，注射时注意不要注射过浅或过深刺入肌层，以免无效或坏死。术毕肛内纳入复方角菜酸脂栓和紫及油纱条，肛外用塔形纱布压迫固定。脱垂严重者可在注射治疗 1 周后进行第 2 次注射术。

手术适应证：直肠黏膜脱垂，二型Ⅰ度、Ⅱ度直肠脱垂。

2. 结扎疗法

患者取侧卧位，常规碘伏消毒铺巾，局部浸润麻醉后，于截石位 3、7、11 点（各点不在同一平面），用组织钳提起直肠黏膜，以大弯血管钳夹持松弛多余的直肠黏膜，用 7 号丝线在钳下行"8"字贯穿结扎。为避免结扎过多引起直肠狭窄，结扎后需用手指扩肛，直肠必须顺利通过两横指。术毕肛内纳入复方角菜酸脂栓和紫及油纱条，肛外用塔形纱布压迫固定。

手术适应证：直肠黏膜脱垂，二型Ⅰ度、Ⅱ度直肠脱垂。

3. RPH

患者取侧卧位，常规碘伏消毒铺巾，局部浸润麻醉后，用肛门镜显露直肠黏膜观察脱垂情况，将广角式肛镜置入肛内，套扎器头端对准需处理的直肠黏膜，待负压吸引器负压达到 0.08~0.1 MPa 时转动转轮，将弹力线圈推出，套扎至直肠黏膜基底部，释放负压开关，转动推线轮使推线管弹出，一手拉紧弹力线，一手用推线管前端抵住直肠黏膜基底部弹力线圈，使线圈收紧，保留线头长度约 0.5 cm，剪除多余弹力线。

注意事项：行弹力线套扎术时，负压吸引直肠黏膜后需轻提套扎器，以防吸入肌层组织；套扎直肠黏膜不宜过多，应交错套扎相邻直肠黏膜，避免套扎在同一平面，各套扎点间需保留适度黏膜桥，以减轻各套扎点间张力，防止弹力线滑脱或黏膜撕裂出血等情况的发生。

手术适应证：直肠黏膜内脱垂，二型Ⅰ度、Ⅱ度直肠脱垂。

4. PPH

PPH 通过对直肠黏膜及黏膜下层组织进行环形切除，缩短拉紧松弛的直肠黏膜而达到治疗直肠内脱垂的目的，具有安全、无痛、创伤小、恢复快的特点。

手术适应证：各型直肠脱垂，主要是环状直肠脱垂。

5. TST

TST 是近期在 PPH 术式基础上发展起来的一种新型技术。TST 利用了特制的肛肠镜形成不同的开环式窗口，利用吻合探头，有针对性地对脱垂的黏膜及黏膜下层组织进行切除，缩短拉紧松弛的直肠黏膜而达到治疗直肠内脱垂的目的，最大限度地保护了肛门的正常功能。该手术特点：手术时间短；术后住院时间短，肛门部疼痛轻，远期并发症少；恢复正常生活、工作快。

手术适应证：各型直肠脱垂，主要是非环形直肠脱垂。

（四）术后调摄与护理

（1）忌辛辣刺激性食物。

（2）增加体育锻炼，早晚做提肛运动，每次 30 回，每日 2 次。

（3）养成定时排便的习惯，保持大便通畅，忌排便努挣，可每日顺时针按摩腹部30 min。

（4）做好情志调护，缓解患者的焦虑情绪。

（5）术后护理。

1）扶送患者回病室，安定患者情绪。协助患者卧床休息，硬膜外麻醉、腰麻患者需去枕平卧 6 h，禁食、禁水 6 h。行脱肛注射液治疗患者俯卧 6 h，麻醉消失后方可离床活动。

2）术后 24 h 排便。局部处理从术后第 2 天初次排便开始，创面分泌物或粪便要及时除去。行局部洗涤和中药液熏洗坐浴、微波治疗，随后换药，防止术后感染。

3）术后发现患者心慌、面色苍白、口唇无华、腹泻、肠鸣、坠胀感、便意感、脉细数，可能有术后大出血，应立即报告医师处理；并按"血证"常规护理。

4）为维持正常排便习惯，保持排便通畅，避免粪便嵌塞，术后予以普食，多食富含纤维素食物，给足够的水分；忌辛辣刺激食品及海鲜发物，便秘者给缓泻的中药。

（5）尿潴留者给热敷下腹部及诱导排尿，必要时遵医嘱导尿。

（五）治未病防复发

脱肛注射治疗后应重视预防复发，尤其注射后的早期若便秘时排便努挣容易影响疗效，因此应运用中医"治未病"原则进行术后辨证论治治疗便秘，养成定时排便的习惯，保持大便通畅，并指导患者进行提肛运动锻炼，以恢复和增强肛门直肠功能，达到预防复发的目的。

三、疗效评价

评价标准临床疗效评定标准（参照 2002 年中华中医药学会肛肠分会制定的《直肠脱垂诊断与治疗标准》）。

（1）治愈：患者排便时无肿物脱出，无肛门坠胀，排便通畅。检查直肠恢复正常位置，排便或增加腹压时直肠无脱出肛门外，无直肠黏膜脱垂。

（2）有效：患者上述症状减轻，排便较通畅，检查脱垂程度减轻，无直肠全层脱垂。

（3）无效：治疗前后无变化或病情加重。

（叶玲　惠永峰　黄晓捷　任伟涛　纪加俊　高献明）

参 考 文 献

高献明,吴才贤,叶玲,2017.紫及清解灌肠液治疗直肠黏膜内脱垂30例[J].福建中医药,48(1)：57,58.

韩宝,聂广军,2008.消痔灵注射治疗直肠脱垂266例[M].北京：人民军医出版社,51(3)：165.

韩宝,张燕生,2011.中国肛肠病诊疗学[M].北京：人民军医出版社：206-220.

韩宝,史兆岐,刘光亮,等,2004.直肠内外注射法治疗直肠脱垂的临床研究[J].中华中医药杂志,(21)：91-93.

洪子夫,曲牟文,袁亮,等,2014.手术治疗重度直肠脱垂伴有盆底疝7例[J].中国中西医结合外科杂志,20(6)：948-950.

江瓘,2005.名医类案[M].北京：人民卫生出版社：326.

李国栋,寇玉明,1999.中西医临床肛肠病学[M].北京：中国中医药出版社：171,172.

李华山,崔国策,2017.李华山教授注射治疗直肠脱垂经验[J].中国中西医结合杂志,37(12)：1429,1430.

李华山,李国栋,李东冰,2009.消痔灵注射治疗成人完全性直肠脱垂的临床运用规范化研究[C]//第十三届全国中西医结合大肠肛门病学术会议暨第三届国际结直肠外科论坛,天津：100-110.

田振国,2007.古代肛肠疾病中医文献集粹[M].沈阳：辽宁科学技术出版社：1-486.

王春晓,李华山,李国栋,等,2010.消痔灵双层四步注射治疗完全性直肠脱垂临床疗效评价[J].中华中医药学刊,28(5)：948-950.

叶玲,高献明,任伟涛,2015.消痔灵注射合补中益气汤口服治疗脾虚气陷型直肠内脱垂临床研究[J].福建中医药,46(1)：20,21.

叶玲,高献明,吴才贤,2015.紫芨液保留灌肠合消痔灵注射治疗直肠内脱垂的疗效观察[J].中医药通报,14(2)：57-60.

叶玲,高献明,2013.直肠黏膜下注射消痔灵联合肛肠内腔治疗仪治疗直肠内脱垂32例[J].中国现代药物应用,7(20)：135-137.

叶玲,任伟涛,高献明,等,2019.补中益气汤治疗直肠内脱垂60例[J].世界最新医学信息文摘,19(36)：176,177.

叶玲,吴才贤,高献明,等,2019.中药保留灌肠治疗IRP的临床疗效与盆底表面肌电图相关性的探讨[J].世界最新医学信息文摘,19(4)：33-35,52.

田振国,韩宝,2011.中国肛肠病研究心得集[M]//赵宝明.中医外治固脱法治疗脱肛(直肠脱垂)的临床观察.北京：中国古籍出版社：296.

中华中医药学会,2012.中医肛肠科常见病诊疗指南[M].北京：中国中医药出版社,24.

第八章 脱肛病的护理与防治

在治疗脱肛病的护理过程中,应强调整体护理和中医辨证施护,突出肛肠专科特色的原则,既重视疾病又要重视引起疾病的相关因素,关心患者的精神、心理、社会等因素。患者入院后,护士应首先对患者进行护理评估,收集分析主客观资料,确定护理诊断,制定护理方案。

第一节 一 般 护 理

一、新入院患者的一般护理

(1)患者入院后,应立即准备好床位,及时观察患者的病情,如果是危重患者或需急诊手术者,则需准备好抢救物品并做好术前准备。

(2)测体重、体温、脉搏、呼吸、血压,望舌苔,填写住院登记本、床头牌。

(3)协助患者进入病室指定的床位,介绍主治医师、住院常规、探视制度、病房环境,并通知医师下达医嘱。

(4)协助医师对患者进行体格检查,如属危重患者或需立即手术者,应配合医师进行抢救或做好术前准备,如备皮、皮试、配血,采集各种化验标本等。

(5)值班护士应了解入院患者的病情、饮食、治疗、思想情况,以及护理级别等。

(6)处理医嘱,填写体温单、脉搏、呼吸、血压、护士交班本、患者流动日报表等。新入院患者连测体温 3 d,做好交接班。

二、中医辨证施护

(一)起居护理

便后用中药或温水坐浴,便时脱肛应及时复位,可取侧卧位用纱布托住脱出物,轻轻还纳,必要时用"丁"字带压迫固定。

(二)病情观察

观察脱出物的形态、长度,表面是否充血、水肿、糜烂、出血及伴腹痛。观察肛门脱出物有无嵌顿,嵌顿者遵医嘱及时还纳。

(三)饮食调护

禁食生冷刺激性食物,一般肛门手术术后 24 h 内可进半流质或少渣饮食。腰麻和全麻手术术后禁食禁水 6 h。

1. 气虚下陷者

饮食宜偏温热,以精、细、软为主,宜进食温补类食物,如人参汤、黄芪上排汤(上排 100 g、黄芪 15 g,熬炖成汤,每日温服)以补中益气,升提固脱,忌食生冷硬物。

2. 肾气不固者

饮食宜温热,以精、细、软为主,宜进食健益类食物,如山药排骨汤(排骨 500 g、山药250 g,炖汤食用)。

3. 气血两虚者

饮食宜温热,以营养丰富为主,宜进食温补类食物,如参芪大肠粥(大肠 100 g、党参15 g,黄芪 15 g,加粳米,同煮成粥,趁热食用)、黄芪羊肉汤(羊肉 500 g、黄芪 30 g,慢炖食用)以益气养血,收敛固脱。

4. 湿热下注者

饮食宜食富含维生素、易消化的食物,多食蔬菜水果,多饮开水或蜂蜜水,以防止大便干燥,给予西瓜、绿豆、赤小豆当归粥(赤小豆 100 g、当归 10 g、粳米 50 g,同煮成粥食用)等清凉利湿之品,忌食过于寒凉及辛辣、煎炸助火之品。

(四) 情志调摄

积极疏导患者,使其保持情绪稳定愉快,向患者讲明情志刺激会导致病情加重,引导患者培养豁达乐观的心态,学会自我调节,避免不良刺激,避免精神过度紧张。注意劳逸结合,生活有序,保证睡眠,安心养病。

(五) 用药护理

便后予中药洗剂坐浴后,遵医嘱用中药熏洗仪熏洗及微波治疗,中药换药,可用紫及油肛内注药。根据医嘱给予口服中药,固脱升提中药宜温热服;清热利湿、收敛固涩中药宜偏凉服。

(六) 适宜技术

适宜技术宜采用中医特色专科护理技术。

1. 熏洗疗法

熏洗疗法包括电脑肛肠熏洗治疗仪熏洗与传统坐浴熏洗两种。虚证采用固脱苦参汤熏洗,实证采用加味苦参汤熏洗。

2. 保留灌肠疗法

中药宜浓煎,每剂 100 mL。虚证采用补气紫及方灌肠,实证采用紫及清解灌肠液灌肠。

3. 物理疗法

物理疗法可采用肛肠腔内治疗仪治疗,或微波治疗仪、红光治疗仪治疗。

4. 耳穴埋豆疗法

耳穴埋豆疗法可取大肠、小肠、直肠等穴。

5. 手指按摩疗法

手指按摩疗法可取足三里、承山等穴。

6. 艾灸疗法

对脾虚气陷者行艾灸或隔姜灸,取关元等穴。

7. 烫熨疗法

术后出现排尿不畅或尿潴留,予以腹部按摩、莱菔子烫熨治疗等。

第二节　脱肛病的围手术期护理

围手术期指的是从确定手术治疗起至与此次手术有关的治疗基本结束为止的一段时间。它是以手术为中心，包括手术前、中、后三个阶段中患者、医护人员的身心、物质准备和随之可能产生的不良反应与并发症的处理。良好的围手术期准备是手术成功的重要条件，对患者是否获得最佳治疗效果有着重要的意义。脱肛病的围手术期处理包括术前准备、手术后一般处理，以及疼痛、坠胀等一系列术后并发症的处理。

一、脱肛病的术前护理

术前护理即手术前期的护理工作，是以提高患者手术的耐受力，减少术后并发症为目的。手术前期指的是从患者入院到手术前的这段时间，脱肛病手术治疗的术前护理包括下列各项内容。

（一）术前一般护理

（1）术前应详细了解病史，做好护理体检，定时检测生命体征。

（2）术前检查血、尿、大便常规，生化全套，凝血四项，术前四项，胸部 X 线片，心电图。较大手术应做血型测定和交叉配血试验。经腹部手术应注意：① 高龄患者行肺功能试验、心脏及动脉彩超，必要时行冠状动脉 CTA；② 合并高血压患者行头颅 MRI 排除脑梗情况，有慢性呼吸道疾病者积极对症治疗；③ 盆腔 MRI 了解直肠脱垂长度及有无小肠、肠系膜、膀胱等腹腔脏器嵌入脱垂肠管，同时了解肛提肌和肛门括约肌的解剖形态，必要时行电子结肠镜检查排除肠道器质性病变。

（3）术前询问患者有无药物过敏史，做好药物过敏试验及必要的抗菌药物过敏试验。

（4）嘱患者注意休息，病情严重者如重度感染、剧烈疼痛、大出血、贫血等患者应适当限制活动，减少体力消耗。

（5）术前应了解有无咳嗽、发热、腹泻、月经来潮等，如有上述情况发生，应推迟手术。

（6）手术日晨测量体温、脉搏、呼吸、血压、疼痛评估，护送患者进手术室。

（二）术前心理护理

直肠脱垂患者发病位于隐私位置难于启齿，患者对于手术治疗常有恐惧感且又担心疗效。手术前的心理状态与手术的适应能力有密切关系，因手术带来的心理问题对手术预后有直接影响。因此，应充分做好患者的术前心理准备。

（1）术前应耐心听取患者的意见和要求，向患者阐明手术的重要性和必要性，对手术的安全性做适当的解释，并对手术前的一些特殊要求详细交代清楚，取得患者合作。

（2）向患者介绍诊疗程序、麻醉及手术方法，介绍术中患者必须承受的一些不适感受。教会患者如何正确回答医生的提问，如何配合手术。

（3）向患者介绍手术医生的水平和经验，在患者面前建立手术医生的威信，消除患者疑虑与恐惧感，增加患者的安全感、信任感和战胜疾病的信心，获得患者的信任与配合。

（4）注意保护患者的隐私及自尊。

（三）术前皮肤护理

（1）术前患者应常规洗澡、洗头、更衣，修剪指甲及去除皮肤污垢。

（2）手术当日应剃去手术区切口周围15~20 cm范围内毛发，建议使用不损伤皮肤的电动备皮刀。

（3）肛门周围有湿疹伴有瘙痒而无皮肤破溃者使用中药苦参清热洗剂坐浴，紫及油或紫草油、复方黄柏涂剂外涂。

（四）术前肠道护理

术前1天晚饭后开始口服泻药，可服用复方聚乙二醇电解质散3盒，稀释2 250 mL水，3 h之内全部服用完。若仍旧肠道清除不干净，可予500 mL的生理盐水清洁灌肠，或开塞露40 mL外用纳肛，直至排出清水样便。一般肛门手术可不必清洁灌肠，于术前排空大小便或于术前用开塞露2支塞肛后排尽大便及肠内气体。结直肠手术或有习惯性便秘、出口梗阻者，或术式要求严格无菌的手术，应于手术前晚用生理盐水1 000 mL行结肠反复灌洗直到清洁，可再用甲硝唑注射液30 mL做保留灌肠1次，手术日早晨再用生理盐水行结直肠灌洗1次。

（五）术前饮食护理

局部麻醉或骶管麻醉手术术前无须禁食，手术日早晨起进少渣软食，七分饱为宜，暂忌豆制品、奶制品、含糖类食品、蔬菜和水果，以免术后肠胀气增加不适。蛛网膜下腔神经阻滞麻醉和全身麻醉手术应禁食，结直肠较大手术者术前3天进无渣半流质饮食，术前1~2天改全流质饮食，术前12 h禁食，禁水6 h。

（六）术前抗菌药物的使用

术前0.5~2 h可选择第二代头孢菌素头孢呋辛、头孢替安，或头孢曲松或头孢噻肟，必要时可加用甲硝唑。

二、脱肛病的术后护理

由于手术创伤的刺激，人体会产生一系列的应激反应，这种变化将持续到手术结束后的一段时间，所以，术后必须给予适当的护理，以尽可能地减轻患者的痛苦和不适，预防并发症的发生，使患者顺利康复。

（一）术后一般护理

1. 术后护送

患者由手术室返回病房，应由手术室护士护送至床旁，并向责任护士交代手术经过及注意事项。

2. 体位和活动

局部麻醉手术后平卧2~6 h；全麻患者应去枕平卧6 h，头偏向一侧；蛛网膜下腔神经阻滞麻醉、硬膜外神经阻滞麻醉患者低枕平卧6 h。一般肛门术后6 h即可日常活动、生活护理。

3. 观察病情

术后应定时测量体温、血压、呼吸、脉搏并记录，注意观察患者面色、表情，观察伤口有无出血、渗血、渗液，敷料有无脱落。肛门术后如渗血过多、湿透敷料，或患者出现腹胀、大便感、心慌、口渴、面色苍白、出虚汗、脉细数等情况。这提示可能有内出血发生，应立即通知医生，并做好手术止血准备。

（二）术后心理护理

局部麻醉术后患者处于清醒状态，可以正常交流，应认真听取患者的诉说，了解是否有术后肛门疼痛、出血等。全身麻醉术后患者处于轻微嗜睡状态，应嘱患者家属与患者进行沟通交流，关心理解患者的心情。

（三）术后饮食护理

一般肛门部手术后无须禁食，24 h 内可进少渣软食（如稀饭、面条、馒头、蒸蛋），宜食七分饱，暂忌奶制品、豆制品、蔬菜、水果及含糖较多食品，24 h 后恢复正常饮食。全身麻醉与椎管内麻醉（包括硬膜外神经阻滞麻醉和蛛网膜下腔神经麻醉）术后 6 h 禁食、禁水，经腹结直肠手术、直肠全层脱垂手术患者术后 3 d 宜禁食，后渐过度至流质、半流质饮食。术后适当增加营养丰富及含粗纤维较多的食物，同时与含油脂的食物合用，但应忌辛辣刺激食品。术后小便排出顺畅前，应适当限制饮水及补液量，以防止尿潴留的发生。

（四）术后排便护理

一般肛门部术后 24 h 内应控制排便，以防肛门局部水肿与出血，24 h 后可保持每日排便 1 次；为保持术后大便通畅，术后 24 h 可给予润肠通便药物口服；经腹结直肠手术、直肠全层脱垂手术患者应禁排便 3 d；对排便困难、便意明显而不能排出者，可用开塞露塞肛帮助排便；对便次频繁、质稀量少、坠胀明显者，可给予清热凉血、润肠通便的中药灌肠。

（五）术后导尿管的护理

鼓励患者多饮水，有利于细菌和毒素的排出，训练患者定时排尿，定时开放导尿管。必要时每日 2 次膀胱冲洗，消毒尿道口，尽早拔出导尿管。

（六）术后肛门坐浴

坐浴是肛门病术后最常用的一种简单方便、疗效较好的肛门护理方法。坐浴能降低痛觉神经末梢的兴奋性，改善血液循环，减轻局部水肿，缓解肛门疼痛，清洁创口，软化瘢痕，促进创口愈合。肛门病术后第一次排便结束即可开始坐浴。常用坐浴液有 1/5 000 高锰酸钾溶液、中药苦参清热洗剂药液、复方黄柏液、康复新液等。坐浴方法可将坐浴盆盛入药液放于坐浴架上，将整个会阴部浸泡在药液中，时间为 15~20 min，在坐浴的过程中，应及时添加热药液以保持水温，水温应保持在 40~45℃；亦可采用超声雾化熏洗治疗椅或电脑熏洗仪熏洗。应注意观察患者有无心悸乏力、出虚汗、眩晕等情况。如有异常应立即停止坐浴。

（七）术后肛门换药

肛门手术多为开放性创口，由于部位特殊，排便时大便通过创口常有污染，所以便后需及时换药。换药前肛门应常规坐浴清洗，换药者操作前应先洗手，戴好口罩、帽子，穿工作服，换药前必须向患者做好解释，取得患者合作，对换药时有可能引起剧烈疼痛的伤口，可在换药前 15~30 min 前先塞双氯芬酸钠栓等止痛药，或先表面麻醉后再换药。换药时患者伤口应暴露充分，臀部及伤口下方应垫橡胶单及一次性治疗床单。

（八）术后仪器理疗

便后肛门常规清洗坐浴，可在换药前后采用微波治疗仪或红光治疗仪等治疗以促进创面愈合。

第三节 脱肛病术后常见并发症的护理

一、尿潴留

尿潴留是肛肠外科手术后最常见的并发症之一，发生率为 8%～17%。多发生于术后 12 h 内，亦可于术后排出第一次小便后再次发生，并持续数日。其主要表现为小腹胀痛，小便排出费力，排出不畅或呈点滴状。

（一）原因

患者思想过度紧张和环境改变；麻醉影响；手术刺激；术后敷料填塞过多，压迫过紧；术后疼痛或合并有其他疾病因素，如前列腺肥大、尿路感染或梗阻等。

（二）护理

（1）术前做好预防，让患者适应环境，训练改变体位后排尿，术前排空膀胱并适当控制饮水，选择有效的麻醉方式。

（2）术后麻醉作用消失前，应适当限制饮水，控制补液量，同时给予心理指导，指出术后第一次小便可能发生困难，但不必紧张，应顺其自然，必要时医生会有办法帮助解决。

（3）术后 2～4 h 即可嘱患者排尿，不必等尿意明显、小腹胀满时才排尿。排尿时可适当增加腹压，不必过分担心伤口。

（4）术后 2～4 h 可在膀胱区上下按摩，并用莱菔子热敷 15～30 min 后排尿，也可让患者听流水声排尿。

（5）对于术后持续发生尿潴留患者，可用温开水或中药坐浴液浸泡会阴部，通过温热刺激使尿道括约肌松弛，缓解因括约肌痉挛引起的疼痛，从而使患者排尿。

（6）术后肛管内填塞物过多，或敷料压迫过紧时，可于术后 8～10 h 放松敷料，排尿后可再适当加压包扎至 24 h。

（7）膀胱区穴位按摩挤压排尿法，膀胱中度充盈时可用拇指、中指、小指分别放在气海、关元、中极穴位上，顺时针按摩 2～3 min，至患者腹肌松弛，再用另一手掌放在按摩的手背上，由轻至重，由浅入深，自上而下持续挤压膀胱区（下陷 3～4 cm）或针刺中极、关元、气海、三阴交、阴陵泉等穴。亦可用艾灸中极、关元 5～10 min。

（8）患者如有尿意而排出困难，叩诊膀胱高度在耻骨联合上两横指时，可肌内注射阿托品 0.1 mg，以缓解尿道痉挛。膀胱高度在脐下两横指以下时，可肌内注射新斯的明 0.5～1 mg，使平滑肌兴奋加速排尿。

（9）上述方法无效而膀胱充盈平脐时，应立即导尿。

二、出血

肛门直肠手术后最严重的并发症是大出血。

（一）原因

术中止血不完全；手术创面过大过深；术后剧烈活动；排便过度用力。

（二）护理

（1）术后嘱患者平卧 2 h，适当压迫手术区域，24 h 内应减少活动并严密观察生命体征及面色、神态、创面敷料有无渗血。

（2）保持大便通畅，排便时勿过分用力。应避免剧烈活动，熏洗坐浴时间不宜过长，水温不可过高。

（3）预防和控制感染，术后应教会患者自我养护，配合治疗按时用药。

（4）当出血量超过 300 mL，患者出现腹胀、便意明显、面色苍白、出冷汗、头昏心慌、口渴、脉细数时，应做好手术结扎止血及抢救准备，并应立即给予补液吸氧。

三、排便障碍

肛门手术后常出现排便障碍，特别是老年患者，排便障碍可导致术后伤口出血、水肿，严重者影响患者康复。临床常见两种情况：排便不畅，患者感肛门坠胀不适，时有便意，频繁入厕而便量少；排便困难，患者感下腹胀满便意明显，但入厕不能自解大便，时间超过 2 d。

（一）原因

患者惧怕切口疼痛，有意或无意忽视或延长排便时间；年老体弱，肠道松弛，紧张性降低，肠蠕动缓慢；术中牵拉致肠功能异常；术后长效止痛药物的使用，造成肛门周围感觉神经暂时性抑制，使患者无便意感；饮食不当等。

（二）护理

（1）术后进行心理指导。术后及时讲解有关排便的生理过程及排便时间，排便时患者应当承受而又能克服的不适感；讲明排便与精神因素的关系，帮助患者度过排便难关。

（2）术后应适当离床活动，早上起床后可自行按摩腹部。

（3）饮食宜清淡，富营养，易消化，适当增加蔬菜、水果、水分和油脂的摄入，术后按医嘱恢复正常饮食，忌辛辣烟酒等燥性食物。

（4）术前即有便秘者，术后次日早晨或临睡前可用蜂蜜 30 g、食盐 1 g、温开水 200 mL 混匀后空腹服用，或用润肠通便药物预防便秘。中药芒硝、承气汤方贴神阙以促进肠蠕动，也可于便意明显时用开塞露 2 支塞肛，协助排便。对粪便嵌塞者应用指挖法抠出嵌塞粪便，再行直肠灌洗，并服用缓泻剂，但时间不应超过 2~3 d。

第四节　脱肛病的预防

中医预防学有其悠久的历史，可以说中医预防的思想源于实践，奠基于《黄帝内经》。《黄帝内经》是我国现存最早的一部医学经典著作。自《黄帝内经》首先提出"治未病"以来，经过历代医家的弘扬光大，中医预防学的理论日臻完善，并有效地指导着临床实践。

一、"治未病"

"治未病"一词,在医书中首见于《黄帝内经》。《黄帝内经》在总结前人养生防病经验的同时,注意吸收古代哲学中未雨绸缪、防微杜渐的先进思想,初步奠定了"治未病"学说的理论基础。《素问·四气调神大论篇》说:"圣人不治已病治未病,不治已乱治未乱,夫病已成而后药之,乱已成而后治之,譬犹渴而穿井,斗而铸兵,不亦晚乎?"揭示出未病先防的重大意义。这种防重于治的思想,完全符合现代医学"预防为主"的精神,亦即"防患于未然"之意,杜绝致病的根源,尽可能避免疾病的发生,留心防护各种扰乱人体阴阳气血、精神意志失调的致病因素,以保持人体阴阳气血的平衡,提高抗病能力,保持正常的健康状态。《黄帝内经》中"治未病"的含义主要有三:一是摄生防病。《素问·四气调神大论篇》曰:"从阴阳则生,逆之则死,从之则治,逆之则乱,反顺为逆,是谓内格……是故圣人不治已病治未病。"二是欲病防作,《素问·刺热篇》云:"肝热病者左颊先赤……病虽未发,见赤色者刺之,名曰治未病。"三是早期治疗,《素问·八正神明论篇》曰:"上工救其萌芽。"《阴阳应象大论》云:"善治者治皮毛"等。

《素问·上古天真论篇》云"上古之人,其知道者,法于阴阳,和于术数,食饮有节,起居有常,不妄作劳,故能形与神俱,而尽终其天年,度百岁乃去"。指出远古时代的人们寿命过百的缘由,是因为他们明白养生的法则。在现代生活中运用《黄帝内经》理论的养生法则指导肛肠疾病的预防保健具有临床实践价值。运用《黄帝内经》理论的养生法则指导脱肛病的预防保健,可从下述几方面做起。

(一) 法于阴阳

即效法自然界阴阳变化的规律。自然界存在着人类赖以生存的必要条件,人与自然界息息相关,人与万物一样都应与自然环境相适应,顺应自然界的变化规律,保持人体阴阳气血的平衡。

(二) 和于术数

即恰当运用各种方法锻炼身体。久坐久站的人应适当增加活动、变换体位,连续坐位工作1 h,应起来活动10 min左右,特别是蹲位工作者,每次连蹲半小时就应该站起来走走。经常参加各种体育活动如八段锦、广播体操、太极拳、游泳等。加强肛门功能的锻炼,肛门局部功能锻炼包括以下内容。

1. 提肛运动

用力使臀部肌肉向内收缩,使肛门向上提,或连续而有节奏的做下蹲起立动作,每次做0.5~1 min,每日做1~3次,每次做5~30个,或量力而行。

2. 便后操

保持肛门周围清洁干燥,便后先清洁肛门,然后用右手食指尖压在肛门缘轻轻推肛门向上,同时收缩肛门,重复20~30次。

3. 睡前操

睡前两膝跪在床上,两肘着床,头低垂,腰部下弯,臀部稍高,挺身收腹吸气同时用力收缩肛门。

4. 导引术

先左脚踏地,右下肢屈膝,双手抱住右膝关节下方犊鼻至足三里部位处,然后,双手和双臂用力使足腿膝部尽量向身躯牵拉,稍停片刻,然后放下右腿,调换左腿,如法操作,连续做 28 次(也可量力而行),每日 1~2 次。循序渐进,勿操之过急。

5. 体疗九法

此法用于脱肛、痔核脱出及肛门括约肌收缩无力者。

(1) 松身提肛法:仰卧,两腿交叉,全身各部高度松弛,不要紧张用力。然后臀部和大腿用力夹紧,同时肛门如忍大便状,缓缓用力上提,两腰眼亦与床相接触,这样全身放松与提肛交替进行。根据健康状况可做 10~30 次,然后可配合呼吸运动,提肛时吸气,全身放松时呼气。

(2) 骨盆高举法:仰卧屈膝,使脚跟靠近臀部,两手放在头下,以脚掌和肩部作支点,使骨盆高举,同时收缩肛门,放松时骨盆下放,熟练后亦可配合呼吸,提肛时吸气,放松时呼气。

(3) 腹肌旋转法:仰卧,两腿自然伸展,以气海为中心,腹部做旋转动作,顺时针旋转 20~30 次,逆时针旋转 20~30 次,先顺后逆的旋转。此势练时宜臀、腰等处配合进行。

(4) 双臂上举法:仰卧,两臂放躯干旁,全身放松,两臂上举,同时吸气,手掌举至头上时要正好将气吸完,两臂在身前放下还原,同时配合呼气,此势可连续做 6 次。

(5) 叉腿站坐法:两腿交叉坐于床边或椅上,全身放松,两腿保持交叉站立,同时收臀、夹腿、提肛,坐下还原时全身放松,可连续做 20~30 次。

(6) 站式交腿法:站式两腿交叉,收臀、夹腿、提肛,两腿仍保持交叉,全身尽可能放松,如此反复,一般 20~50 次。

(7) 收臀击腹法:站式两腿交叉,收臀、夹腿、提肛,同时吸气,待气吸满后,两拳轻握轻击小腹部,同时呼气,如此击腹 20~40 次。注意击腹的力量一定由轻开始,慢慢加重,千万不要在开始几天时间用力叩击。叩击时如果腹部感到不适,说明用力过大,要减轻些。孕妇禁用此法,此势最好在脱肛基本控制后练习。

(8) 握拳鞠躬法:两腿并拢,两拳松握,自胸前两侧上提至乳部,同时抬头挺胸吸气,气吸满后,上体呈鞠躬状前俯,同时两拳变紧握,沿两腋旁向身体后下方伸出,并随势做深呼吸,如此连续 6 次。

(9) 举臂呼吸法:两腿并拢,两臂自左右侧上举至头上方,同时两脚跟提起做深长呼吸,两臂在体前自然落下,同时脚跟亦随之下落踏实,并做深长呼吸,此势可连续做 6 次。

(三) 食饮有节

即饮食要有节制。不能暴饮暴食、忽饱忽饥,亦不可偏食,应多食蔬菜水果,如芹菜、菠菜、黄花菜、茭白,以及苹果、桃、杏、瓜类等含有丰富纤维素的食品。对脱肛病有预防作用的食物还有赤小豆、槐花、黑芝麻、肉苁蓉、猪大肠、羊大肠、鳖肉、胡桃肉、蜂蜜等。忌食或少食辛辣刺激性的食物,如白酒、黄酒、辣椒、胡椒、生姜、大茴香、蒜、葱等。

(四) 起居有常

即作息要有规律。养成定时排便的习惯,最好能养成每天早晨定时排便,可每天早晨饮用 1 杯(300~400 mL)温开水或淡盐水,空腹饮用后能刺激肠管蠕动有助于排便。当有便意时不要忍着不去大便,久忍大便易引起习惯性便秘。忌蹲厕时间过长,排便时要集中精力,不要看书看报,每次排便时间不宜超过 10 min,排尽即起,最好在 5 min 内处理好,即在便意感强烈袭来时,速去排便,5 min 完成即起,便后如有脱垂应及时还纳,排便后最好用温水坐浴 10 min。平时既要防止便秘,又要杜绝腹泻。

(五)不妄作劳

即不要违背常规的劳作。养成良好的生活习惯,保持有规律的休息,劳逸适度,节制情欲,避免过劳,避免精神刺激等。孕妇要加强孕期保健,适当地参加一定量的活动,保持适当时间的平卧,避免久站久坐。

二、防复发术后健康教育

脱肛病治疗后应重视治未病、防复发,尤其术后早期若便秘时排便努挣容易影响疗效,因此应运用中医"治未病"原则进行术后辨证论治治疗便秘,养成定时排便的习惯,保持大便通畅,并指导患者进行提肛运动锻炼,以恢复和增强肛门直肠功能,达到预防复发的目的。

(1)指导患者建立良好的健康行为,每日定时起居,定时排便,保持大便通畅,便时勿久蹲,勿过分用力努挣,预防便秘与腹泻,每日多饮水。

(2)饮食宜清淡、易消化、富含纤维素,少食辛辣厚味和刺激性的食物。

(3)暂勿做剧烈运动,避免久站久坐,负重远行。

(4)保持肛门局部清洁,便后清洗肛门。

(5)出院后可酌情门诊换药以巩固疗效,出院 1 周后来院复查 1 次,如有不适可随诊。

(6)对出院带药应向患者说明药物作用、剂量和使用方法。

(林晶 吴才贤 叶玲)

参 考 文 献

高雯,2013.直肠脱垂围手术期护理[J].医药前沿,22:266.

韩宝,张燕生,2011.中国肛肠病诊疗学[M].北京:人民军医出版社:158-168.

何永恒,凌光烈,2011.中医肛肠科学[M].北京:清华大学出版社:100-124.

金定国,刘长宝,陈荣,2004.中西医结合肛肠病治疗学[M].合肥:安徽科学技术出版社:149-158.

王义梅,2016.经会阴直肠乙状结肠部分切除手术治疗直肠脱垂的护理[J].当代护士(上旬刊),(6):60,61.

附录一　中医肛肠科病证诊断疗效标准
T/CACM024—2015
中华人民共和国中医药行业标准(1995)

1. 主题内容与适用范围

本标准规定了中医肛肠科 17 个病证的病证名、诊断依据、证候分类疗效评定。

本标准适用于中医临床医疗质量评定,中医科研、教学亦可参照使用。

2. 脱肛的诊断依据、证候分类、疗效平定

脱肛主要指直肠黏膜或直肠全层脱垂,少数可发生部分乙状结肠脱垂,又称直肠脱垂。

(1)诊断依据:1)多见于排便或努挣时,直肠黏膜脱出,色淡红,长度小于 4 cm,质软,不出血,便后能自行回纳,肛门功能良好者,为不完全性脱垂;2)排便或腹压增加时,直肠全层脱出,色红,长度在 4~8 cm,圆锥形,质软,表面为环状有层次的黏膜皱襞。便后需手法复位,肛门括约功能可下降,为完全性脱垂;3)排便或增加腹压时,直肠全层或部分乙状结肠脱出,长度大于 8 cm,圆柱形,表面有较浅的环状皱襞,触之很厚,需手法复位,肛门松弛,括约功能明显下降,为重度脱垂。

(2)证候分类:1)脾虚气陷:便时肛内肿物脱出,轻重不一,色淡红,伴有肛门坠胀,大便带血,神疲乏力,食欲不振,甚则有头昏耳鸣,腰膝酸软,舌淡,苔薄白,脉弱。2)湿热下注:肛内肿物脱出,色紫暗或深红,甚则表面部分溃破,糜烂,肛门坠痛,肛内指检有灼热感,舌红,苔黄腻,脉弦数。

(3)疗效评定:1)治愈:症状及体征消失,肛门括约功能良好;2)好转:症状及体征改善;3)未愈:症状及体征均无变化。

附录二 《中医肛肠科常见病诊疗指南》中脱肛病 （国家中医药管理局"十二五"重点专科） 相关诊疗方案

一、直肠黏膜脱垂（脱肛病）诊疗方案

本诊疗方案所论述的脱肛病特指西医直肠黏膜脱垂，又称直肠内脱垂（internal rectal prolapse，IRP）亦可称直肠内套叠（interal proctoptosis），是指直肠黏膜层套叠入远端直肠腔或肛管内而未脱出肛门的一种功能性疾病，又称"隐性直肠脱垂""不完全性直肠脱垂"。这是导致出口梗阻性便秘最为常见的原因之一，目前病因及发病机制尚未明确，主要与便秘、腹泻、肌肉松弛、直肠及肛门局部病变等因素有关。

（一）诊断

1. 诊断要点

（1）临床症状：患者诉肛门坠胀阻塞感，症状会随着站立和蹲坐时间延长而加重。常有排便困难；有时需用手协助排便。部分患者伴有肛门直肠胀痛，严重者可出现黏液血便；顽固性的有肛门瘙痒，骶部或会阴部胀痛。

（2）体征

1）视诊：肛门外观正常。

2）直肠指检：取蹲位或侧卧位，令患者排便动作，可触及直肠腔内黏膜折叠堆积，柔软光滑，上下移动，有壅阻感，内脱垂部分与肠壁之间有环形沟。肛管直肠指检以排除肛管直肠肿瘤和其他疾病。

3）乙状结肠镜或肛门直肠镜镜检：患者稍加腹压即可见直肠黏膜壅塞堆积，似瓶塞样凸入镜筒开口。在直肠肛管交界处出现环形或子宫颈状黏膜内折。直肠镜可见直肠前壁黏膜过多，用力排便动作时可见嵌入镜腔或出现于齿状线下方，患者可见黏膜水肿、质脆、充血，或有溃疡、息肉样等病变。乙状结肠镜和肛门镜可除外肠道肿瘤、憩室等器质性病变，并可发现结肠黑变病及活检明确孤立性溃疡的性质。

（3）实验室诊断

1）排粪造影：排粪造影通过向直肠内注入钡剂扩张直肠并显示直肠黏膜，在符合生理状态下对肛管、直肠进行静态和动态的观察。排粪造影的典型表现为直肠壁向远端肠管脱垂，肠腔变细，近端直肠黏膜进入远端直肠和肛管但未脱出于肛门，鞘部呈杯口状。排粪造影可以确定直肠脱垂的起始部位，通过测定骶直间距、骶骨或骶尾骨曲率、排便过程中有无直骶分离等，可判断直肠的固定程度，可作为临床确定诊断。

2）盆腔造影：对怀疑合并有膀胱脱出、子宫后倒病变时可以通过盆腔、阴道、膀胱及排粪同步造影检查。检查方法为进行常规排粪造影同时向腹腔、膀胱内注射造影剂，阴道放置标记物。对膀胱、女性生殖器官及盆底腹膜的变化及其影响有一全面的认识，反映排便过程中盆腔各器官之间相互关系。

3）肛管直肠动力测定：直肠黏膜脱垂患者的静息压降低，且以大便失禁为表现的肛管压力下降，黏膜脱垂程度越重肛管压力下降越明显。

4）气钡双重造影：能够排查肠道狭窄和外源性肠道压迫,其次可了解有无乙状结肠冗长,冗长的肠道是套叠的必要依据。

5）括约肌肌电图：可以判断肛门括约肌是否松弛/痉挛。

2. 鉴别诊断

需与完全性脱垂、直肠癌、内痔、直肠息肉、肛乳头肥大、直肠炎、直肠肛门官能症等疾病相鉴别。

（二）辨证

1. 中气下陷证

肛门坠胀,神疲乏力,食欲不振,甚至头昏耳鸣,腰膝酸软,舌淡,苔薄白,脉弱。

2. 湿热下注证

肛门坠胀、腹泻或便秘、肛门红肿疼痛、口渴喜饮、面赤唇红、舌质红苔黄腻、脉弦数。

3. 肾虚失摄证

肛门坠胀、肛门松弛、排便困难、头昏眼花、腰膝酸软、小便频数、舌淡胖嫩或舌红少津,脉沉细或细数。

（三）治疗

1. 治疗原则

脱垂的治疗目的重在消除、减轻排便障碍。可采用合理的保守或手术治疗。

2. 中医治疗

（1）分证治疗

1）中气下陷证

治法：补气升提,收敛固涩。

代表方剂：补中益气汤加减。

常用药物：黄芪、党参、白术、炙甘草、当归、陈皮、升麻、柴胡。便秘加火麻仁以润肠通便;便血加地榆炭以清热、凉血、止血;疼痛加白芍以收涩止痛。

2）湿热下注证

治法：清热除湿。

代表方剂：葛根芩连汤或白头翁汤加减。

常用药物：葛根、黄芩、黄连、甘草。或白头翁、黄柏、黄连、秦皮。

3）肾虚失摄证

① 肾阳虚证

治法：温阳固脱。

代表方剂：桂附六味地黄丸加减。

常用药物：桂枝、附子、熟地黄、山药、山茱萸、锁阳、鹿茸、牡丹皮、泽泻。

② 肾阴虚证

治法：养阴通便。

代表方剂：六味地黄丸加减。

常用药物：熟地黄、山茱萸、山药、泽泻、牡丹皮、茯苓、女贞子、黑芝麻、肉苁蓉、锁阳。

（2）中成药治疗：补中益气丸,益气补中、升阳举陷,每次 6 g,每日 2 次。

（3）外用药治疗

1）栓剂：润肠通便、止血、止痛。

2）熏洗法和外敷药法：一般采用酸收固涩药物外用；如五倍子、枯矾、蛇床子、诃子、乌梅、黄芩、黄连等。

（4）针灸治疗：针灸或结合电刺激有增强肛门括约肌收缩功能，改善局部症状的作用。常用穴位有，百会、长强、会阴（提肛）、气海、足三里、天枢等。其中以会阴（提肛）穴疗效较好。

（5）推拿按摩治疗：此法可缓解腹内停滞积气，加强肛门括约肌功能，减轻及消除肠管脱垂。

（6）中药消痔灵注射疗法

1）直肠黏膜下多点注射用1∶1消痔灵稀释液（0.5%利多卡因稀释）20~60 mL。在喇叭肛门镜下，用注射器和5号针尖装满药液，在齿状线上10~12 cm处，按3、7、11点位注射药液，每处黏膜下注入1~1.5 mL，然后，下退2~3 cm的直肠黏膜上，按2、5、9点注射，再下退2~3 cm同法注射，直至齿状线上方形成3~4个平面，将药液注射到黏膜下层。总注射量为1∶1消痔灵稀释液20~60 mL。

2）直肠黏膜下柱状注射：从黏膜脱垂最高点开始向下注射，深度在脱垂黏膜下层，一般选择3~5个柱做柱状注射。注射完毕后食指进入肛内进行反复按摩，使药液均匀散开，防止坏死。

3）注意事项：① 在直肠高点处注射消痔灵时注意进针不宜过深，避免消痔灵液注入腹腔而引起肠粘连；② 注射药物后，应立即进行指诊按摩促进药物均匀散开，避免药液集中形成硬结；③ 点状注射或柱状注射，进针深度均应在黏膜下层，避免过深或过浅，防止坏死、感染形成狭窄环。

（7）直肠黏膜结扎或套扎术：对于直肠黏膜脱垂时间长，年龄偏大，松弛明显，经消痔灵注射后回缩不满意者，可同时进行黏膜结扎或套扎术。

3. 西医治疗

（1）生物反馈疗法：可提高外括约肌功能，但生物反馈治疗不能提高肛管静息压。此方法适合轻度直肠内脱垂或以大便失禁为表现的内脱垂。

（2）手术方式：经肛门手术。常用术式包括：吻合器痔上黏膜环切术（PPH）和经肛门直肠黏膜环切肌层折叠缝合术（即改良手术），适应证为直肠远端黏膜脱垂、直肠远端和中位黏膜内脱垂。经肛门手术适用于直肠黏膜内脱垂经非手术治疗和注射治疗无效者，亦适用于无直骶分离的轻度或远端直肠套叠者，手术可在折刀位或截石位下进行。

二、直肠脱垂（脱肛病）诊疗方案

（一）诊断

1. 疾病诊断

（1）中医诊断标准：参照2002年中华中医药学会肛肠分会制定的脱肛病（直肠脱垂）诊断标准，即二型三度分类法和中医症候诊断。

（2）西医诊断标准：参照《外科学》第七版（吴在德 等,2008）。

2. 证候诊断

（1）气虚下陷证：便后肛门有物脱出，直肠脱垂呈半球形成或圆锥形，甚则咳嗽，行走，排尿时脱出，劳累后加重；伴有脘腹重坠，纳少，神疲体倦，气短声低，头晕心悸。舌质淡体胖，边有齿痕，脉弱。

（2）肾气不固证：直肠滑脱不收；伴有面白神疲，听力减退，腰膝酸软，小便频数或夜尿多，久泻久痢。舌淡苔白，脉细弱。

（3）气血两虚证：直肠脱出；伴有面白或萎黄，少气懒言，头晕眼花，心悸健忘或失眠。舌质淡白，脉细弱。

（4）湿热下注证：直肠脱出，嵌顿不能还纳，脱垂的直肠黏膜有糜烂、溃疡；伴有肛门肿痛，面赤身热，口干口臭，腹胀便结，小便短赤。舌红，苔黄腻，脉滑数。

（二）治疗方法

1. 辨证选择口服中药汤剂、中成药

（1）气虚下陷证

治法：补中益气，升提固脱。

推荐方药：补中益气汤加减，黄芪、党参、生白术、升麻、柴胡、陈皮、当归、炙甘草。

中成药：补中益气丸等。

（2）肾气不固证

治法：健脾益气，补肾固脱。

推荐方药：金匮肾气汤加减，熟附子、肉桂、山药、茯苓、山茱萸、泽泻、炙黄芪、升麻。

中成药：金匮肾气丸等。

（3）气血两虚证

治法：益气养血。

推荐方药：八珍汤加减，人参、炙黄芪、生白术、茯苓、当归、熟地黄、白芍、升麻、生甘草。

中成药：八珍颗粒等。

（4）湿热下注证

治法：清热利湿。

推荐方药：葛根芩连汤加减，葛根、炒黄芩、黄连、香附、川芎、白芷、炒白术、茯苓、薏苡仁、生甘草。

中成药：二妙丸、四妙丸等。

2. 手术治疗

（1）一型直肠脱垂治疗：可以选择"中药消痔灵注射固脱法"。即将中药消痔灵注射液注入直肠黏膜下层，使分离的直肠黏膜与肌层粘连固定。

此法分为黏膜下层点状注射法和柱状注射法两种。

适应证：一型直肠脱垂。

禁忌证：直肠炎、腹泻、肛周炎及持续性腹压增加疾病。

操作要点：取侧卧位或截石位，局部消毒后，铺无菌巾，局部麻醉或骶管麻醉后，将直肠黏膜暴露肛外，或在肛门镜下，齿线上1 cm，环形选择2~3个平面，或纵行选择4~6行。每个平面或每行选择4~6点，各点距离相互交错，选用药物消痔灵，注射时取一份消痔灵加一份生理盐水或 0.5% 利多卡因。每点注稀释的消痔灵液 1~2 mL,不要过深刺入肌层,或过浅注入黏膜内,以免无效或坏死。总量一般为 20~40 mL。柱状注射,在暴露直肠黏膜 3、6、9、12 点于齿状线上 1 cm,黏膜下层作柱状注射。长短视脱出长度而定,每柱注射药量 4~6 mL,注射完毕,食指进入肛内进行反复按摩,使药液均匀散开,注射局部不要产生硬结。肛内置凡士林纱条、小排气管,肛外用塔形纱布压迫固定。

术后处置:注射当天适当休息,不宜剧烈活动。流质饮食,控制大便 1~3 天。术后给服抗生素药或静脉滴注 3 天以预防感染。一般 1 次注射后可收到满意效果,若疗效不佳,7~10 天后重复注射 1 次。

(2)二型直肠脱垂治疗:对二型直肠脱垂的治疗应从以下几方面考虑。一是脱垂的直肠黏膜及直肠与周围组织的固定;二是直肠及肛管的紧缩;三是盆底组织的修复与固定。现根据分度程度分述如下。

1)Ⅰ、Ⅱ度直肠脱垂治疗:Ⅰ、Ⅱ度直肠脱垂的治疗基本相同,都要进行直肠内黏膜下层注射和直肠周围注射疗法:将中药消痔灵注射液加等量生理盐水或 0.5% 利多卡因稀释后注射到直肠黏膜下层和直肠周围,局部产生纤维化,使分离的直肠黏膜与肌层粘连固定,直肠外壁与周围组织产生纤维化,起到粘连固定作用,达至直肠脱垂治愈目的。

麻醉选择:局部浸润麻醉、骶管麻醉、蛛网膜下腔神经阻滞麻醉均可以。

禁忌证:脱垂伴有滑动疝、子宫脱垂、膀胱膨出,脱出长度超过 12 cm 等,直肠炎、腹泻、肛周炎及持续性腹压增加疾病。

注射用药物:消痔灵注射液,用前与生理盐水或 0.5% 利多卡因配成 1∶1 药液使用。

特殊手术器械:8 cm、14 cm 长喇叭状肛门镜各一套,5 号齿科针头、腰穿针头各 1 个,10 mL 注射器等。

注射方法:① 直肠黏膜下注射适应、禁忌证、操作要点同一型直肠黏膜下注射;② 直肠周围注射。

适应证:Ⅰ、Ⅱ、Ⅲ度直肠脱垂,在直肠内黏膜注射后同时进行直肠外周围注射,如果伴有直肠黏膜过度松弛或肛门功能不全,要同时进行黏膜紧缩术和肛门括约肌紧缩术。

禁忌证:同前。

操作要点:在腰俞麻醉或局部麻醉后,用细长腰穿针和 10 mL 注射器,抽入消痔灵原液 10 mL。先行肛门直肠左右(坐骨直肠窝)注射,在距离肛缘 1.5 cm,3、9 点位进针,刺入皮肤、皮下,进入坐骨直肠窝,大约进入 4~8 cm,进入骨盆直肠间隙。此时,另用食指伸入直肠内,仔细触摸针尖部位,确定针尖在直肠壁外,为了保证针尖不刺入直肠壁内,以针尖在直肠壁外可以自由滑动为准,然后缓慢边退针边推药,注入药物 6~8 mL,使药液呈扇形均匀散开。用同法注射对侧,两侧共注射药量 10~20 mL。

肛门直肠后壁(直肠后间隙)注射,沿直肠后壁进针,刺入 4~8 cm,到达直肠后间隙,此时,食指伸入直肠内,仔细触摸针尖部位,确定针尖在直肠壁外,再将针深入 2~3 cm,为了保证针尖不刺入直肠壁内,以针尖在直肠壁外可以自由滑动为准,注药5~10 mL。

直肠前壁注射,要根据脱垂程度而定,一般中年妇女,脱垂多伴有阴道后壁膨出,此时一定进行直肠前壁注射,进针点,从会阴部(直肠阴道)间进针,刺入 4~8 cm,另一食指进入阴道,触摸针尖在直肠阴道之间,可缓慢边退针边推药,注药量 4~8 mL。直肠外注射消痔灵原液总量 20~40 mL。注射后肛内上祛腐生肌纱条、小排气管,肛外用塔形纱布压迫固定。术后常规给预防性抗菌术口服药或静脉点滴三天。

2)Ⅲ度直肠脱垂:Ⅲ度直肠脱垂治疗比较复杂,首先要进行:直肠内黏膜下注射(见前),直肠外周注射(见前),还要进行直肠黏膜结扎术和肛门紧缩术。

① 直肠黏膜结扎术

本法只能作为消痔灵注射治疗直肠脱垂辅助治疗。可在消痔灵注射完成后进行直肠黏膜结扎术。

适应证:脱垂时间长,肛门括约肌功能不良,或伴有混合痔,注射后可见黏膜堆积明显的直肠脱垂患者。

操作要点:在直肠 3、7、11 点位,用组织钳提起松弛黏膜,在基地部夹上大弯血管钳,在钳子底下用 7 号丝线或可吸收缝合线进行缝合结扎。结扎后用手指扩肛,直肠必须顺利通过两横指,可以避免术后发生排便困难。结扎点位多少根据黏膜松弛情况定,一般一次结扎不超过三处,过多容易引起直肠狭窄,出现排便困难。

术后处理:适当运用抗生素,少渣饮食,每日换药。

② 肛门紧缩术

适应证:适用于肛门括约肌功能不全或无肛门括约功能直肠脱垂患者,可在直肠内外注射或直肠黏膜紧缩后,直接进行肛门紧缩术。

禁忌证:肠炎、腹泻、肛门周围急性炎症,以及合并严重的内科疾病患者。

操作要点:取截石位或侧卧位,反复消毒会阴部皮肤及肛管,在肛门后正中耻线处向外做菱形切口切除皮肤皮下组织,不切断括约肌,用组织钳提起耻线上方黏膜及黏膜下组织,在组织钳下方用大弯血管钳夹住,此时注意保持肛门口顺利通过 2 指(大约3 cm),再用可吸收线贯穿缝合结扎。耻线外伤口暴露的括约肌用可吸收线进行括约肌重叠式"U"字缝合,一般缝合 3~4 针,最后用丝线缝合皮肤切口。如果在后部紧缩后,感到肛门紧缩不理想,还可以同时在肛门前方以同样方法进行前位肛门紧缩术。

术后处理:静脉点滴抗生素预防感染,少渣饮食控制大便 3 天,每日伤口换药 1 次。

3. 术后复发治疗

术后个别患者出现效果不满意,脱出虽有明显好转,但仍属于未治愈复发病例。

治疗:根据分型仍然可以进行第二次直肠内外注射固脱治疗,一般 3 个月后治疗最佳,但注意第一次已经注射过产生纤维化的地方,第二次进针推药都比较困难,此时不宜强行进针推药。第二次注射应该注射到第一次没有注射过的地方,此时进针推药应该与第一次的感觉相同。注药量肯定比第一次少。

如果经过第二次治疗效果仍然不好,建议不要进行第三次注射治疗。最好选择开腹悬吊固定手术治疗。

4. 直肠脱垂急症的处理

直肠脱出因不能及时复位而出现充血、水肿甚至绞窄,形成直肠脱垂急症。可用纱条包裹手指,脱出物表面涂以四黄膏等润滑剂,压迫脱出物顶端,持续用力使脱出物复位,必要时可在局部麻醉下操作。复位后以塔形纱布加压包扎固定。口服或静注抗生素以防感染,并予熏洗或外敷治疗。

熏洗法:用于减轻症状,控制病情发展。常用苦参汤加明矾、五倍子、石榴皮煎水熏洗,每日2次。

外敷法:以五倍子散或马勃散外敷。

5. 护理调摄

(1)术前一日肛门口周围15~20 cm进行备皮,备皮后嘱患者用温皂水清洗备皮区域。

(2)术前晚上与术日早晨各用温皂水1 000 mL灌肠1次。术日早晨测体温(T)、血压(P)。

(3)术后嘱患者卧床休息3天,并控制大便72 h。术后可选用智能肛周熏洗仪。

(4)如术后肛门部胀痛或坠胀,遵医嘱给予患者止痛药物治疗。

(5)术后2~3天有时有低热,如不超过38℃,局部无感染者为吸收热,可不予特殊处理。

(6)嘱患者禁食生冷刺激性食物,术后24 h内可进半流食或少渣饮食。

(7)第一次排大便前,可用温皂水灌肠,以软化大便,并避免排便时过分用力。

(8)预防术后并发症,遵医嘱术后常规输入抗菌药物3天,年老体弱者可使用1周。

(9)提肛运动:肛门内收上提运动,每次肛门放松、收缩运动20~30下,每日2次。

6. 预防治疗

直肠脱垂经过直肠内外注射中药治疗后,预防复发很重要,要根据患者整体状况运用中医治疗未病原则,及时调理治疗中气下陷、津枯肠燥、湿热下注等证候。

一般术后三天开始辨证口服中药。

(1)中气下陷证

治法:益气养血,升提固脱。

推荐方药:补中益气汤加减,炙黄芪、党参、白术、茯苓、枳壳、柴胡、白芍、炙甘草、升麻。

(2)津枯肠燥证

治法:补中益气,润肠通便。

推荐方药:麻仁丸加减,生地黄、肉苁蓉、火麻仁、郁李仁、炒枳壳、黄芪、升麻、柴胡、麦冬、玄参、生甘草。

(3)湿热下注证

治法:清热利湿。

推荐方药:葛根芩连汤加减,葛根、生地黄、炒牡丹皮、炒黄芩、炒白术、薏苡仁、茯苓、生甘草。

术后12天指导患者进行提肛运动锻炼,以恢复和增强肛门功能。

(三)疗效评价

1. 评价标准

临床疗效评定标准参照2002年中华中医药学会肛肠分会制定的脱肛病(直肠脱垂)诊断与治疗标准。

(1)治愈:患者排便时无肿物脱出,无肛门坠胀,排便通畅。检查直肠恢复正常位置,排便或增加腹压时直肠无脱出肛门外,无直肠黏膜内脱垂,肛门括约肌功能恢复、良好。

（2）有效：患者上述症状减轻，排便较通畅，检查脱垂程度减轻，无直肠全层脱垂，肛门括约肌功能恢复、好转。

（3）无效：治疗前后无变化或病情加重。

2. 评价方法

治疗后从患者第一次排便（一般术后3天左右）开始评价记录，主要记录排便时是否有肿物脱出，排便是否通畅。直肠指检肛门直肠内有无堆积的直肠黏膜或脱出物，肛门闭合是否完全、肛门括约肌功能是否良好。术后第10天进行排粪造影检查和肛门压力测定。然后根据临床表现和检查结果判定治疗效果。

附录三　中医肛肠科临床诊疗指南
直肠脱垂
中华中医药学会标准

T/CACM 024—2015

代替 ZYYXH/T334—2012 前言（修订＊）

本标准按照 GB/T 1.1—2009 给出的规则起草。

本标准代替了 ZYYXH/T 334—2012《中医肛肠科常见病临床诊疗指南·直肠脱垂》，与 ZYYXH/T 334—2012 相比主要技术变化如下：

——修改了范围描述（见 1,2012 年版 1）

——修改了术语和定义（见 2,2012 年版 2）

——修改了临床症状（见 3.1.1.1—3.1.1.2,2012 年版 3.1.1）

——修改了体征（见 3.1.2,2012 年版 3.1.2）

——修改了诊断分型（见 3.3,2012 年版 3.3）

——修改了诊断分度（见 3.4,2012 年版 3.4）

——修改了治疗原则（见 5.1,2012 年版 5.1）

——修改了肾气不固证常用药（见 5.2.2,2012 年版 5.2.2）

——修改了气血两虚证常用药（见 5.2.3,2012 年版 5.2.3）

——增加了选择性痔上黏膜吻合术（TST）（见 5.6.1.3）

——增加了注射固定术的描述（见 5.6.1.4）

——增加了日常护理（见 6）

——增加了饮食调摄（见 7）

本标准由中华中医药学会提出并归口。

本标准由河北省中医院负责起草,北京马应龙长青肛肠医院、辽宁中医药大学附属第三医院、成都中医药大学附属医院、福建中医药大学附属人民医院、浙江省立同德医院、贵阳中医学院第一附属医院、沧州市中西医结合医院、中国人民解放军第 117 医院、山西中医学院附属医院、长春中医药大学附属医院参加起草。

本标准主要起草人：高记华、陈雪清、吴春晓、许建成。

本标准于 2012 年 7 月首次发布,2015 年 2 月第一次修订。

引　言

本次指南项目组通过文献研究、问卷调查、召开论证和循证医学的方法,选择出有关直肠脱垂的高质量证据,形成推荐意见;同时分析了 2012 年版《中医肛肠科常见病临床诊疗指南》发布以后临床实施过程中出现的问题和反馈意见,重点探讨指南的实用性、有效性、可理解性、适用性及其在临床应用中存在的问题。在上述工作的基础上更新修订形成本指南。

本指南主要目的是推荐有循证医学证据的直肠脱垂的中医临床诊断与治疗,指导临床医生、护理人员进行临床实践活动;加强对直肠脱垂患者的管理;提高患者及家属对直肠脱垂的认识。建立能体现中医药特色优势、又能为国内学术界广泛接受的直肠脱垂中医临床诊疗指南,发掘整理和应用中医药在治疗直肠脱垂的文献与精华,实现中医药在治疗直肠脱垂临床工作的规范化。

直 肠 脱 垂

1 范围

本《指南》提出了直肠脱垂的诊断、辨证、治疗。

本《指南》适用于直肠脱垂的诊断和治疗。

2 术语和定义

下列术语和定义适用于本《指南》。

直肠脱垂 rectal prolapse[1]。

直肠脱垂是指肛管、直肠黏膜、直肠全层和部分乙状结肠向下移位,并脱出肛门外的一种慢性疾患。本病任何年龄均可罹患,多发生于小儿、老人和经产妇。目前发病机制不明确,西医学认为,全身机能状况尤其是神经系统机能减退、局部解剖结构缺陷和机能不全、肠源性疾病、腹压增高等均为直肠脱垂的重要因素。中医学认为主要与小儿气血未旺或先天不足,成人气血衰退,中气不足,或妇女分娩、耗气伤血,以及慢性泻痢、习惯性便秘、长期咳嗽等导致气虚下陷,固摄失司,以致肛管直肠向下脱出。属于中医"脱肛"范畴。[2]

3 诊断[1]

3.1　诊断要点

3.1.1　临床症状

3.1.1.1　主要症状

排便时和排便后或者咳嗽、走路、下蹲及其他因素引起腹压增加时出现直肠脱出肛门外。

3.1.1.2　伴随症状

可伴有排便异常、肛门分泌物、出血、坠胀[3]及瘙痒等。

3.1.2　体征

肛门视诊:直肠脱出肛门外,直肠黏膜充血、水肿,严重时表面溃疡,黏液分泌物多,出血。

直肠指检:直肠脱垂肛门松弛,肛门括约肌功能下降。

3.2　辅助检查

直肠脱垂辅助检查主要有脱垂长度测量、排粪造影检查、肛管直肠测压、下消化道造影、MRI、结肠镜检查、肛管直肠腔内超声。[4][5]

3.3　诊断分型

直肠脱垂根据脱出组织分为两型:不完全性直肠脱垂:即直肠黏膜脱垂。表现为直肠黏膜层脱出肛外,脱出物为半球形,其表面可见以直肠腔为中心的环状的黏膜沟。完全性直肠脱垂:即直肠全层脱垂。脱垂的直肠呈圆锥形或圆柱形,脱出部分可以直肠腔为中心,呈同心圆排列的黏膜环状沟。

3.4　诊断分度

直肠脱垂根据脱垂程度分为三度:Ⅰ度为直肠黏膜脱出,脱出物淡红色,长 3～

5 cm,触之柔软,无弹性,不易出血,便后可自行还纳。肛门对气、液可自主控制;Ⅱ度为直肠全层脱出,脱出物长 5~10 cm,呈圆锥状,淡红色,表面为环状而有层次的黏膜皱襞,触之较厚,有弹性,肛门松弛,便后有时需用手回复。肛门对气体、稀便不能自主控制,对干便可自主控制;Ⅲ度为直肠及部分乙状结肠脱出,长达 10 cm 以上,呈圆柱状,触之很厚,肛门松弛无力。肛门松弛,对干便、稀便及气体均不可自主控制。

3.5　鉴别诊断

直肠脱垂需与内痔脱出、直肠息肉、小肠滑动疝、晚期肛管直肠癌、肛管皮肤缺损或痔环切术后引起的黏膜外翻等鉴别。

4 辨证

4.1　气虚下陷证

便后肛门有物脱出,甚则咳嗽、行走、排尿时脱出,劳累后加重,伴有纳少,神疲体倦,气短声低,头晕心悸,舌质淡体胖,边有齿痕,脉弱。

4.2　肾气不固证

直肠滑脱不收,伴有面色㿠白,听力减退,腰膝酸软,小便频数或夜尿多,久泻久痢,舌淡苔白,脉沉弱。

4.3　气血两虚证

直肠脱出,伴有面色㿠白或萎黄,少气懒言,头晕眼花,心悸健忘或失眠,舌淡苔白,脉细弱。

4.4　湿热下注证

直肠脱出,嵌顿不能还纳,伴肛门肿痛,面赤身热,口干口臭,腹胀便结,小便短赤,舌红,苔黄腻,脉滑数。

5 治疗

5.1　治疗原则

直肠脱垂的治疗目的重在消除、减轻症状,纠正造成脱垂的原发因素和局部处理。如腹泻、便秘等疾病引起的直肠脱垂,治愈原发病后脱垂或可治愈。小儿直肠脱垂有自愈倾向,应以保守疗法为主,但脱垂明显者可采用注射疗法。成人直肠脱垂应以注射疗法为主,并配合其他疗法,加强肛门括约肌功能。对完全性直肠脱垂,可选用注射或手术治疗,或两法皆用。

5.2　分证论治

5.2.1　气虚下陷证

治法:补中益气,升提固脱。

主方:补中益气汤(《脾胃论》)加减。

常用药:黄芪、人参、生白术、升麻、柴胡、陈皮、当归、炙甘草。

5.2.2　肾气不固证

治法:补肾固脱。

主方:四神丸(《证治准绳》)加减。

常用药:肉豆蔻、补骨脂、五味子、吴茱萸、大枣、生姜。

5.2.3　气血两虚证

治法:益气养血。

主方：八珍汤(《瑞竹堂经验方》)加减。

常用药：人参、白术、茯苓、甘草、当归、白芍、熟地黄、川芎、生姜、大枣。

5.2.4　湿热下注证

治法：清热利湿。

主方：葛根芩连汤(《伤寒论》)加减。

常用药：葛根、黄芩、黄连、香附、川芎、白芷、炒白术、茯苓、薏苡仁。

5.3　中成药

补中益气丸：适用于气虚下陷证。

金匮肾气丸：适用于肾气不固证。

八珍颗粒：适用于气血两虚证。

二妙丸：适用于湿热下注证

5.4　外用药治疗[6]

5.4.1　熏洗法

苦参汤加明矾、五倍子、石榴皮,煎水坐浴,每日2次。

5.4.2　外敷法

五倍子、明矾、冰片,共研细末,混合均匀,外敷。

5.5　针灸治疗

针灸疗法适用于小儿直肠脱垂和部分成人Ⅰ度直肠脱垂者。

成人选穴：长强、百会、足三里、大肠俞、承山、八髎等,每日1次,7天为1个疗程。

小儿选取百会穴艾灸,每次10分钟,每日1次,7天为1个疗程。[7][8][9]

5.6　手术治疗

5.6.1　手术方式

5.6.1.1　胶圈套扎手术：适用于Ⅰ度脱垂,可作为术式之一,联合其他手术方式使用。[10]

5.6.1.2　PPH吻合术(经肛门吻合器直肠黏膜切除术)：适用于Ⅰ度脱垂,可作为术式之一,联合其他手术方式使用。[11][12][13][14][15][16]

5.6.1.3　TST手术(选择性痔上黏膜吻合术)：适用于Ⅰ度脱垂,可作为术式之一,联合其他手术方式使用。

5.6.1.4　注射固定术

注射术多使用消痔灵注射液或矾藤痔注射液。[17][18][19][20][21]

直肠黏膜下层注射术：适用于Ⅰ、Ⅱ、Ⅲ度直肠脱垂。伴有肠疝、子宫脱垂、膀胱脱垂、直肠炎、腹泻、肛周炎及持续性腹压增加疾病时应禁用。

直肠周围注射术：适用于Ⅰ、Ⅱ、Ⅲ度直肠脱垂。伴有肠疝、子宫脱垂、膀胱脱垂、直肠炎、腹泻、肛周炎及持续性腹压增加疾病时应禁用。

直肠黏膜紧缩术(结扎)：只作为直肠黏膜下层注射后或直肠周围注射后的补充治疗,一般在注射后同时进行直肠黏膜紧缩术。适用于脱垂时间长,肛门括约肌功能不良,注射后可见黏膜堆积明显或伴有混合痔的直肠脱垂患者。

5.6.1.5　肛门紧缩术：适用于肛门收缩无力或肛门松弛的直肠脱垂,尤其老年体弱、不适合较大手术者。在完成直肠内黏膜下注射、直肠周围注射后或完成直肠黏膜紧缩术后,可同时进行肛门紧缩术。该术式属于治疗直肠脱垂的辅助性处理,如单独应用,疗效较差。肠炎、腹泻、肛门周围急性炎症、合并严重的内科疾病时应禁用。[22][15][23][24][21][25]

5.6.1.6 经会阴部手术:年老体弱者较适合,尤以低位且无其他并发症的直肠内套叠为首选。肠炎、腹泻、肛门周围急性炎症、合并严重的内科疾病时应禁用。常用术式包括:黏膜环切肌层折叠缝合术(Delorme 术)、肛门圈缩小术、黏膜折叠和肛管缩窄术(Gant 术)、经会阴行直肠乙状结肠部分切除术等。优点在于手术简便,创伤小,耗时短,无开腹并发症,缺点是术后复发率及大便失禁率较高。[17][26][27][28]

5.6.1.7 经腹部手术:适用于Ⅱ~Ⅲ度直肠完全性脱垂,或盆底疝、子宫脱垂后倾,或膀胱脱垂及严重盆底脱垂的直肠内脱垂,经非手术治疗失败以后的患者。肠炎、腹泻、肛门周围急性炎症以及合并严重的内科疾病患者禁用。经腹部手术疗法方法主要有"悬吊"或"悬吊加肠切除术"。其术式包括:直肠前悬吊固定术(Ripsten 术)、Ivalon 海绵植入术(Well 术)、直肠骶骨悬吊术(Orr 术)、直肠前壁折叠术、直肠前切除术、直肠切除固定术、Goldberg 手术(直肠侧壁与骶骨脊膜固定,同时切除冗长的乙状结肠。目前多经腹腔镜治疗,包括直肠部分切除和直肠不切除的直肠固定术,是一种安全的手术方式)等。优点是疗效确切,复发率相对较低,但上述手术均存在术中骶前出血、术后便秘、性功能障碍、狭窄、粘连性小肠梗阻、感染和悬带滑脱等并发症。术后应适当应用抗生素,少渣饮食,控制排便 2~3 天,一周后拆线。[12][29][17][30]

5.6.2 术后并发症及预防

5.6.2.1 出血:部分患者手术后可有迟发性出血。应注意手术中严密止血和术后观察,必要时需手术止血。

5.6.2.2 尿潴留:术前排空膀胱,控制输液量和输液速度,选择合适的麻醉方式,可预防尿潴留的发生。如发生尿潴留,可针刺关元、三阴交、至阴穴,还可用新斯的明足三里封闭或新斯的明肌肉注射治疗,必要时需导尿。[7][8]

5.6.2.3 感染:术前、术后进行抗生素治疗,术中严格无菌操作。

5.6.2.4 肛门功能障碍:根据患者的年龄及疾病特征,避免易导致此种并发症的术式,且术中可合并采取肛门紧缩术。

5.7 手法复位治疗:直肠脱垂时,可以清洁双手送回原位。

6. 日常护理

积极治疗引起腹压增高的原发病、避免负重远行、每天进行提肛运动锻炼、局部使用丁字形托带固定。

7. 饮食调摄

7.1 多食新鲜水果和蔬菜,进食多渣饮食,忌食辛辣刺激食物。

7.2 进行提肛训练。

参 考 文 献

[1] 陈淑君,杨晶晶.PPH 术配合中药治疗直肠黏膜内脱垂型便秘 60 例[J].光明中医,2012,2(2):334-335.

[2] 崔国策,李华山,王晓锋.盆腔器官脱垂的动态 MRI 研究进展[J].世界华人消化杂志,2011,19(24):2515-2520.

［3］董蓓蓓,史仁杰.中医药治疗肛肠病术后尿潴留研究近况［J］.中国中医急症,2011,
20(3)：438-439.

［4］范行准.神农本草经［M］.上海：上海市书刊出版社,1955.

［5］高景芳.中药配合针灸疗法治疗直肠脱垂100例分析［J］.吉林大学学报,2008,
9：793.

［6］韩宝,聂广军.消痔灵注射治疗直肠脱垂266例［J］.人民军医,2008,51(3)：165.

［7］韩宝,史兆岐,刘光亮,等.直肠内外注射法治疗直肠脱垂的临床研究［J］.中国医药
学报,2004,19(增刊)：91-93.

［8］韩宝,徐慧岩.经肛门治疗直肠脱垂的临床观察与体会［J］.世界中西医结合杂志,
2011,6(5)：413-414.

［9］韩宝,张建柏.直肠脱垂经会阴治疗进展［A］.中医肛肠理论与实践——中华中医
药学会肛肠分会成立三十周年纪念大会暨二零一零年中医肛肠学术交流大会论
文汇编［C］,2010.

［10］贺平,杨超.三联手术治疗Ⅱ、Ⅲ度直肠脱垂临床疗效观察［J］.结直肠肛门外科,
2010,1：30-31.

［11］李华山,李国栋.消痔灵双层四步注射治疗成人完全性直肠脱垂117例［J］.大肠肛
门病外科杂志,2003,9(3)：183-184.

［12］李金元,娄艳梅,何怡妮.硬化剂注射加肛门环缩术配合中药熏洗治疗直肠脱垂临
床研究［J］.实用中医药杂志,2011,27(7)：461.

［13］刘国荣.三联法治疗重度直肠脱垂伴肛门松弛35例［J］.湖南中医杂志,2010,26
(2)：72.

［14］刘妍芳,郭东来,张谦.Delorme手术治疗21例完全性直肠脱垂的效果观察［J］.山
西医科大学学报,2014,45(6)：500-502.

［15］马树梅,王晓峰,李华山.直肠脱垂常见的经腹术式选择.［J］世界华人消化杂志,
2010,18(31)：3281-3286.

［16］马树梅,王晓锋,李华山.直肠脱垂常见的经会阴术式选择［J］.世界华人消化杂志,
2010,18(32)：3391-3395.

［17］缪红卫,陈霞,洪承武,等.改良PPH加双层4步注射术治疗完全性直肠脱垂
［J］.中国中西医结合外科杂志,2010,16(6)：689-691.

［18］盛传亮.胶圈套扎法治疗肛门直肠疾病(附500例临床分析)［J］.中国厂矿医学,
1996,5：321-322.

［19］苏卫华.盆底重建术配合补中益气汤治疗盆底器官脱垂的临床观察［D］.福州：福
建中医学院,2009.

［20］王丽娜,翁文采,权力,等.直肠脱垂的X线排便造影分型及其临床应用价值［J］.医
学影像,2012,27：95-97.

［21］王亚群.柱状缝扎、点状注射、选择性肛门紧缩术治疗直肠脱垂临床观察［J］.结直
肠肛门外科,2013,19(3)：180-181.

［22］魏巍,李保琴,李荣先,等.回顾性分析经腹与经会阴手术治疗完全性直肠脱垂104
例［J］.世界华人消化杂志,2015,23(22)：3643-3647.

［23］吴剑萧,郝景坤.PPH 加皮瓣切除术与 Milligan 治疗重度混合痔疗效比较研究.

［24］夏宇虹,王振宜.直肠脱垂的中医治疗进展[J].吉林中医药,2013,33(9)：963-966.

［25］曾莉,李淑英.三联手术治疗Ⅱ、Ⅲ度直肠脱垂 56 例临床分析[J].中国综合临床,2006,22(7)：632-633.

［26］张东铭.结直肠盆底外科解剖与手术学[M].合肥：安徽科学技术出版社,2013.

［27］张莉,吴金栋.200 例直肠脱垂手术治疗分析[J].中国医案,2009,7：43-45.

［28］张相安,郭梅珍,张双喜,等.扶脾丸治疗脾胃虚寒型脱肛 31 例[J].中国实验方剂学杂志,2014,20(21)：217-220.

［29］郑英武,陈志霞.PPH 在直肠脱垂治疗中的应用[J].医药论坛杂志,2008,23：34-36.

［30］朱健伟,傅林平,侯艳梅,等.针灸治疗肛肠病术后尿潴留 47 例[J].现代中西医结合杂志,2009,18(24)：2945.

附录四　直肠脱垂诊治指南

美国结直肠外科医师协会标准化工作委员会

直肠脱垂、直肠内脱垂和孤立性溃疡综合征表现为直肠壁部分或全层脱出等解剖结构异常,并伴有盆底功能障碍。直肠脱垂虽然是良性疾病,但脱垂物引起的不适、黏液渗出和出血以及伴发的排粪失禁或便秘都严重影响患者的生活质量。排粪失禁的发生多由于括约肌慢性机械性牵拉损伤、直肠-肛门抑制反射的持续兴奋、阴部神经损伤及由此引起的外括约肌萎缩等,便秘的发生与排粪时直肠内套叠的肠管所致机械性堵塞、盆底协同失调和结肠蠕动减弱相关。50 岁以上的女性发病率是男性的 6 倍,尽管通常认为直肠脱垂与分娩有关,但接近 1/3 的女性患者无分娩史。女性 60~70 岁为高发期,男性为 40 岁以下。直肠脱垂患者中,年轻患者的显著特征是伴发孤独症、发育迟缓和精神异常,需口服多种药物,且男性患者常有排粪障碍的主诉。直肠脱垂的患者常有肛提肌分离、腹膜反折过深、乙状结肠冗长、括约肌松弛或骶直分离等病理解剖改变。以往,恢复正常解剖位置是治疗直肠脱垂成功的标志,但随着对该病研究的不断深入,现有的多种手术方法都难以取得很好的效果,功能恢复逐渐成为关注的重点。

检索平台为 MEDLINE/PubMed(美国医学图书馆医学文献在线分析与检索系统)、Cochrane 系统评价与临床试验数据库(世界循证医学数据库)。检索文献的年限为 1978 年至 2010 年 6 月。检索关键词包括"rectal prolapse"(直肠脱垂)、"rectal procidentia"(直肠脱垂)、"laparoscopy"(腹腔镜)、"suture rectopexy"(直肠缝合悬吊固定术)、"mesh rectopexy, resection rectopexy"(直肠补片悬吊固定术,直肠切除固定术)和"perineal rectosigmoidectomy"(经会阴直肠乙状结肠切除术)。文献中所含的参考文献也选择性地进行了查阅,所有的英文文献和成人相关研究都重新阅读。

指南中的推荐内容由几位主要笔者起草,由整个委员会审定。推荐等级参照推荐等级的评估、制定与评价体系[Grades of Recommendation, Assessment, Development, and Evaluation(GRADE)system]来评定,并由标准委员会审定。

一、直肠脱垂的评估

(1)直肠脱垂的评估应包括完整的病史和体格检查。术前需仔细问诊和体格检查,体格检查与主诉不符时,可让患者灌肠或后蹲位模拟用力排粪,有助于发现阳性体征。直肠脱垂可能会与内痔脱垂或直肠黏膜脱垂相混淆,通常可通过临床体检鉴别。仔细观察脱出物皱襞的方向可发现:直肠全层脱垂呈同心圆形,痔和直肠黏膜脱垂呈放射状。

会阴部望诊与完整的肛门直肠检查同样重要。洞状肛门通常提示括约肌张力下降。肛门镜检查可发现 10%~15% 的患者存在直肠前壁黏膜的孤立性溃疡。对于脱垂体征难以引出的患者,可嘱其在家自行拍摄脱垂照片。20%~35% 的直肠脱垂患者存在尿失禁,有 15%~30% 存在明显阴道穹隆脱垂,这些症状需要同时评估,因为这可能需要多学科协同治疗。

（2）其他辅助检查如排粪造影、结肠镜检、钡灌肠和尿流动力学测定等可选择性使用，不仅有助于确诊直肠脱垂，也可发现其他病理改变。若查体时未发现脱垂，排粪造影有助于诊断。排粪造影对直肠内脱垂具有重要的诊断价值，且能发现伴发的膀胱脱垂、阴道穹窿脱垂和肠疝等。尽管不多见，肠道肿瘤可能成为直肠内套叠的起点位置，且此种情况常发生于老年人，因此，应根据结直肠肿瘤筛查指南予以结肠镜检查，发现明显异常者，可能改变手术决策。对于伴有明显阴道穹窿脱垂及二便失禁的患者，考虑到前盆和中盆可能需要同时手术，应行尿动力学和妇科检查。

（3）生理学检测对直肠脱垂有关的排粪功能障碍如便秘或排粪失禁可能有益。生理学评估很少影响术式的选择，但是对于相关功能障碍（尤其在术后）的治疗有指导意义。长期严重便秘的患者可能出现直肠脱垂，这些患者需要根据结直肠外科医师协会制订的便秘诊治指南进行评估。行肛门直肠生理学检测以评估盆底失弛缓，行结肠运输试验以排除结肠慢运输。盆底失弛缓的患者更适合行生物反馈治疗，有外科手术指征的结肠慢传输型便秘患者，肛门节制功能尚可者，可考虑行结肠次全切除加直肠悬吊固定术。

肛门括约肌慢性牵拉损伤所致内括约肌压力降低是常见的生理学检查结果，其可能导致排粪失禁。这类患者的评估需根据美国结直肠医师协会制订的排粪失禁诊治指南，施行包括直肠腔内B超（评估括约肌损伤）、肛管直肠测压和阴部神经测试等在内的检查。神经传导时间延长（神经损伤）可能预示术后发生排粪失禁；有神经损伤的直肠脱垂患者在手术后发生排粪失禁的概率可能更高。通常，直肠脱垂导致排粪失禁的患者，在脱垂得到治疗后失禁症状将有明显改善。遗憾的是，在大多数研究中，无论是术前的测压结果还是神经传导速度，都不能确切预测术后疗效。肛管收缩压和静息压下降可能导致直肠脱垂的发生，而脱垂的发展又可导致收缩压和静息压的进一步下降。

二、直肠脱垂的非手术治疗

治疗直肠脱垂很少应用非手术疗法，尽管许多患者为伴发病很多的老人。兼有便秘症状的患者应用纤维素和粪便软化剂是有益的。方糖外用治疗直肠脱垂嵌顿，其原理是减轻直肠水肿以利于回纳，但这并不能解决脱垂的根本问题。目前，尚没有直肠脱垂手术治疗与药物治疗的对照研究。

三、直肠脱垂的手术治疗

手术仍是目前治疗本病的主要手段，然而，文献中描述的手术方式一直在不断增加。手术修复包括肛门环缩术、直肠黏膜切除术、经会阴直肠乙状结肠切除术、直肠前切除（或联合悬吊固定）术和直肠缝合悬吊固定术，以及多种应用合成材料补片将直肠固定于骶骨筋膜的手术。直肠脱垂的修复主要有经腹和经会阴两种手术入路。入路选择主要根据患者的并发疾病、手术医师的喜好与经验、患者年龄与排粪功能。尽管有多种经腹或经会阴术式，但仅有几种常规应用，这里所讨论的都是临床和文献中常见的术式。

（一）直肠脱垂经腹手术

经腹直肠悬吊固定术是治疗手术风险性不高的直肠脱垂患者的代表术式。

　　一般认为,经会阴手术的围手术期并发症和疼痛较少,住院时间较短,但是复发率是经腹手术的4倍,且直肠切除后功能较差,这些因素在一定程度上影响了经会阴术式的选用。经腹手术总体上疗效更好,所以已成为年轻患者和整体健康状况较好患者的选择;但其并发症发生率和死亡率稍高,因此,选择此术式需考虑患者的整体健康状况。

　　(二) 直肠悬吊缝合固定术

　　1. 直肠悬吊缝合固定术是直肠脱垂经腹手术的关键步骤。Cutait 于1959年首次描述了直肠悬吊缝合固定术,目的是为了复位冗长肠管的套叠,并通过直肠的反应性瘢痕化和纤维化达到固定效果。据报道,缝合悬吊固定术的复发率为3%~9%,并有15%的患者在术后出现便秘,至少有50%合并便秘的患者术后便秘症状加重。术后便秘的确切病因尚不清楚,器质性和功能性原因都应考虑。

　　2. 对于术前有便秘症状的患者可能需要联合乙状结肠切除术。直肠固定联合乙状结肠切除术的优势在于切除了冗长的乙状结肠,不用人工合成材料,术后复发率低(2%~5%),功能恢复较好,但并发症(如肠梗阻或吻合口瘘等)发生率为0~20%,稍高于直肠固定术。一些研究表明,对于术前有便秘的患者,该手术能明显改善其症状;但仅做乙状结肠切除术对于全结肠慢传患者是不够的,对这类患者应在术前全面评估的基础上,建议行结次全切除术。术前有排粪失禁症状的患者术后症状很难彻底消失。越来越多的证据表明,乙状结肠切除术对于术前无便秘或有排粪失禁主诉的患者是不必要的,因为这些患者并没有在未来发生便秘的倾向。

　　3. 游离直肠侧韧带可能加重术后便秘,但脱垂复发率会降低。游离直肠同时游离侧韧带可能加重术后便秘,理论上认为,可能与侧韧带外侧的传出神经失神经化有关。因此,直肠切除悬吊固定术的改良术式建议保留侧韧带,并且将直肠系膜单侧固定于骶骨岬上。尽管有些研究表明,是否保留直肠侧韧带术后便秘的发生率分别为18%~89%和14%~48%,指南仍认为,游离侧韧带可能使术后便秘发生率升高,但脱垂复发率下降。

　　(三) 直肠悬吊补片固定术

　　1. Ripstein 术是将直肠后壁游离后,采用补片从直肠前壁包绕后固定于骶骨岬,但并发症发生率较高。Ripstein 修复术(包括类似术式)是用人工材料包绕直肠,在骶骨岬水平固定于骶前筋膜上,此术式的复发率为2.3%~5.0%。Ripstein 修复术最初是在游离直肠后,将一矩形补片在筋膜反折处从前侧包绕直肠,与直肠前壁缝合,将直肠向后上方悬吊,将补片的两端缝合在骶前筋膜上,其复发率在4%~10%,但并发症发生率高达50%,主要是因为在直肠前方放置了异体材料。由于术后结肠梗阻、补片侵蚀肠壁、输尿管损伤或纤维化、小肠梗阻、直肠阴道瘘和粪便嵌塞等并发症发生,Ripstein 改良了这一术式。改良术是将补片的一端固定于骶骨岬以下5 cm处的后正中线上,余部包绕直肠并与肠壁缝合,复发率与之前相似,但术后并发症发生率为20%,多数并发症较轻微。直肠悬吊补片固定术可明显改善20%~60%患者的排粪失禁。

　　2. 改良的 Wells 术是径用系列人工材料进行直肠后悬吊固定来治疗直肠脱垂。Wells 等最先描述了用聚乙烯醇多孔补片固定直肠并部分切断直肠侧韧带,他报道的疗效非常好,并发症也很少。一项将聚乙烯醇多孔补片固定术与缝合悬吊固定术作对照的随机研究表明,两组复发率相当,但聚乙烯醇多孔补片固定术术后并发症和便秘发生率较高,因此,不再采用。目前仍在使用的改良 Wells 术是采用其他材料(如聚酯或聚丙烯补片),腹腔镜手术用特别多。

3. 直肠前侧悬吊补片固定术因避免游离直肠侧韧带而减少了术后便秘的发生,疗效与其他经腹手术类似。D'hoore 等和 colleagues 等首次描述了直肠前侧悬吊补片固定术,此术式可能会降低术后便秘的发生率。手术中游离直肠前壁,将补片与前壁固定,再将补片固定于骶骨上。这与 orr-Loygue 术不大相同,后者是将直肠前后壁均游离后,再固定于骶骨上。一项系统评价(包括 12 项直肠前侧悬吊固定术的非随机研究,共计 12 例患者),结果显示,直肠前侧悬吊固定术复发率为 3.4%,术后便秘发生率可能会下降 23.0%,但便秘的新发生率仍在 14.4%。

(四) 经腹直肠切除术

单独应用经腹直肠切除术治疗直肠脱垂的复发率更高,手术及术后并发症明显,因此不应作为一线疗法。

经腹直肠切除术作为脱垂修复的备选方案,出现于 1955 年。几项回顾性研究显示,此术式存在明显不足。一项对 113 例患者的回顾性研究发现,术后 2 年、5 年和 10 年的复发率分别升至 3%、6% 和 12%,并发症发生率为 29%(包括 3 例吻合口瘘)。另一项系统评价证实,当平均随机时间为 6 年时,复发率为 7%。对于肛门节制功能处于临界状态的患者,低位吻合可能导致排粪完全失禁,采用此技术必须仔细筛选患者,加之术后复发率通常较高,功能恢复欠佳,因此尚难广泛应用。

(五) 经腹手术的辅助技术

腹腔镜下的微创手术对于有经验的外科医生在治疗直肠脱垂时更有优势。

在过去 10 年中,所有用于治疗直肠脱垂的经腹手术均可在腹腔镜下完成,疗效基本无差异。腹腔镜手术的适应证与经腹手术类似,既往无腹部手术史者最佳,但既往有盆腔手术史者也可使用。腹腔镜治疗直肠脱垂首见于 1992 年,术中行直肠悬吊固定但不切除乙状结肠。从那时开始,许多研究证明,腹腔镜与开腹手术的复发率和并发症发生率(10%～33%)相当,但术后疼痛、住院时间和功能恢复优势明显。另外,腹腔镜下结直肠切除术对于高危患者也可耐受,其切口并发症发生率下降。因为只有 Trocar 切口,只做悬吊固定而不切除肠管的患者感染概率非常低。腹腔镜下手术与开放手术所需的外科技术相似,目的一致,即根治直肠全层脱垂、改善肠功能和控粪能力并将复发率降至最低,但复发率需要根据随访时间的长短来评估。

因为术野相对固定,机器人腹腔镜手术在结直肠疾病方面的应用多集中在盆底领域。目前,仅有几项小样本研究显示机器人手术与腹腔镜手术疗效相当,其缺点是手术时间长和费用高;优点是手术可视性佳和缝合与打结简单。

(六) 直肠脱垂经会阴手术

1. 直肠全层脱垂较短者可行直肠黏膜袖状切除术:此术式适用于经腹手术潜在并发症较多和希望避免神经损伤的患者。对于直肠全层或黏膜脱出较短的患者,可行 Delorme 术,术中将直肠黏膜环形袖状切除,然后将肌层连续纵行折叠缝合。术后复发率为 10%～15%,高于经腹手术;并发症发生率为 4%～12%,包括感染、尿潴留、出血和粪便嵌塞。术后便秘和排粪失禁得到改善,但可发生排粪急迫和肛门坠胀。尽管功能恢复状况在一系列观察研究中并不确定,但在一项比较手术前后肛管直肠测压结果的研究中,术后肛管平均静息压和收缩压明显上升。

2. 直肠全层脱垂患者不适合经腹手术时,可行经会阴直肠乙状结肠切除术,与经腹手术相比,复发率更高:经会阴直肠乙状结肠切除术就是经肛门切除直肠全层和乙状结肠,再用手工缝合或用吻合器行结肠肛管吻合术。此手术不必在全身麻醉下进行,住院时间短,并发症(包括吻合口出血、盆腔脓肿及罕见的吻合口瘘)较少(低于10%),与经腹手术相比,适合行此术式的患者普遍高龄且伴发病多。不过,其复发率高达16%～30%,另有研究显示,应用肛提肌修复术治疗肛提肌分离可将复发率数从21%降至7%。目前,仅有一项小样本的随机研究(n=20)将此术式与经腹手术对照,两者复发率分别为10%和0。

上述指南是在可靠的原始资料上制订的。美国结直肠外科医师协会对本文中任何一条推荐意见的绝对可靠性和充分性不作保证,对所涉及植入材料的使用不承担任何责任。

附录五　关于调整、确定第一批、第二批中医 医疗技术协作组成员单位的通知

国家中医药医政医管便函〔2013〕121 号

各中医医疗技术协作组牵头单位：

2013 年 3 月，我司下发了《关于确定中医医疗技术协作组成员单位（第一批）的通知》（国中医药医政医管便函〔2013〕28 号），组建了第一批 94 个中医医疗技术协作组，确定了第一批中医医疗技术协作组成员单位。

第一批中医医疗技术协作组成员单位确定后，我司组织各协作组开展了中医医疗技术操作方案制定、技术操作方案临床验证等工作，依据《中医医疗技术协作组管理工作方案》（国中医药办医政发〔2012〕43 号）有关规定，并根据各协作组成员单位的工作开展情况，我司对第一批中医医疗技术协作组成员单位进行了调整（调整后名单见附件 1）。同时，为推动中医医疗技术进一步开展，新组建了第二批 26 个中医医疗技术协作组，并确定了第二批中医医疗技术协作组成员单位名单（见附件 2），现予以公布。

请各协作组成员单位按照《中医医疗技术协作组管理工作方案》（国中医药办医政发〔2012〕43 号）有关要求，积极参加协作组的各项工作，《关于确定中医医疗技术协作组成员单位（第一批）的通知》（国中医药医政医管便函〔2013〕28 号）文件同时废止。

联系人及联系电话：

国家中医药管理局医政司医疗管理处　肖中付　董云龙

电话：010 - 59957689　59957688

中医医疗技术项目办公室　陈靖　董继开

电话：010 - 64176177

附件：1. 中医医疗技术协作组成员单位（第一批）名单
　　　2. 中医医疗技术协作组成员单位（第二批）名单

国家中医药管理局医政司

2013 年 12 月 3 日

附录六　国家中医药管理局关于中医医疗技术
协作组文件与成员单位名单
——注射固脱技术组成员

序号	技术名称	省、自治区、直辖市等	单位	负责人
1	注射固脱技术组长	北京	北京马应龙长青肛肠医院	韩　宝
2	注射固脱技术副组长	福建	福建中医药大学附属第二人民医院	叶　玲
3	注射固脱技术成员	北京	北京中医药大学东直门医院东区	蔡德光
4	注射固脱技术成员	河北	石家庄市中医院	王廷峰
5	注射固脱技术成员	河北	河北省中医院	李静君
6	注射固脱技术成员	内蒙古	赤峰红山中医院	王晓红
7	注射固脱技术成员	内蒙古	鄂尔多斯市中医医院	赵素英
8	注射固脱技术成员	内蒙古	呼伦贝尔中蒙医院	刘炳锐
9	注射固脱技术成员	上海	上海中医药大学附属岳阳中西医结合医院	孙建华
10	注射固脱技术成员	上海	上海中医药大学附属曙光医院	杨　巍
11	注射固脱技术成员	江苏	徐州市中医医院	令狐庆
12	注射固脱技术成员	江苏	南通市中医院	陆　杰
13	注射固脱技术成员	浙江	金华市中医院	王　环
14	注射固脱技术成员	福建	漳州市中医院	陶黎敏
15	注射固脱技术成员	江西	景德镇市中医医院	戴澄安
16	注射固脱技术成员	山东	山东中医药大学附属医院	白克运
17	注射固脱技术成员	山东	山东烟台白石肛肠医院	柳　玲
18	注射固脱技术成员	山东	青岛大学医学院附属医院	赵　刚
19	注射固脱技术成员	河南	河南中医学院第一附属医院	刘佃温
20	注射固脱技术成员	河南	河南省中医院	席作武
21	注射固脱技术成员	河南	驻马店市中医院	冀二峰
22	注射固脱技术成员	河南	信阳市中医院	游之俊
23	注射固脱技术成员	湖北	黄冈市中医医院	伍桂友
24	注射固脱技术成员	湖南	湖南中医药大学第三附属医院	何永恒
25	注射固脱技术成员	广东	广州中医药大学附属中山医院	彭　林
26	注射固脱技术成员	广东	广东省中医院	罗湛滨
27	注射固脱技术成员	云南	德宏州中医医院	杨金才
28	注射固脱技术成员	陕西	西安市中医医院附属西安市肛肠病医院	贺向东
29	注射固脱技术成员	局直属	中国中医科学院广安门医院	李国栋
30	注射固脱技术成员	局直属	中国中医科学院望京医院	王京文
31	注射固脱技术成员	局直管	北京中医药大学东方医院	刘仍海